醫療衛生 1

臨床試驗的統計設計與分析

原則與方法

翻譯：施維中、許根寧
原著：Weichung Joe Shih、Joseph Aisner

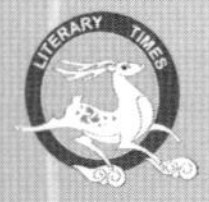

蘭臺出版社

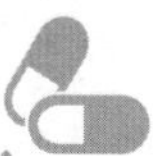

・原作者・

施維中（Weichung Joe Shih）博士是美國新澤西州羅格斯大學公共衛生學院生物統計學系的教授暨系主任，並且是新澤西州羅格斯癌症研究所生物統計部門主任。他是美國統計協會（American Statistical Association）的會士（Fellow）和國際統計研究所（International Statistical Institute）的當選會員。在1999年加入學術界之前，他在美國的默克（Merck）研究實驗室度過了18年的時光。他曾在美國FDA顧問委員會中審查新藥申請，並且是專業期刊的副主編，包括Statistics in Medicine、Controlled Clinical Trials、Clinical Cancer Research、Statistics in Biopharmaceutical Research，和Statistics in Bioscience。他與各個治療領域的醫生進行了廣泛的合作，並在臨床試驗中撰寫了許多有關統計方法的論文。他的研究興趣包括適應性設計和數據缺失問題。

約瑟夫・艾斯納（Joseph Aisner）醫學博士是美國新澤西州羅格斯大學羅伯特伍德・約翰遜醫學院的醫學教授、環境與職業醫學教授、羅伯特伍德・約翰遜大學醫院醫學腫瘤科主任、新澤西州羅格斯癌症研究所臨床研究計劃的共同負責人。他發表了廣泛的文章，並曾在多個期刊的編輯委員會任職，包括Journal of Clinical Oncology、Cancer Therapeutics、Medical Oncology、Clinical Cancer Research，和Hematology-Oncology Today。他是美國醫師學會（American College of Physicians）和美國臨床腫瘤學會（American Society of Clinical Oncology）的會員。他在多個國家數據監視委員會任職並擔任主席，曾在多個美國國立衛生研究院（National Institute of Health，NIH）研究部門任職，並領導了兩個國家合作癌症研究小組。他的研究興趣包括癌症臨床試驗和治療干預的評估。

2015年7月

·譯 者·

許根寧（Ken-Ning Hsu）博士是上海康德弘翼醫學臨床研究有限公司（藥明康德集團全資子公司）的資深高級統計師、台灣新竹國立交通大學統計學研究所的兼任助理教授，並且也是台灣高雄醫學大學床試驗統計系列課程的講師。他曾在中央研究院統計科學研究所擔任博士後研究員，在陳珍信研究員的指導下開始接觸臨床試驗統計工作。隨後進入工業界，在百瑞精鼎國際股份有限公司（Parexel International）擔任統計師。至今他已經在許多新藥開發的臨床試驗中擔任研究統計師。他的研究興趣包括存活分析和臨床試驗設計，一些研究成果已經刊登在國際統計期刊上。

施維中（Weichung Joe Shih）博士，簡歷如原作者。2020 年 7 月成為美國新澤西州羅格斯大學榮譽（退休）教授。

2020 年 12 月

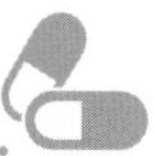

・原作者序言・

臨床試驗，就像一家企業，反映了許多參與者的工作及其所掌握的專業知識：生物學家、毒理學家、藥理學家、醫學研究人員、研究護士、項目經理、計算機程序員、數據庫專家、醫學作者、衛生當局監管者，以及生物統計學家。我們只需參加臨床試驗協會的年度會議，就可以發現來自許多不同學科領域的參與者的交流網絡，他們都為臨床試驗做出貢獻。但是，本書著重於企業的生物統計組成部分。

本書的大部分內容是基於過去 15 年來我們為公共衛生和醫學系學生、醫師和同事使用的教材。除了我們的學術經驗，我們還參與由製藥公司和政府衛生組織贊助的臨床試驗。我們從與各種臨床開發項目的團隊合作經驗中獲益許多，發現臨床試驗的生物統計組成部分確實是許多基礎科學原則和統計方法的結合。第 1 章是概述，從道德和安全原則、優良研究標準，以及不同類型的臨床試驗分類開始。第 2 章和第 3 章介紹了核心試驗設計概念。臨床試驗中的許多設計問題源於以下事實：臨床試驗需要在其本質的兩個方面之間取得平衡：科學實驗和臨床實踐。對於科學實驗，有效性（第 2 章）和效率（第 3 章）是主要考量。使用本書的學生需要有假設檢定和置信區間的一些基礎知識，才能在第 4 章中學習樣本數和檢定力計算的原理和方法。因此，機率和推論統計的基本原則是使用本書的必要條件。關於所有的分析方法，學生必須學習迴歸、變異數和共變異數分析、分類數據分析、長期追蹤數據，和存活數據的分析。但是，臨床試驗的一學期課程不僅不能是統計學方法的介紹，也不可能深入回顧這些方法。我們將在第 5 章簡單介紹共變異數的基本分析和分層分析，而把許多其他方法的課題留在其他相關章節的附錄中。幾乎所有現代臨床試驗都涉及數據監測和期間分析。我們將第 6 章至第 8 章專門介紹逐次設計和方法，從 2 期癌症的兩階段試驗到 3 期集群逐次試驗，包括監測安全性、療效不彰，和有效性。在逐次試驗和期間分析之後，最近的主題是在臨床試驗過程中監測和修改最大訊息。在第 9 章中，我們討論了樣本數再估計和適應性集群逐次過程的發展，但只是簡短地介紹，因為該主題仍然是一個開放的研究領域。在本書的第 10 章中，我們將對缺失數據進行討論。缺失數據在臨床試驗中不是完全可以避免的，但是應該並且可以通過適當的試驗設計和負責任的試驗執行將其最小化。數據缺失是一個老議題，但是美國國家研究委員會最近的一份報告再次將這一問題的重要性再次引起關注。在第 10 章中，我們將根據缺失數據的性質在不同的假設下討論一些成熟的方法和一個新開發的方法。章節的順序是基於我們對本課程所講授的概念和技術水平的邏輯發展的看法。我們從設計概念、樣本數計算到包括共變異數分析在內的分析方法，然後再到採用逐次設計的試驗監測、期間分析、適應性期間修改，以及最後特別關注了缺失數據這一普遍存在的問題。講課者可以根據個人喜好重新排列順序或補充其他主題。在所有章節中，都有課堂討論和練習，供學生練習。許多範例都來自醫學期刊或向我們的諮詢的試驗。需要進行計算的地方，我們提供有關獲取和使用在線軟件程序的說明；我們還介紹了使用 R 函數或 SAS® 程序對於一些技術的簡單指令，有些作業也訓練學生進行計算機模擬。

我們在學術界和工業界的培訓和工作經驗以及為政府衛生當局的顧問諮詢，使我們能夠提供反映臨床試驗不同方面的教學材料，這些方面可能針對學術研究、商業發展，或公共衛生。但是，找到合適的層次級別和範圍是一個挑戰。由於本課程是在公共衛生和醫學院環境中教授的，因此有趣的是，對於流行病學的學生來說，控制混淆和偏差等一些概念相對容易掌握，而臨界值和檢定力的本質和計算方法 對於生物統計學的學生，相對而言是易於理解的。因此，提供平衡的作業、課堂練習和全班測驗是我們關心的問題。除了具有不同的學科背景外，學生通常處於其學術或職業追求的不同階段。例如，在同一堂課上，我們看到即將完成碩士學位並正在製藥或生物科技行業尋找工作的學生，以及已經獲得理學碩士或公共衛生碩士學位的學生並且在他們的博士課程的第二年或第三年。在某些學期中，本課程還吸引了來自醫學院或大學癌症中心的藥學專業的學生或正在駐院醫師或實習的醫生。他們的確將課堂討論擴展

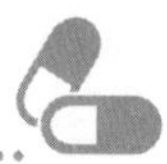

到了另一個維度，尤其是對醫學文獻的回顧和評論，我們經常將其摘錄為教材的一部分。

來自學生和同事的意見使我們能夠發展和關注適當的課程材料。作為一本參考書，我們相信，此書的範圍也涵蓋了直接從事臨床試驗的人員以及那些閱讀和解釋臨床資料的人員所需要的課題。對於統計的學生，我們相信書裡的內容是針對具體情況和適用於臨床試驗的方法進行的，以及使用數學演練說明方法的過程。對於參與本課程的臨床醫生，我們進一步相信，即使這些等式及其推導似乎令人生畏，但本課程有助於使他們更加了解如何收集、監測，和分析臨床數據。重要的是，臨床試驗生物統計的研究有助於我們與研究者團隊成為至關重要的合作者。此外，生物統計的學習有助於臨床研究者了解統計學方法可以提供的內容。受過生物統計學的訓練可以成為更好的研究者，並進一步提高他們的批判性閱讀能力。為此，在新澤西州羅格斯癌症研究所的腫瘤學者期刊俱樂部演講中經常包括對統計的討論。

由於這本書是基於多年來的教學材料，因此我們的主要目標是作為在類似學術環境中教授臨床試驗的同事的課本。作為一學期課程的教科書，當然有一些我們在第一版中選擇省略的材料，例如亞組分析以及多重檢定和比較。因此，我們在本書中留下了很多機會供其他教職人員補充和改進。

對於學生來說，我們希望你能從這本書中獲得愉快的閱讀和學習。對於其他老師，我們希望你能發現這本書對你的課堂有用。

·譯者序言·

在百瑞精鼎擔任統計師期間，我常不定期地與所有統計師分享統計設計與分析的知識。為了建立一系列的教材，並且分享的知識的確能夠協助所有統計師在日常工作中會遇到的議題，我選擇了 Statistical Design and Analysis of Clinical Trials-Principles and Methods 這本書。本書總共有十個章節，前四章節介紹了臨床試驗的基本概念、樣本數計算，與資料分析的原則。接下來的五個章節介紹逐次設計與方法，對二期腫瘤試驗的二階段設計、監測安全性與療效不彰、正規的集群逐次設計、適應性的集群逐次設計做了介紹。本書的最後一個章節則對於如何處理缺失資料進行討論。選擇本書的理由除了書籍內容完整地涵蓋臨床試驗設計中常遇到的問題，隨機分派方法、樣本數計算、期間分析，和缺失資料的處理，最重要的是，本書透過範例說明這些統計設計與分析方法是如何被應用。除了在工業界工作，我也在國立交通大學統計學研究所教授臨床試驗。雖然已經有許多英文原文書介紹臨床試驗統計設計與分析，但內容對於初次接觸接臨床試驗的學生可能艱澀難懂，而且書本內容可能是針對某個特定的試驗設計。雖然也已經有不少臨床試驗相關的中文書籍，但沒有一本書的內容是完全針對統計設計以及分析做介紹。從原作者序可以知道本書事實上是施維中教授在美國新澤西州立羅格斯大學授課教材的集錦，並且每個章節後都有習題來進一步幫助學生理解章節內容，因此採用本書為交通大學授課時的教科書。在某個機緣下認識了施維中教授，於是與施教授合作翻譯本書，希望本書將來可以成為臨床試驗統計設計與分析的專業中文教科書，因為在醫學院、公衛學院，以及生物科學相關科系都有臨床試驗這門課，甚至是必修課。此外，我也在一些講習課程中擔任講師，例如國立中央大學生醫科學與工程學系舉辦的臨床試驗之統計設計工作坊、中國醫藥大學附設醫院臨床試驗中心舉辦的臨床試驗系列課程、高雄醫學大學大數據中心臨床試驗統計系列課程，

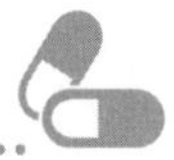

聽眾無論是研究人員或臨床研究醫師對於本書也都表示非常的期待。希望本書的出版未來無論是學校內教學，或是工業界與醫院內的研究人員在設計臨床試驗時都會有所幫助。

◆許根寧

在這個醫藥發展突飛猛進的時代，臨床試驗不僅是一門新興的科學技術，更已經形成了一個與大眾健康息息相關的企業。在這個與科技結合的醫藥企業裡，有著各樣的分工合作，而貫通整個合作，從理論到實踐， 從設計到分析，都需要以生物統計學為其基礎。 這幾年，非常多的醫藥企業需要臨床試驗相關的研發人才，而我們學校的生物統計系所的畢業生卻是供不應求，原因是我們華人世界的大學與研究所，許多是在最近幾年才開始設立生物統計科系，並且在生物統計系所裡教導臨床試驗的課程少之又少，暨缺乏有實業經驗的導師，更缺乏適當的教科書。 即使在英文的書籍中，有關臨床試驗的生物統計的著作，不是太偏於敘述，缺乏統計方法，就是太過於統計方法，缺乏對應用的敘述；它們大多適合做參考書，但沒有家庭作業，並不適合做為教科書。我因此與一位醫師同事寫了此書。 在 2016 年本書以英文出版的時候，我就刻意的把中文的版權保留下來。這幾年來我一直在尋找一位合適的夥伴來為原文做翻譯的工作，想為以中文學習生物統計在臨床試驗上應用的研究生與同行的朋友們盡一份心力。如果我用一個統計模型的概念：數據都是設計與機遇的組合，來詮釋這本中文版的誕生過程，那麼我當初刻意保留了中文的版權是一個精細設計，而後來許根寧的出現就是我喜悅的機遇了。我感謝根寧的努力與合作、家人的長期支持，並且期待讀者對此書的批評與指教。

◆施維中

·目　錄·

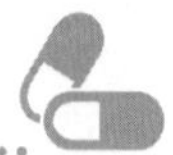

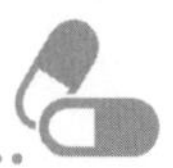

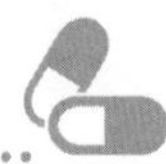

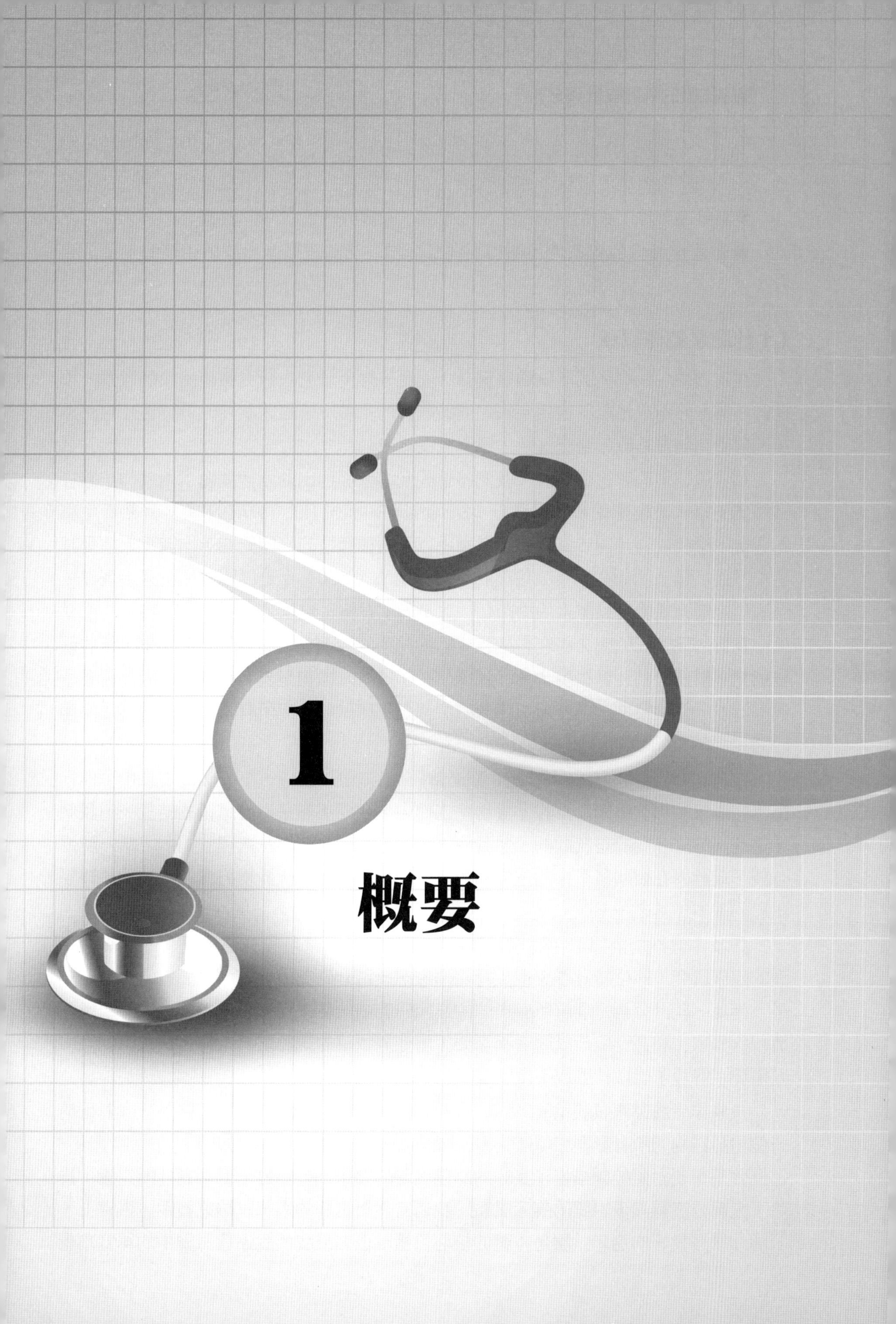

1 概要

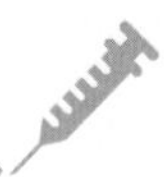

在開始之前，請思考以下兩個問題：

●誰是開創性的英國臨床醫生，他建立了吸煙與肺癌之間的聯繫？

●誰是於 1940 年首次使用隨機對照臨床試驗測試鏈黴素治療肺結核的主要研究者？

1.1 什麼是臨床試驗

在本書中，我們將臨床試驗定義為「使用人類受試者去研究某疾病或病症與一項進行預防、診斷或治療的醫學介入之間的關係的實驗」。臨床試驗的最終目標應該是提高醫學知識並且改善醫療實踐，使患者受益。

為了適切地理解這個定義，我們將首先回答上面提出的兩個問題：兩者的正確答案是奧斯汀・布瑞德福・希爾爵士（Sir Austin Bradford Hill, 1897-1991），倫敦衛生和熱帶醫學學院院長（1955-1957）。希爾進行了兩種類型的臨床研究，均涉及人類受試者；然而，第一項研究，將吸煙與肺癌聯結起來（1950），是以觀察性研究為基礎，第二項是前瞻性檢定鏈黴素治療肺結核，是一項實驗，也就是一個臨床試驗。

在醫學院進行的臨床研究包括臨床數據的回顧性調查或累積的病例報告，這些報告通常是橫斷面的。醫學院也進行臨床試驗，這些試驗總是具有前瞻性，因此需要一個基線和一個追蹤期。並非所有臨床研究都是臨床試驗，但所有臨床試驗也都是臨床研究。

在希爾關於統計方法「General Summary and Conclusions」（1937）的文章中，他指出「在臨床和預防醫學以及許多實驗室工作中，我們都無法擺脫這樣的結論……我們希望解決的許多問題是統計的，並且除了統計方法，沒有辦法處理它們。」這一陳述強調了統計學在醫學科學中的重要角色。換句話說，生物統計學方法已成為評估醫學訊息的基本工具之一。

許多（但不是全部）在臨床試驗中使用的統計學原理和方法，也適用於其他類型的臨床研究。一位統計學家或流行病學家應該區分研究的性質，以便適當地解釋結果。因此，統計分析是理解所有形式的臨床研究中的結果和意義的工具。統計學家、流行病學家，和甚至臨床試驗者都需要了解他們依賴的統計工具來解釋數據，就像木匠需要了解錘子能做什麼或不做什麼一樣。

一些作者將臨床試驗定義為「一項前瞻性研究，在受試人中比較醫學介入對比於一個對照控制的所有影響和價值」（Friedman, Furberg, & DeMets, 1996）。在我們看來，這個強調需要對照控制描述了良好的臨床試驗的要求，但它是一個限制性的定義，排除了大部分沒有同步對照的臨床試驗。我們當然對良好的臨床試驗感興趣。事實上，了解什麼是良好的臨床試驗是本書的核心目標。但如果我們說癌症試驗中的單臂劑量研究不是臨床試驗，那麼很多研究者會反對。作為指導醫學知識並在非控制設定中定義了護理標準的臨床研究的一個例子，考慮宮頸癌的 Papanicolaou 測試，從 1930 年初到 1974 年將宮頸癌的特定疾病死亡率降低了近 70%。（Cramer, 1974; Michael, 1999）。醫學知識的途徑是不同類型的臨床研究產生不同水準的證據的過程，如表 1.1 所示。隨機對照試驗無疑是證據等級中的最高水準。

表 1.1

介入研究的證據層次

證據類型	證據水平	描　述
系統評價隨機、對照試驗或統合分析	1 （最高）	所有相關且同質的隨機、對照試驗（RCTs）的證據綜合
單獨隨機、對照試驗	2	將受試者隨機分配到治療組或對照組的實驗
沒有隨機分組或沒有對照組的單獨隊列研究或臨床試驗	3	隊列研究：對一組／多個隊列的追蹤觀察性研究，以確定結果（例如疾病）的進展，或一個實驗，其中受試者未隨機分配到治療組或對照組
病例對照	4	病例對照研究：回顧性比較患有疾病或事件（病例）的受試者與沒有疾病或事件（對照）的受試者，以確定可能預測或改變疾病的特徵（例如治療暴露）
對一系列病例進行定性或描述性研究的系統評價	5	來自定性或描述性研究的證據匯總，用於回答臨床問題
專家意見，沒有明確的評價標準或共識	6 （最低）	專家委員會的權威意見

來源：Burns PB, et al. Plastic and Reconstructive Surgery 128: 305–310, 2011; Melnyk BM and Fineout-Overholt E, Evidence-Based Practice in Nursing and Healthcare: A Guide to Best Practice. Lippincott, Williams & Wilkins, 2010。

1.2 良好實驗的要求

一個實驗應始終由主要研究者根據一套明確的條件和程序進行。對於一個臨床試驗，應在計劃書中記錄這組條件和程序。試驗計劃書也可作為所有參與同一個試驗的研究者和工作人員的操作手冊。該系統類似於任何實驗室實驗中的操作方法。

1.2.1 古籍中最早的例子

閱讀下面摘錄自舊約聖經「但以理書」1：1-16（公元前 606 年），這可能是古代歷史裡最早提到的一個飲食介入的臨床研究。

猶大王約雅敬在位第三年，巴比倫王尼布甲尼撒來到耶路撒冷，將城圍困。……

王吩咐太監長亞施毘拿，從以色列人的宗室和貴冑中帶進幾個人來，就是年少

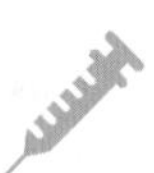

沒有殘疾、相貌俊美、通達各樣學問、知識聰明俱備、足能侍立在王宮裡的，要教他們迦勒底的文字言語。王派定將自己所用的膳和所飲的酒，每日賜他們一分，養他們三年。滿了三年，好叫他們在王面前侍立。他們中間有猶大族的人：但以理、哈拿尼雅、米沙利、亞撒利雅。……。但以理卻立志不以王的膳和王所飲的酒玷污自己，所以求太監長容他不玷污自己。神使但以理在太監長眼前蒙恩惠，受憐憫。太監長對但以理說：「我懼怕我主我王，他已經派定你們的飲食；倘若他見你們的面貌比你們同歲的少年人肌瘦，怎麼好呢？這樣，你們就使我的頭在王那裡難保。」但以理對太監長所派管理但以理、哈拿尼雅、米沙利、亞撒利雅的委辦說：「求你試試僕人們十天，給我們素菜吃，白水喝，然後看看我們的面貌和用王膳那少年人的面貌，就照你所看的待僕人吧！」委辦便允准他們這件事，試看他們十天。過了十天，見他們的面貌比用王膳的一切少年人更加俊美肥胖。於是委辦撤去派他們用的膳，飲的酒，給他們素菜吃。這四個少年人，神在各樣文字學問上賜給他們聰明知識；但以理又明白各樣的異象和夢兆。尼布甲尼撒王預定帶進少年人來的日期滿了，太監長就把他們帶到王面前。王與他們談論，見少年人中無一人能比但以理、哈拿尼雅、米沙利、亞撒利雅，所以留他們在王面前侍立。王考問他們一切事，就見他們的智慧聰明比通國的術士和用法術的勝過十倍。到古列王元年，但以理還在。

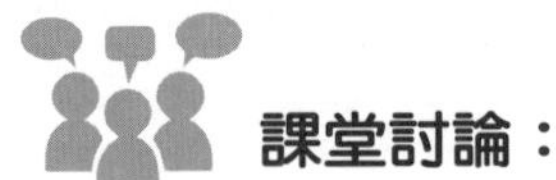

課堂討論：

這個故事是否可以被視為臨床研究以及臨床試驗？你可以提供哪些信息來支持你的答案？你認為它是一個「好的」臨床試驗嗎？為什麼是或不是？

1.2.2 臨床試驗的必要步驟

更多細節將在後面的章節中討論，但以下概述了一個臨床試驗的基本步驟：

◎想法開始：一個試驗的想法來自解決一個科學理論和一個醫學需求。研究者需要捕捉到適當的時間機會進行臨床試驗：公眾對疾病負擔的認識，因為這與對研究產生足夠的興趣有關。如果未經檢定的介入程序已經廣被接受為標準做法，此時提出一個臨床試驗可能為時已晚。在提出一個臨床試驗時，一些出資（贊助、申辦）機構可能要求研究者提交一份簡短的意向書（letter of intent, LOI），這是對一個試驗計劃書的基本元素的一個簡要概述，包括試驗原由、目標、參與者、方法，和初步對於樣本數與試驗持續時間的估計。

◎規劃：規劃包括準備研究計劃書、計算樣本數、安排研究醫院，和簽約人員。 它還包括已經被批准的適當的法規文書工作，例如美國食品和藥物管理局（Food and Drug Administration, FDA）的研究性新藥（Investigational New Drug, IND）申請、獲得當地機構審查委員會（institutional review board, IRB）審查和批准，確保醫學供給和設備、預算、案例報告表（case report form, CRF）準備，及評估受試者樣本數目和其他所需資源的可行性，以啟動和進行試驗。

◎執行和監測：該步驟包括篩選、登記、安排，和管理所有受試者的研究介入。它還涉及數據收集、完成所有的案例報告表，和數據庫管理。監測正在進行的臨床試驗是必要的，因為試驗在金錢成本和人力資源方面非常昂貴，所以仔細監測對於確保試驗的質量和道德至關重要。

◎數據分析：數據分析實際上是在規劃樣本數和統計方法時就開始的，也在試驗的監測期間進行，直到完成試驗後，統計分析產生研究結果並且賦予解釋。

◎報告撰寫和出版：有一句流行的說法是「在完成所有文書工作之前，工作永遠尚未結束」。對於產業贊助的試驗，臨床研究報告（clinical study report, CSR）由試驗出資（贊助、申辦）單位撰寫並提交給衛生機構以獲得商業許可批准。期刊出版物有助於向醫學界通報結果；這些出版物也經常作為製造商的營銷方式。對於由政府組織和基金會（如美國國家衛生研究院（National Institutes of Health, NIH）、退伍軍人事務部、國防部，和國家科學基金會）的研究出資贊助的試驗，研究報告和期刊出版物是資助經費的文件。 換句話說，這些出版物是經費的「可交付成果」。

◎下一階段試驗：產業贊助的試驗通常涉及新藥申請（New Drug Application, NDA）策略中的一系列步驟。一個試驗結果可能會影響 NDA 一攬子計劃中的其他相關試驗。完成的學術試驗通常可以產生新的或修訂的假設。在任何一種情況下，臨床試驗都會提高科學知識。因此，所有臨床試驗的最終目標應該是提高醫學知識和改善醫療實踐，使所有的患者受益。

統計師需要參與以上所有的這些步驟。臨床試驗中的統計師需要的不僅僅是一名顧問。事實上，他或她應該是研究團隊的一名正式成員，必須對研究的科學完整性負責，並對其安全性、有效性，和無效性進行評估。正如 Ederer（1979）所指出的，在研究期間，參與一個臨床試驗的統計師應該準備好成為一位科學的學生和統計學使用的教師。這個過程須要詳細研究和學習臨床事物，並經常向合作者傳授基本的統計和研究概念。

1.2.3 臨床試驗計劃書的必要章節

試驗計劃書 (或試驗方案) 是在整個工作過程中指導研究的中心文件，並作為準則。它也是一本操作手冊，因此必須以極其詳細的方式編寫，特別是對於多中心試驗，

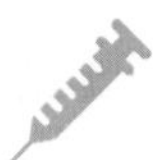

以確保醫院之間的一致性，其中任何模糊性可能導致解釋上差異。一個完整的計劃書通常包含以下部分（某些主題的細節將在後面的章節中討論）：

◎簡介：包括試驗的原由和目的（即，背景和意義）。

◎所有目標和所有指標：包括要檢定的所有科學假設（主要和次要）以及要達成的具體目標。

◎設計：包括隨機化、盲瞞法、對照治療、樣本數，和研究持續時間。

◎患者資格：納入和排除標準，用於定義受試者群體。這些標準將部分影響試驗結果的進一步的推廣性。

◎執行程序和訪視時間表：劑量和劑量調整、化驗室和臨床檢查時程表、患者退出試驗指導，和更複雜試驗的試驗流程圖。

◎所有測量：臨床和化驗室檢查結果的評估標準，用於衡量療效和安全性的結果。

◎統計考量：包括樣本數說明、隨機分派過程（如果相關）、研究監測、期間分析（如果適用），以及統計分析和處理缺失數據的方法。

◎質量控制和保證程序。

◎附錄：包括知情同意書、參考資料或醫療標準／反應定義、生活質量，或其他問卷（如果適用）等等。

1.2.4 完善設計的研究的定義和評估計劃書的指導

Baumgardner（1997）總結了一個完善設計的臨床試驗的基本要求如下：

◎追求明確、可定義，和相關的目標。

◎有適當的對照。

◎隨機選擇樣本。

◎盲態下測量，不具有偏差。

◎採用適當的統計分析。

遵循這些指導，我們可以制定一個檢查試驗計劃書的清單：

總體方面：

◎所有目標的陳述。

◎與所有目標相關的假說的陳述。

（清楚地傳達上述兩個項目的重要性，否則研究結果將被視為探索性、假說生成，或一個「釣魚式的探險」。）

◎背景，通常以文獻回顧呈現。

（解釋為何研究問題在邏輯上遵循文獻中先前的研究。確定臨床試驗要填補的具體空白。）

◎試驗所用的藥品訊息，包括藥品的來源以及所知的藥性。

設計方面：

◎對照類型、隨機分派、分層，和盲瞞程度。

◎受試者資格標準。必須包括疾病風險和相關的人口特徵、疾病階段、疾病史，和先前的以及伴隨的治療對於納入與排除標準。

◎樣本數的要求和理由。預測療效的大小、招募期、醫療期和醫療中心的所在地理位置都需要應計，都和可行性有密切關係。

◎療效指標的指定。

（確定主要、次要、和其它指標的優先順序。它們應該與所有的假設相對應並必須解決所有的目標。）

◎診斷標準。

（此方面與疾病、條件，或風險以及其研究的階段／重要相關。每項研究都應使用對於所有研究人員都是可行的當前診斷方法。）

◎測量可靠度。

（測量的可靠度有助於解釋研究結果。需要以測量誤差來判斷一個治療的有意義療效。）

◎質量控製或質量保證程序。

（確保數據質量和一致性的操作程序對於多中心試驗非常重要。）

執行方面：

◎定義治療前評估（篩查）、研究開始（基線值）、追蹤，和研究結束的時間表。

（隨訪時間的長度應考慮疾病的嚴重程度、對疾病的干預效果假設，以及治療作用或達到指定指標所需的時間。如果研究時間過長，則應將這些考量與受試者退出試驗的機會以及所研究的概念將會過時的機會取得平衡。）

◎研究參數、化驗室檢測，和患者監測。

◎與患者接觸的頻率、時間，和類型，以及與研究問題或目標相關的長期追蹤規定。

（例如，定期門診訪視、患者的日記或與照顧者的訪談，和電話訪問。）

◎由患者或由為患者安全著想的臨床醫師所判定的毒性或不耐受性情況下的治療管理、劑量調整、中斷、急救藥物和中止研究治療的說明。

◎毒性監測和不良事件報告。

◎治療評估和標準。

◎數據收集、記錄保存，和數據處理。

（對於多中心研究，擁有一個化驗中心設施對於較新的檢驗和方法是有利的，以避免實驗室之間的差異並標準化正常範圍。）

◎所有統計方法。

（包括對第一型誤差率／假陽率的適當控制、對主要和關鍵次要指標具有足夠的把握度、子群的考量、試驗監測、期間評估、缺失數據問題等。）

◎人類受試者保護。

（由 IRB 批准，並根據需要不斷獲得批准。）

◎參考書目。

◎所有的附錄。

（包括知情同意書、指標評估標準、毒性標準和其他程序參考。）

在審查一個已發表的臨床試驗報告時，除了上面列出的項目外，我們還應注意以下幾點：

◎隨機分派後的任何病例排除。

◎治療組或比較組之間基線特徵的可比性。

◎治療過程的依順或順從程度。

◎適當的統計分析。

◎適當的數據摘要和圖形展示。

◎有效性和安全性的主要發現。

◎明確的結論陳述。

◎完整的討論，包括研究的可能局限性和未來研究的建議。

◎在「負面」結果的情況下，對研究過程中的對立假設或阻礙（意想不到的困難）進行評估。

1.3 道德與安全優先

因為臨床試驗涉及對人類受試者的實驗，所以它們引起了倫理和安全問題。在本書的一開始，學生需要完成涉及人體科目的在線培訓計劃，並獲得證書作為他們的第一個家庭作業；許多人使用 CITI 培訓計劃。CITI 為「機構合作訓練倡議」即 Collaborative Institutational Training Initiative 的簡稱（https://www.citiprogram.org/）。該計劃包括一系列主題，為保護研究中的人類受試者提供最新的法規要求（作業 1.2）。這些法規要求是檢討過去臨床研究的結果，哪些研究今天被認為不道德、不恰當，或濫用，無視基本人權和正義。檢視一下十五世紀「輸血」到教皇英諾森八世所帶來的問題，或者在現代，納粹對囚犯（和種族「不受歡迎的人」）的人體實驗、Tuskegee 實驗研究梅毒（於少數民族中）的自然行為，以及 Willowbrook 在智障兒童中傳播肝炎的實驗。作為課堂討論練習，提出以上這些研究的理由，並說明它們為什麼不合適。這些和其他此類實驗產生了若干文件來規範臨床研究中的行為。在接下來的章節中，我們將簡單回顧一些歷史文獻的重點；它們導致所有對於臨床試驗行為的現行規定。

1.3.1 紐倫堡守則（1947）和赫爾辛基宣言（1964）

紐倫堡守則是在第二次世界大戰後建立的。後來，世界醫學協會（World Medical Association, WMA）發布了赫爾辛基宣言，目前正在由 WMA 進行追蹤和更新。這些文件共同規定了以下倫理原則和臨床試驗指導：

◎必須獲得所有參與者的充分和自願同意。

◎進行實驗應該是沒有合理的替代方案（以顯示干預的效果）。

◎研究應該具有生物學知識和動物研究的基礎。

◎必須避免不必要的痛苦和傷害。

◎參與者不應被期望死亡或殘疾（作為一個參與研究的結果）。

◎任何風險都應與研究的人道主義重要性相一致。

◎必須由合格的人員進行研究。

◎參與者可以隨時隨意退出。

◎如果出現可能的傷害，研究者有義務終止實驗。

1.3.2 貝爾蒙特報告（1976）

貝爾蒙特報告為道德原則和指導方針提供了更現代化的觀點。

• 對人的尊重

作為以對人的尊重的原則的一個應用，所有的機構審查委員會由科學、統計、倫理，和法律領域的代表以及非專業人士組成，並且為各個單獨研究者在現場提供臨床研究的倫理監督。在該機構進行任何研究之前，機構審查委員會必須批准每一個計劃書。所有參與者的隱私都應得到尊重和保護。

• 善意的對待

作為一個善行原則的應用，研究者應該讓參與者認識到潛在的風險和效益。

• 公平正義

作為一個公平正義原則的應用，應公平選擇參與者，不得利用弱勢群體。應避免直接或間接脅迫。

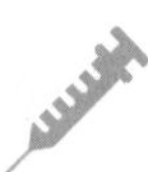

有關知情同意書的要求的更多信息，請參閱 Temple Health 的工具包，「知情同意書的實踐指導」。

附錄 1.1 中列出了知情同意書中所有包含必要主題的清單。

US FDA 最近發布了一份名為 Informed Consent Information Sheet 的指導方針草案。本指導描述了知情同意書的基本和其他要素，包括諸如患者記錄審查、兒童受試者，和受試者參與多項研究等主題。

1.3.3 討論

「受試者」、「參與者」、「患者」，和「志願者」是常見的命名法，其在臨床試驗中通常可互換地代表參與研究的個體。從閱讀貝爾蒙特報告中的道德原則看出這些命名是有意義的，其中臨床試驗的參與者被認為是志願者，並且參與臨床試驗被認為是需要公平地提供給所有合格人員的人權。首先，重要的是要認識到任何基於未經證實的治療的醫療實踐可能不符合道德規範。當對新療法的價值有充分的集體懷疑時，或者建議另一種治療或方法可能更好，臨床試驗是符合道德的（Fredrickson, 1968）。因此，臨床試驗是進行有效性和安全性的醫療實踐調查的必要步驟。在世界的某些地方，報紙偶爾會出現令人震驚的頭條新聞，例如「用我們學校兒童測試藥物」、「某藥物試驗中有人死亡和受傷害」、「用糖丸治療患者」等。如果不了解細節，讀者通常會從這些引人注目的標題中獲得誤導臨床試驗的形象。作者希望所有研究適當的臨床試驗設計和執行的人士能受到啟發，在有機會的時候教育他人關於臨床試驗的正確概念和方法。其次，作為社會公民和醫療產品的消費者，公眾需要了解藥物監管機構和其他監管機構批准藥品和器械以保護公眾健康的責任。

倫理道德的考量也對試驗設計方面有強烈的影響，包括隨機分派、瞞盲、以安慰劑為對照、逐次設計對於監測安全與療效，和提前停止程序等等。前文提到的受試者有權退出以及研究者有義務將遭受危害的患者退出試驗也會導致臨床試驗中普遍存在的缺失數據問題。第十章中將討論缺失數據的題目。

總而言之，臨床試驗中所遭遇的基本問題，都可以看成是需要在嚴謹的科學試驗與倫理道德醫學實踐之間取得平衡所引起的。對於一個好的科學實驗，我們希望臨床試驗能夠為所檢定的假設提供有效性且有效率的答案。如何平衡兩者而使一個臨床試驗可行是它成功的關鍵。法律、規則、法規和監督秉承道德，而統計學則提供了科學的有效性與效率。

1.4 臨床試驗的分類

在臨床試驗的研究和討論中，我們經常遇到對於文獻中的試驗有著不同的描述。

由於不同類型的試驗可能會導致不同的問題並且需要不同的分析方法，因此按如下方式進行分類是有用的。

1.4.1 根據醫療介入

例如：

◎藥物。

◎生物製劑（如，疫苗）。

◎外科手術、放射療程。

◎醫療器材。

◎篩選方法和技術。

◎行為修改以實現健康目標。

◎生物標記評估。

請注意，US FDA 的不同分支機構（CDER、CBER、CDRH）是以審查這些醫療介入而分門設立的。

1.4.2 根據疾病或治療範圍

例如：

◎腫瘤。

◎心血管－心臟、肺、血液。

◎傳染病（例如，愛滋病毒／愛滋病、流感、新冠病毒感染）。

◎中央神經系統疾病（如老年癡呆症）。

◎內分泌疾病（如，糖尿病、骨質疏鬆症）。

◎腎臟和代謝不正常。

◎精神健康障礙。

請注意，這些區域中的每一個都對應於美國國家衛生研究院其中一個研究所的研究領域。

1.4.3 根據藥物開發階段作為實驗階段

大多數關於藥物的臨床試驗的分類是根據它們是否發生在遞交給食品暨藥物管理局的新藥申請上市之前（第 0 期、第一期、第二期，和第三期）或之後（第四期）。在開發治療藥物時，試驗階段從早期到晚期逐次編號。在許多方面，試驗階段越早，設計越接近實驗條件下的理想實驗，例如目標、參與者，和劑量，就越具有限制性和良好控制；研究持續時間相對較短，研究的目標可以用一個較小的樣本（入組的受試

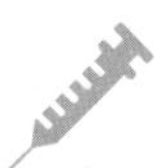

者）數來完成；指標通常是客觀測量，安全性是關注的焦點。相比之下，後期研究通常會招募更接近廣義目標群體的患者，反映醫學實踐中存在的實際併發症，從而減少對研究設計的限制；樣本量相對較大，研究持續時間通常更久；主觀上的臨床指標通常是優先選取的。例如，存活期是一個定義明確和可測量的指標，用於許多後期研究（並被認為是「黃金標準」）。早期階段，由於較多的比重在科學實驗上，因此在本質上往往是探索性的，並經常確認所有的生物原理。後期階段對於定義的臨床獲益指標是確認性的，以便法規批准療效，並且在一定程度上仍然是所研究藥物的安全性的擴展。三期試驗通常被認為是一個高水平的證據，因此通常是法規部門批准醫療產品上市的關鍵。法規批准方面的一個新進展是早期階段研究的加速審批流程，適用於在缺乏治療（即未滿足的醫療需求）的疾病領域上看到臨床療效時，但這些批准通常伴隨著以後完成適當的後期（三期）試驗的承諾。製藥和生物技術公司通常會制定一份全面的醫學研究計劃，其中包括在藥物開發過程中要按目標時程表進行的所有階段試驗方案。該計劃不適用於在學術環境中進行的試驗。

應該注意的是，腫瘤試驗方案與上述方案有很大不同。因為癌症目前仍然是一種毀滅性的疾病，所以第一期腫瘤試驗的患者通常是那些接受過治療並且已經用盡可能有效治療的患者。此類試驗的主要目的是確定進一步檢測的最佳劑量、定義安全性和毒性、探索藥代動力學（身體對藥物的作用）和藥效學（藥物對身體的作用）。隨著基因組研究中所示的生物標記物研究的最新進展，針對特定靶標的癌症療法在臨床試驗中變得流行。這些試驗涉及篩和診斷攜帶特定基因突變的特定癌症患者群。例如 Tsimberidou 等（2012）所述，使用靶向劑與靶基因突變相匹配的第一期試驗已顯示出相當大的前景。與三期試驗相比，旨在更好地標定臨床獲益（例如，客觀反應率〔objective response rate, ORR〕和無惡化存活期〔progression-free survival, PFS〕）的二期癌症試驗，通常在一個較短的時間內完成，並且樣本量較小。通常將腫瘤縮小作為主要指標，並且將無惡化存活用作次要指標。第三期癌症試驗通常使用 PFS 或總存活期（overall survival, OS）（理想情況下）作為主要指標，總存活期是把所有原因的死亡計做事件。

考慮到藥物開發在經濟因素和人類疾病方面的成本上升，許多研究者、所有試驗出資（贊助、申辦）單位，和所有法規機構正在追求縮短開發過程的策略。例如，修改研究設計以無縫地組合一些試驗階段可能會減少新的醫療中心加入和啟動另一輪資助審查、合同，和 IRB 批准所需的時間。這種方法是否實際上節省了藥物開發成本的任何時間仍有待觀察，但這些試驗中的相關統計問題，特別是在控制整體第一型誤差率方面，目前已經正在被許多研究人員研究。

對於加快新藥申請上市審查過程的法規機構，兩個重要文件是 1997 年美國 FDA

Modernization Act，章節 112，標題 Expediting Study and Approval of Fast Track Drugs（「法案」），和 FDA 對於產業的指導準則：Fast Track Drug Development Programs（FTDDP），US FDA（2014）。FTDDP 的目的是促進新藥的開發和加速審查，其旨在治療嚴重或危及生命的情況，並證明有可能解決未實現的醫療需求。該法案說明快速通道產品的申請可能被批准，如果該產品被認定「對臨床指標，或一個可以合理地預測臨床療效的替代指標，具有療效」。但是，法案對加速批准也有限制，申辦者必須進行適當的批准後研究（第三期或第四期），以驗證替代指標或以其他方式確認對臨床指標的影響。如果安全問題等其他問題，出資（贊助、申辦）單位無法進行必要的研究，或者快速通道產品的批准後的研究未能證其臨床效益，FDA 也可以使用快速程序撤銷對快速通道產品的批准。例如，IRESSA®（gefitinib 藥片 250 mg）在加速批准規則下在 2003 年 5 月份被批准作為單藥治療，用於治療接受 platinum-based 和 docetaxel 化療均失敗的局部晚期或轉移性非小細胞肺癌（non-small cell lung cancer, NSCLC）患者。IRESSA 的有效性最初以客觀反應率（ORR）為基礎。隨後打算驗證存活增加的研究並未成功。IRESSA 對 NSCLC 治療的應用於 2005 年 6 月被取消了（Drugs @ FDA, 2005）。因此，加速批准只是對藥物的有條件批准。然而，藥物市場早期可得性的前景對患者以及藥物製造商具有廣泛的影響。最近的一項研究（Moore & Furberg, 2013）報告，2008 年根據 FTDDP 批准的 8 種藥物的臨床開發時間中位數為 5.1 年，而標準審查的 12 種藥物則為 7.5 年。在藥物 Xalkori®（crizotinib 膠囊）可以看到這種加速批准的一個顯著例子，該藥物在兩個單臂開放標籤研究中，基於持久的 ORR，於 2001 年 8 月獲得有條件的加速批准（NCI, 2013）。然後在 2013 年 11 月，FDA 根據一個開放標籤、活性對照、多國隨機試驗（入組 347 名患者），同意了 crizotinib 治療轉移性 NSCLC 患者的常規批准。在這項試驗中，crizotinib 在具有間變性淋巴瘤激（anaplastic lymphoma kinase, ALK）陽性的 NSCLC 患者中表現出優異的 PFS 和 ORR，這些患者在接受含鉑劑之合併化療（platinum-based doublet chemotherapy）後疾病惡化。加速批准也促進製藥行業去探索提高試驗效率的其他方法。然而，加速藥物批准過程的一部分是較少的患者被研究，這些藥物進入市場後，可能存在尚未回答的重大安全問題。統計的問題圍繞在兩種第一型誤差率，即「條件批准」第一型誤差率與「最終批准」第一型誤差率，在 Shih 等（2003）的論文中進行了討論。

除上述方案的主要階段外，還有第 0 期和第五期臨床試驗。第 0 期試驗是探索性的研究性新藥（IND）研究，涉及非常有限的人體暴露，通常沒有治療或診斷意圖。第 0 期試驗橋接了傳統的臨床前測試和臨床研究之間的差距；這些試驗旨在更好地了解新化合物的藥物動力學（pharmacokinetics, PKs）、藥效學（pharmacodynamics, PDs）、器官滲透，和在第一期試驗開始前對介入的推定目標的影響。這些第 0 期的

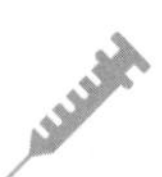

試驗通常將外科手術前的活組織檢查與短期暴露於所述藥物後的手術切除組織進行比較，從而提出獨特的統計和倫理問題。第五期試驗是在 NDA 批准後進行的研究，以尋求對新適應症的批准，有時使用新配方或與其他批准化合物的組合。由於該化合物早先已被批准用於另種適應症，因此先前的安全性、PK、PD，和劑量範圍訊息可以被使用，可能就不需要為新的適應症再進行試驗。

藥物開發過程中的臨床試驗階段組合（非腫瘤學）

理想實驗（有限制條件）		現實生活實踐（有複雜性）	
階段 I	階段 II	階段 III	階段 IV
受試者條件：			
健康	輕度疾病	中度到重度疾病	所有階段
主要目標：			
劑量尋找安全反應	初步療效與安全	確證性療效與有限的安全	長期追蹤安全與療效
生體可用率			
（吸收、代謝、分布、排洩）			
臨床藥理學			
主要設計：			
交互設計		平行組別設計	
樣本數範圍：			
n=20-40		n = 每組數百	

1.4.4 根據疾病呈現（治療試驗）或未呈現（預防試驗）

預防試驗可進一步分為一級或次級預防。一級預防在於及早介入誘發疾病的過程，其方法是透過改變生活方式（改變壞習慣）或用低毒性的治療藥物中斷致癌的過程。例如，所有的疫苗試驗都是一級預防，戒菸試驗是生活方式改變的典型代表。次級預防試驗通常作為早期診斷試驗（如篩查研究）或早期介入試驗，目標是預防復發或推遲疾病的進一步發展。例如，National Lung Screening Trial（NLST）是一項次級預防試驗，比較胸部 X 射線與低劑量 CT 掃描；前者顯示其不太有幫助，後者通過在較早階段發現疾病來治療高危人群，將肺癌特定的死亡率降低近 20%（Nation Lung Screening Trial Research Team, 2011）。具有里程碑意義的 Simvastatin Scandinavian Survival Study（也稱為 4S 研究）是一項次級預防研究，旨在評估降低膽固醇的藥物 simvastatin 對冠心病患者死亡率和發病率的影響。

一般而言，IRB 和其他監管機構對所有預防試驗都要求更高的安全標準，因為參與者是健康或是疾病程度較輕微的群體。除此之外，預防性試驗通常需要更長的研究時間和更大的樣本數，特別是當相對健康的參與者他們的主要臨床指標的發生率較低時。使用替代指標的可能性（例如，疫苗試驗中的抗體計數）是重要的設計考慮因素，並且鑑定合適的生物標記物是必須的。

關於預防試驗設計的進一步閱讀可以在 Shih 與 Wang（1991）（作業 1.3）中找到。

1.4.5 根據設計特徵

◎單中心或多中心。

◎安慰劑、活性現行對照，或歷史對照。

◎交叉或平行組。

◎固定劑量或滴定劑量。

◎固定樣本數或集群逐次設計。

◎開放標籤或盲態（單、雙，或三盲）。

◎多個或單個治療組。

◎地理範圍（地方性、區域性，或全球性）。

1.4.6 根據假設和統計推論

◎探索性（假設產生）試驗。

◎優越性試驗。

◎可比性證明（等效或非劣效性試驗）。

1.5 臨床試驗中的多學科的團隊合作

在本章結束時，我們強調臨床試驗作為一個企業需要組織和團隊合作。團隊的所有成員必須認識到團隊成員的專業知識及其對研究的貢獻，以促進合作，從而成功進行試驗。臨床試驗團隊中的專業人員可能包括以下：

◎科學家，包括生物化學家、生物學家、毒理學家、藥理學家，和生物標記專家。

◎醫療監測員和項目協調員。

◎醫院和醫療中心的臨床研究人員和藥劑師。

◎數據管理、質量保證、計算機技術專家。

◎統計學家和流行病學家。

◎監管事務人員。

◎化學工程師和藥物供應經理。

◎營銷人員。

◎生物倫理學家、患者維權人士、自願參與者。

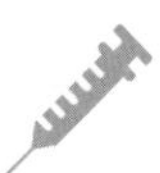

附錄 1.1：知情同意書的要素

知情同意書討論、書面知情同意書，以及為試驗參與者提供的任何其他書面訊息應包括以下主題的說明：

1. 這項研究所涉及的研究。
2. 研究的目的，和參與研究的受試者的大致人數。
3. 所有受試者參與研究的預期持續時間。
4. 研究的治療，和隨機分配到每種治療的機率。
5. 應服從的研究程序，包括所有侵入性程序。
6. 研究的那些方面是實驗性的。
7. 對受試者合理可預見的風險或不方便，如果適用時，對於一個胚胎、三個月後的胎兒，或哺乳期的嬰兒的風險。
8. 合理預期的獲益。當受試者可能會沒有預期的臨床獲益時，應使受試者意識到這一點。
9. 受試者可能獲得的所有替代治療程序或療程，以及其重要的潛在療效和風險。
10. 識別受試者的記錄將保密，並且在適用法律和／或法規允許的範圍內，不會公開。如果研究結果公佈，受試者的身份將保密。
11. 研究出資（贊助、申辦）單位、監督員和／或其代表、IRB/IEC 和所有的監管機構將被授予直接存取該受試者的原始醫療記錄，以便驗證臨床研究程序和／或數據，而不會違反在適用法律和法規允許的範圍內受使者的機密性，並且透過簽署和註有日期的書面知情同意書，受試者或受試者在法律上可接受的代表授權此類使用。
12. 受試者的所有責任。
13. 如果發生與研究相關的傷害時，受試者可獲得的補償和／或治療。
14. 預期按比例分配給參加研究的受試者的費用（如果有的話）。
15. 與研究相關的更多信息、研究受試者的權利以及與研究相關的傷害發生時，應與誰聯繫。
16. 受試者參與試驗是自願的，並且受試者可以在任何時間拒絕參加或退出研究，而不會受到懲罰或喪失受試者應有的權利。
17. 受試者在研究中的參與可能會被終止的可預見情況和／或原因。
18. 受試者因參與研究將產生的預期費用（如果有的話）。
19. 受試者決定退出研究的後果，和正確地終止受試者參與的程序。

20. 如果可獲得的訊息可能與受試者繼續參與研究的意願相關，將及時通知受試者或受試者法律上可接受的代表。
21. 當地法規要求的任何要素（例如，FDA、其他非美國衛生當局）。

以下附加主題必須包含在招募具有生育能力婦女群（women of childbearing potential, WOCBP）的研究知情同意書中：

1. 一般說明

受試者在接觸研究產品期間不得懷孕且不應懷孕，除非懷孕是研究的終點。如果受試者計劃改變她們的避孕方法，或者如果她們需要服用任何處方藥或不是由研究者開立的其它藥物，則應指示受試者聯繫研究者。性活躍受試者必須在研究過程中使用有效的避孕方法，以使失敗風險最小化。知情同意書必須表明，研究者或研究指定人員已經與受試者對 WOCBP 的妊娠預防訊息進行了審閱。

2. 實驗室和動物的生殖毒性

同意書應包括一份聲明，說明從實驗室和動物生殖毒性研究中，對於研究產品已知可能的突變和／或致畸影響。同意書應表明該訊息對人類的預測值有限。

3. 無法預見的風險

同意書必須表明，接觸研究產品可能使受試者（或胚胎或胎兒，如果受試者已懷孕或可能懷孕）暴露在目前無法預見的風險。

4. 懷孕或疑似懷孕的發生

知情同意書必須包括研究聯繫人姓名和電話，讓受試者聯繫，如果她懷孕或疑似懷孕，已經錯過了她的經期或經期晚到，或者如果她的月經週期發生變化（例如，她的月經期間出血量較大，或者經期之間出血）。

5. 停止研究

在研究過程中懷孕的任何受試者將被立即退出試驗（除非在計畫書中允許或說明不同）並轉診進行產科護理。所有產科的財務方面、兒童或相關照顧是該受試者的責任。

6. 懷孕追蹤

如果受試者懷孕，研究者將尋求獲得受試者和／或嬰兒的診所／醫院記錄，以及分娩後至少 8 週的紀錄。

7. 使用研究禁用的避孕方法

在適用的情況下，知情同意書應明確說明是否禁止使用避孕方法（例如，當賀爾

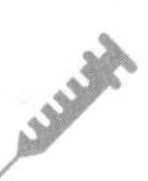

蒙避孕藥與研究產品的交互作用是已知或懷疑時）。在這種情況下，應指導研究參與者通知研究者或研究人員是否在研究過程中使用了禁用的避孕方法，以便採取額外的預防措施或使受試者停止研究。

8. 賀爾蒙避孕藥與非研究產品的交互作用

必須指示使用激素避孕方法的婦女（例如口服避孕藥或植入式或注射劑）通知研究者或研究人員，是否需要服用任何處方藥或其他不是由研究者開立的藥物。本聲明的目的是識別任何潛在的非研究產品與避孕藥的交互作用，交互作用可能會降低避孕方法的功效。

資料來源：根據美國 IND 編號和／或非 IND 編號的計劃書：40710（Feb-05-1999）。A multicenter, double-blind, placebo-controlled, randomized fixed-dose study of nefazodone ER in the treatment of depressed patients。

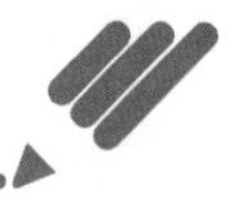

作業 1.1

就章節 1.2.1 的課堂討論中的問題提出答案。

作業 1.2

登錄 https://www.citiprogram.org/，完成有關人體研究保護的深入培訓。獲得 CITI 程序的一個完成證明。

作業 1.3

閱　讀："Overview of Some Important Issues in Designing Clinical Trials for Prevention of Chronic Diseases"（Shih, W. J., and Wang, C., Pharmaceutical Medicine 1991, 5: 87-96）。

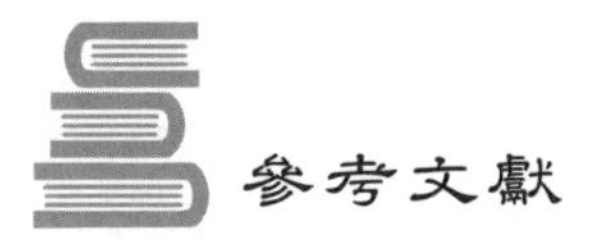

參考文獻

Baumgardner KR. (1997). A review of key research design and statistical analysis issues. *Journal of Oral Surgery, Oral Medicine, Oral Pathology, Oral Radiology, and Endodontics* 84: 550-556.

Burns PB, Rohrich RJ, and Chung KC. (2011). The levels of evidence and their role in evidence-based medicine. *Plastic and Reconstructive Surgery* 128: 305-310.

CDER (Center for Drug Evaluation and Research). Guidance for Industry, Investigators, and Reviewers: Exploratory IND Studies (2006). http://www.fda.gov/downloads/Drugs/GuidanceComplianceRegulatoryInformation/Guidance//ucm078933.pdf (accessed April 5, 2014).

Coloma PM. (2013). Phase 0 clinical trials: Theoretical and practical implications in oncologic drug development. *Open Access Journal of Clinical Trials* 5: 119-126.

Cramer DW. (1974). The role of cervical cytology in the declining morbidity and mortality of cervical cancer. *Cancer* 34: 2018-2027.

Ederer F. (1979). The statistician's role in developing a protocol for a clinical trial. *The American Statistician* 33: 116-119.

FDA (US Food and Drug Administration). Speeding Access to Important New Therapies: Fast Track, Accelerated Approval and Priority Review. www.fda.gov/forconsumers/byaudience/forpatientadvocates/speedingaccesstoimportantnewtherapies/ucm128291.htm (accessed April 5, 2014).

FDA (US Food and Drug Administration). (2004). Challenge and Opportunity on the Critical Path to New Medical Products. http://www.fda.gov/downloads/ScienceResearch/SpecialTopics/ClinicalPathInitiative/CriticalPathOpportunitiesReports/ucm113411.pdf (accessed April 5, 2014).

FDA. Code for Federal Regulations, Title 21, Part 50. Protection of Human Subjects. http://www.accessdata.fda.gov/scripts/cdrh/cfdocs/cfcfr/CFRsearch.cfm?CFRPart=50 (accessed April 5, 2014).

Fredrickson DS. (1968). The field trial: Some thoughts on the independent ordeal. *Bulletin of the New York Academy of Medicine* 44: 985-993.

Friedman LM, Furberg CD, and DeMets DL. (1996). *Fundamentals of Clinical Trials*. New York: Springer.

Hill AB. (1937). General summary and conclusions. *Lancet* I: 883-885.

Melnyk BM and Fineout-Overholt E. (2010). *Evidence-Based Practice in Nursing and Healthcare: A Guide to Best Practice*. Lippincott, Philadelphia, Williams & Wilkins.

Michael CW. (1999). The Papanicolaou smear and the obstetric patient: A simple test with great benefits. *Diagnostic Cytopathology* 21(1): 1-3.

Moore TJ and Furberg CD. (2013). Development times, clinical testing, postmarket follow-up, and safety risks for the new drugs approved by the US Food and Drug Administration: The class of 2008. *JAMA Internal Medicine* 174: 90-95. Doi:10.1001/

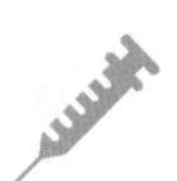

jamainternmed.2013.11813.

National Cancer Institute. (2013). Cancer Drug Information: FDA Approval for Crizotinib. http://www/cancer.gov/cancertopics/druginfo/fda-crizotinib (accessed April 5, 2014).

National Lung Screening Trial Research Team. (2011). The National Lung Screening Trial: Overview and study design. Radiology 258(1): 243-253. Doi:10.1148/radiol.10091808.

Shih WJ, Ouyang P, Quan H, Lin Y, Michiels B, and Bijnens L. (2003). Controlling type I error rate for fast track drug development programmes. *Statistics in Medicine* 22: 665-675.

Shih WJ and Wang C. (1991). Overview of some important issues in designing clinical trials for prevention of chronic diseases. *Pharmaceutical Medicine* 5: 87-96.

Tsimberidou AM, Iskander NG, Hong DS, Wheler JJ, Falchook GS, and Fu S. (2012). Personalized medicine in a phase I clinical trials program: the MD Anderson Cancer Center initiative. *Clinical Cancer Research* 18(22): 6373-6383.

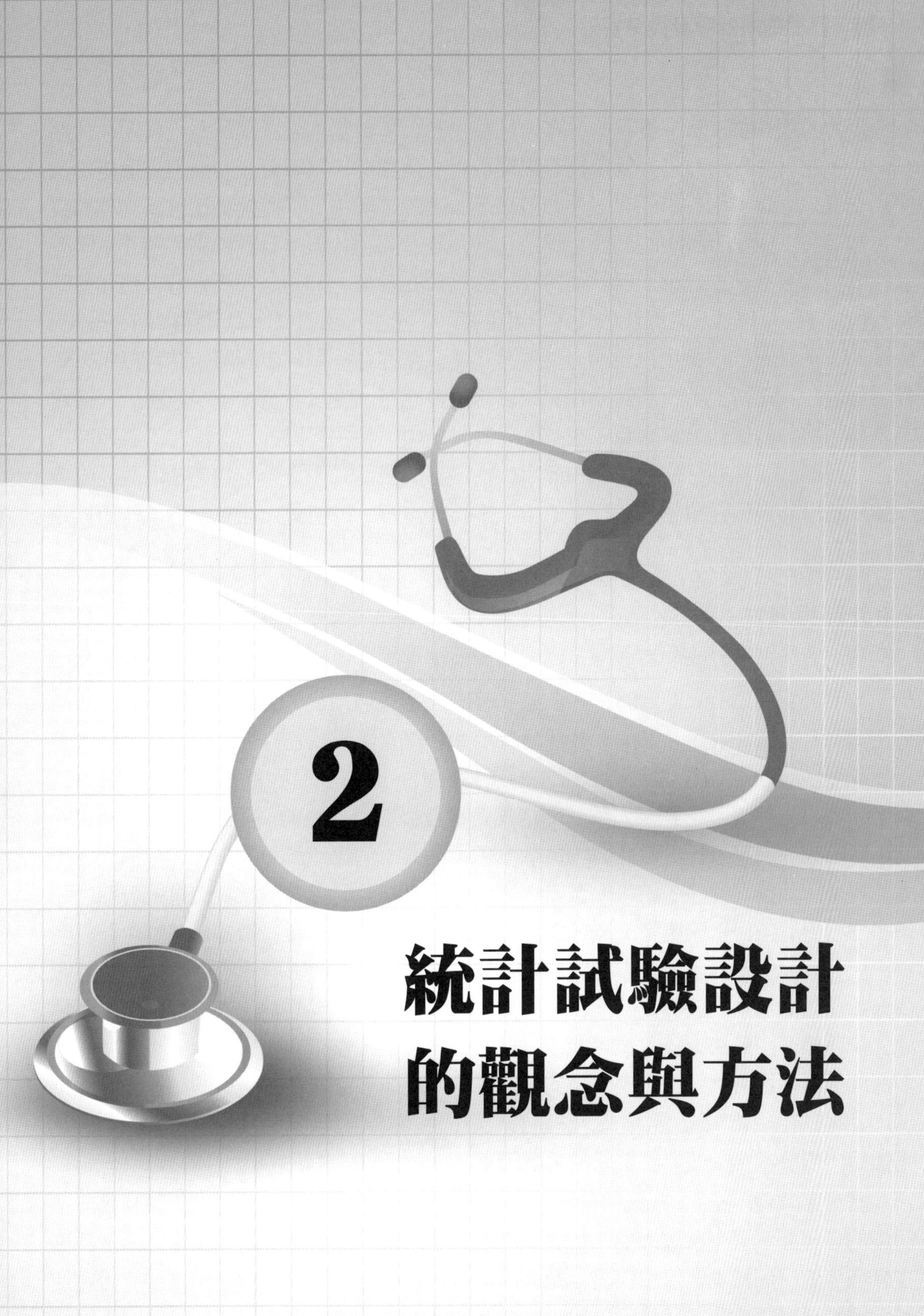

2 統計試驗設計的觀念與方法

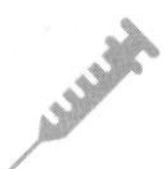

正如我們在第 1 章中提到的，臨床試驗中的大多數基本設計問題源於需要在一個試驗中，在科學實驗和良好臨床實踐之間取得一個平衡。試驗設計的倫理方面是由法律和法規來守護，而科學的有效性和效率是由統計來解決，從而提高了醫學倫理和實踐。儘管在一個臨床試驗的開發過程中有許多設計問題，但本章我們主要關注試驗有效性的主要考量，並在第 3 章討論對於試驗效率的考量。首先，我們考慮各種類型的有效性：外部有效性、內部有效性，和可重複性。然後，我們探索均值迴歸（regression toward the mean）的現象用以說明一種偏差，當試驗存在一個同步對照組時可以用來解釋這種偏差。邏輯上，我們需要在臨床試驗中考慮每個受試者至少兩次觀察，一個作為基線，另一個作為追蹤測量。在這個二維設定中，當我們討論均值迴歸的議題時，我們將回顧二元常態分佈的符號和簡單線性迴歸的表達式。最後，我們透過討論臨床試驗中常用的幾種隨機分派和盲瞞的方法來總結本章，以使對照組完全發揮作用以達到內部有效性。

2.1 外部有效性

外部有效性是推論的有效性，因為它們與未來受試者的普遍性有關，而不是特定的試驗參與者（Rothwell, 2005）。它意味著研究結果適用於一般醫療實踐。Lancet 的前主編輯 Richard Horton（2000）曾評論說「外部有效性問題是當今臨床研究面臨的最重要問題，全世界的醫師對研究證據的無動於衷，其主要原因就是這些外部有效性問題未能得到解決。」許多人都認為這就是實證醫學所代表的：將研究證據付諸實踐（Evidence-Based Medicine Working Group, 1992）。在一個臨床試驗計劃書的架構內，患者的特徵、治療和程序、結果的測量，和試驗的追蹤共同定義了試驗結果的普遍性和應用性。對於任何新藥申請（New Drug Application, NDA），這些數據是藥物包裝說明書中所含資訊的基礎，並會影響「標籤」的使用指示，從而影響藥物的營銷。藥品廠商會希望產品可以用於廣泛的族群；因此，他們會希望患者的納入資格標準（由「納入／排除標準」章節定義）盡可能的寬鬆。相比之下，臨床科學家則希望控制試驗參與者的異質性以將信號與干擾清楚的分離開，因此他們會喜歡更嚴格的納入和排除標準。因為當這些標準更加嚴格時，試驗有更好的機會實現其科學目標。在試驗設計中，平衡這兩個要求是一個非常重要的考慮因素。

當考慮試驗所納入的患者群體以及試驗所產生的數據時，我們應該認識到臨床試驗中的參與者，至少在概念上，代表了由研究計劃書的納入和排除標準定義的全部潛在參與者的一個樣本。這種代表性允許推廣至正在研究的醫療產品的未來接受者和使用者。當研究結束時，我們可以假設試驗參與者的基線特徵反映了研究設計中入排標準所定義的患者群體。另一方面，我們可能還會發現退出試驗和缺失數據的發生，這可能會導致不完整的資訊。從將醫療產品應用於目標人群到用於分析的實際數據樣本的路徑是一個「抽樣過程」。相反的方向，我們使用數據分析從樣本數據中得出結論，以便應用於目標人群，這是一個「推論過程」（圖 2.1）。推論是基於觀察到的數據、統計方法，和某些假設。一個這樣的假設是，試驗中產生的數據來自一個目標人群的一個隨機樣本。試驗結果的普遍性或應用性的程度，即試驗的外部有效性，取決於該假設與實際的接近程度。

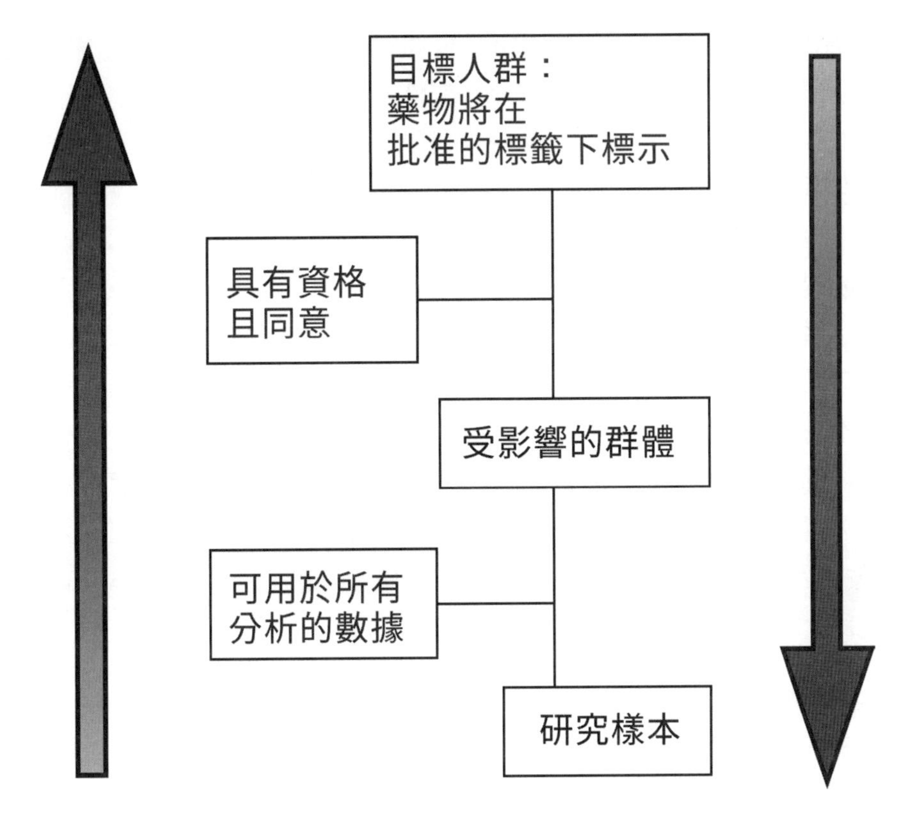

圖 2.1
抽樣過程（從上到下）和推斷過程（相反方向）對於臨床試驗的外部有效性。

為了進一步評估這個概念，我們來看用於預防冠心病（coronary heart disease, CHD）的降血脂治療作為一個例子。冠狀動脈藥物計劃（1973 年）研究年齡在 30 至 64 歲之間的男性中至少經歷過一次心肌梗塞（myocardial infarction, MI），也就是心臟病，的降低膽固醇的治療（可利舒散®）。包含了患者的特定性別、年齡，和基線情況（例如先前的 MIs）的所有條件限制了可利舒散的療效用於一個更大群體的普遍性。差不多 20 年後，4S 研究（Simvastatin Scandinavian Survival Study, 1994）測試了 Zocor®，並報告了 60 歲或以上的男性與女性在主要冠狀動脈事件的減少。對於男女年齡較大

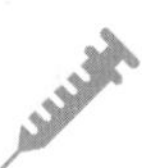

的個人而言，這是在降低膽固醇療法的一個令人驚喜的醫學進步。然而，僅對具有高膽固醇血症患者有效。最後，一項針對急性冠狀動脈事件的一級預防研究對具有平均膽固醇水平的男性和女性測試了 Mevacor®（Downs 等，1998），並將該類降膽固醇藥物（HMG-CoA 還原抑制劑）的療效全面推展至一般大眾。隨後使用各種 HMG-CoA 抑製劑用於預防心臟病的研究，基於研究方案的患者納入和排除標準以及指標導致不同的 FDA 標籤（例如，Crestor®）。這是外部有效性經過不同的試驗，一步一步擴大的例子。

除了患者的資格標準，研究者的醫療實踐醫院也可以作為一個臨床試驗外部有效性的一個因素。在這方面，為了擴大普遍性，臨床試驗的後期階段應由多個醫療機構的多名研究人員進行，包括大學教學醫院、社區醫療中心、私人診所等，以及各個地理區域可能有不同的環境和實踐標準。Serostim® NDA 用於治療短腸症後群的案例說明了這個問題的一個獨特例子。在 2003 年 6 月，FDA 胃腸道藥物諮詢委員會（Gastrointestinal Drugs Advisory Committee）拒絕了製造商的新藥申請，主要是因為關鍵性研究缺乏普遍性：該研究僅包括兩個醫療中心，且其中一個中心招募了絕大多數患者。只有在製造商根據 FDA 的要求，在更多不同的醫療中心進行進一步研究之後，該藥才被批准使用和銷售。

儘管有上述例子，但外部有效性的評估非常複雜，通常需要更多的臨床而不是統計專業知識。關於如何評估隨機臨床試驗（randomized clinical trials, RCTs）的外部有效性，沒有被接受的指南。然而，Horton（2000）做了一個由 Julian 與 Pocock（1997）提出問題的總結，當作一個有用的清單如下：

- **被研究的患者**
  1. 試驗中包括的患者是否足以代表正常臨床實踐中遇到的患者？資格標準是否過於狹窄或過於寬泛？
  2. 是否採取了適當的步驟確保大部分符合條件的患者被隨機分配？特別是，所有患者都保持適當的病情記錄，隨機患者如何與未隨機患者（合格和不合格）進行比較？
  3. 試驗的設置和患者選擇的方式是否合適？資格標準是否過於狹窄或過於寬泛？[所有的研究者] 是否將他們的研究結果不恰當地推斷為沒有充分代表的患者類型？
- **治療**
  1. 治療是否比較了適合正常臨床實踐的對照方案（安慰劑或標準治療），包括劑量方案、治療持續時間、不順從，並確定此類患者的進一步治療方針？

2. 是否充分考慮了目前「良好臨床實踐」（例如輔助護理）的所有方面？

- **結果測量和追蹤**
  1. 結果測量（指標、患者反應的適應症）是否適合於得出關於所研究治療的總體結論？
  2. 是否過多的證據是反應的替代標記（例如，生理指標），而不是更全面預後的主要指標（例如，死亡率、主要臨床事件）？
  3. 治療持續時間和患者追蹤時間是否足夠可靠，以評估治療的有效性和安全性？
  4. 是否採取了足夠的步驟來引發所有相關的不良事件和治療的副作用？

- **平衡的討論和結論**
  1. 所有的作者是否在上述所有方面充分考慮了他們的研究局限性？
  2. 作者是否對其他相關研究的證據進行了平衡的描述，或者他們對自己的發現給予了不應有的比重？

資料來源：Horton, R. Statistics in Medicine, 19: 3149-3164, 2000。具有授權。

2.2 內部有效性

內部有效性是在研究族群中對治療效果的合理表達。內部有效性是外部有效性的一個先決條件。內部有效性的主要問題如下：

◎如果觀察到治療組之間的差異，此差異是否是因為患者特徵、治療，或隨機？
（從邏輯上講，這裡有效性的目標是排除患者特徵和隨機是療效差異的原因）

◎如果在治療組之間中沒有觀察到差異，此無差異是否因為不當操作、準確性（研究檢定力）不足，還是真正的等效性？
（在這種情況下，有效性的目標是排除不當操作或檢定力不足）

對於支持內部有效性的基本想法是：設計試驗最好包括可比較的族群，使得觀察到治療組之間的結果，無論是有差異還是沒有差異，僅衡量治療的效果，而不是任何其他的。為實現這一目標，我們應遵循以下方法，以避免或減少的偏差：

◎治療分派 — 使用隨機分派以及分層

◎評估治療效果 — 使用一個同步對照組和遮蔽治療組分派

◎研究監測和數據分析 — 通過受過訓練的研究者和專家統計人員的持續審視

◎事前調查 — 透過在計劃書中設置預先定義的假說和指標。

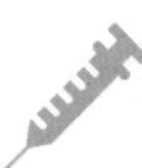

2.3 可重複性

臨床試驗可重複性的基本理念是科學實驗應該通過重複來驗證。US FDA 通常傾向透過兩個或多個關鍵試驗批准一個 NDA 的申請。這些試驗的受試者群體或對照藥可能有所不同。因此，它們通常不算是嚴格精確的重複。然而，在某些情況下，具有許多不同醫療中心的單一大型試驗中顯示一致的結果也是可以被接受的，特別是對於具有死亡率或嚴重發病率指標的研究，因為這些類型的試驗很難重複，特別是在正向結果已知時。顯示多中心和預先定義的子群組之間的一致性對於證明單一大型試驗的可重複性是必要的。

2.4 均值迴歸的現象與一個現行對照組的重要

在第 1 章中，我們提到 Friedman, Furberg, 與 DeMets（1996）將臨床試驗的描述局限為與對照組進行比較的試驗。儘管這個定義排除了許多由 NIH 資助且通常由指定的癌症中心或癌症合作組織進行的的腫瘤學單臂早期試驗（除非它們的定義也意指包括歷史對照（historical control）或自我基線值對照（self-baseline control）），它強調了一個同步對照組對於一個臨床試驗的內部有效性的重要性。我們透過檢查「均值迴歸」的現象來進一步說明這一點。我們在這個章節中提出了這個議題，也是為讀者回顧一下迴歸的基本方法，因為迴歸方法對於本書是必要的。從研究設計階段到後來的數據分析，本書從頭到尾都使用了迴歸方法。第 5 章（「共變異分析和分層分析」）中的材料要求讀者熟悉迴歸方法。

2.4.1 均值迴歸：定義與例子

均值迴歸是一個現象，它發生在對具有一個「極端」初始測量值的個體進行第二次測量時，平均情況下，即使沒有任何醫療干預，第二次測量也不會比第一次測量更極端。回到平均迴歸這項特性，最初由 Sir Francis Galton（1886）提出，用於描述身高較高的父母生育身高較矮後代的趨勢，反之亦然（Bland & Altman, 1994）。我們應該認識這種現象，因為它通常發生在臨床試驗中，當我們納入基線值高或低的患者。例如，我們研究高血壓患者的抗高血壓治療、高脂血症患者的降膽固醇治療，和骨質密度低的絕經後骨質疏鬆婦女的骨強化治療。

課堂討論：

圖 2.2a 和 b 顯示了從「Effect of Oral Alendronate and Intranasal Salmon Calcitonin on Bone Mass and Biochemical Markers of Bone Turnover in Postmenopausal Women with

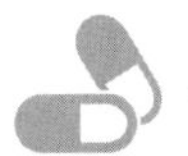

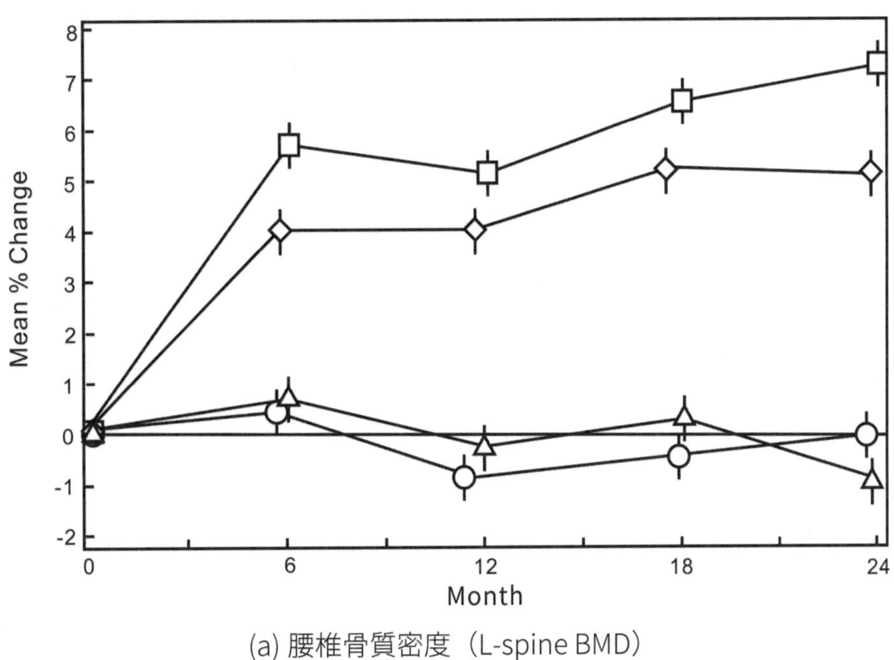

(a) 腰椎骨質密度（L-spine BMD）

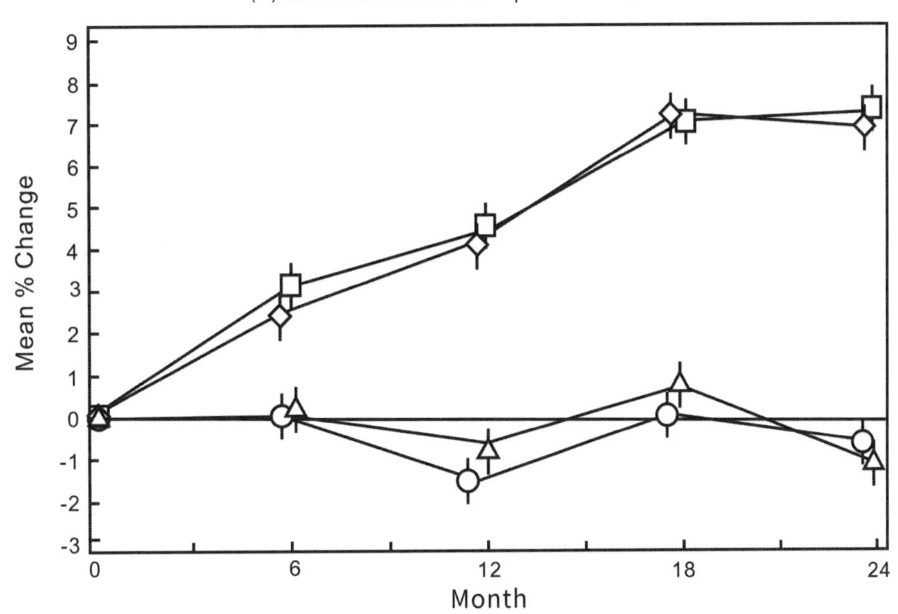

(b) 大腿股骨質密度（Trochanter BMD）

圖 2.2

(a) 使用安慰劑（○）、alendronate 10 mg（◇）、alendronate 20 mg（□）、intranasal salmon calcitonin 100 IU（△）的 BMD 的平均百分比變化（SE），基線至 24 個月。

(b) 基線至 24 個月使用安慰劑（○）、alendronate 10 mg（◇），alendronate 20 mg（□），intranasal salmon calcitonin 100 IU（△）的 BMD 的平均百分比變化（SE），基線至 24 個月。（摘自 Adami S, et al. Bone, 17: 383-390, 1995。具有授權。）

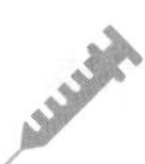

Osteoporosis」中摘錄的兩個插圖（Adami 等 , 1995）。這項研究是對絕經後骨質疏鬆症（低骨密度）婦女進行的 24 個月試驗。將患者隨機分為四個治療組：安慰劑、alendronate 10 mg、alendronate 20 mg，或 calcitonin 100 IU。（註 : alendronate 的商品名是 Fosamax®，即，福善美®）。上圖（圖 2.2a）顯示了在 6、12、18 和 24 個月時腰椎骨質密度（L-spine BMD）的平均百分比變化 ± 標準誤差（SE）。基於此信息，考慮以下問題：為什麼在第 6 個月的安慰劑組中腰椎骨質密度升高？該安慰劑作用代表什麼？

有人可能會懷疑安慰劑的作用是由於向試驗中的所有參與者提供了鈣補充劑（每天 500 mg）。這種猜測似乎是合理的，但是，如果是真的，下圖中，為什麼在第 6 個月的大腿股骨質密度沒有類似的安慰劑作用？安慰劑作用的更合理的原因可以在本文的參與者選擇和參加資格的部分中找到。該試驗要求每位參與者的基線腰椎骨礦物質密度低於絕經前年輕女性的平均值（< 0.09g/cm^2 對於 Lunar® 密度計以及 < 0.86g/cm^2 對於 Hologic®、Norland®，和 Sophos®）至少有 2 個標準差（SD）之多，而對大腿股骨質密度則沒有限制。因此，在這種情況下，均值回歸可能是安慰劑效應所代表的含義。有趣的是，Cummings 等（2000）後來發表了文章支持這種推理。

2.4.2 均值迴歸的影響視為一種偏差形式

由於臨床試驗是追蹤研究，每位受試者必須至少有兩次觀察：基線值和追蹤測量。在這種二維設定中，需要二元分佈的表示法。當涉及連續變數時，二元常態分佈和簡單線性迴歸的表示式是非常有用的。設隨機變數 X_1 為一個治療組的基線測量值，X_2 為同一組的追蹤測量值。假設此成對的測量（X_1, X_2）具有二元常態分佈，其平均值向量和共變異數矩陣如下所示：

$$\begin{pmatrix} X_1 \\ X_2 \end{pmatrix} \sim N\left(\begin{pmatrix} \mu_1 \\ \mu_2 \end{pmatrix}, \begin{pmatrix} \sigma_1^2 & \rho\sigma_1\sigma_2 \\ \rho\sigma_1\sigma_2 & \sigma_2^2 \end{pmatrix} \right)$$

回想一下，在統計學上，迴歸是一個條件分析。這種方法解決了以下問題：給定我現在（在基線時）觀察到的 X_1，我預期稍後（在基線後）看到的 X_2 應該是如何？我們可以使用簡單的迴歸表示式來回答這個問題

$$\begin{aligned} E(X_2 \mid X_1) &= \alpha + \beta X_1 \\ &= \mu_2 + \rho\frac{\sigma_2}{\sigma_1}(X_1 - \mu_1) \end{aligned} \tag{2.1}$$

其中 $\alpha=\mu_2-\beta\mu_1$ 和 $\beta=\rho\frac{\sigma_2}{\sigma_1}$。

讀者需要參考二元常態分佈的符號和簡介生物統計學教科書中的簡單線性迴歸表示式（Daniel, 2009）。

假設在治療組中沒有治療效果（即，$\mu_1=\mu_2=\mu$ 且 $\sigma_1=\sigma_2=\sigma$），則可以針對一個指定值 $X_1=x_1$ 重寫迴歸等式，如下：

$$E(X_2|x_1)=\mu+\rho(x_1-\mu) \quad (2.2)$$

從兩側同時減去 μ 並取絕對值，很明顯以下不等式成立：

$$|E(X_2|x_1)-\mu|=|\rho||x_1-\mu|\leq|x_1-\mu| \quad (2.3)$$

這種不等式告訴我們，即使沒有治療效果，如果初始值 $X_1=x_1$ 是極端情況（大於或小於總體平均值 μ），則追蹤值 X_2 將比 x_1，平均來講，更接近母體平均。迴歸模型也被稱為「天花板效應」或「地板效應」，是均值迴歸模型的現象，是一種偏差的形式，也就是說，沒有任何治療效果看似產生療效！

等式 2.2 也意味著

$$|E(X_2|x_1)-x_1|=|(\rho-1)(x_1-\mu)| \quad (2.4)$$

該表示式說明，對於一個指定情況 $X_1=x_1$，均值迴歸（等式 2.4 的左邊）的影響的幅度通常不為零；除非當 $\rho=1$（完全相關）時，或者特定情況 x_1 是一個完美的樣本，即它等於母體平均值 μ（作業 2.1）。

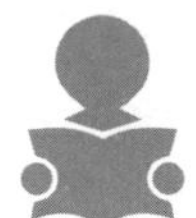

課堂練習：

假設一個安慰劑對照的降血壓臨床試驗。其中一項納入病患的標準是參與者的基線坐姿舒張壓（sitting diastolic blood pressure, SDBP）必須在 90 至 110 mmHg 之間。假設同一年齡段的正常人群的平均 SDBP 為 85 mmHg。如果基線和基線後 SDBP 之間的相關性為 0.5，那麼對於基線 SDBP 為 95 mmHg 的參與者，其預期均值回歸的幅度如何？

答案：使用等式2.4，$|E(X_2|X_1)-x_1|=|(\rho-1)(X_1-\mu)|=|(0.5-1)(95-85)|=5$（mmHg）。

2.5 隨機樣本與隨機分派的樣本

我們應該區分臨床試驗中出現的兩種隨機。我們也應該特別注意，對不是統計專業的一般人士來說，具有隨機的詞語可能意味情況是無秩序的、沒有目的，或者失去控制（Featherstone & Donovan, 1988）。因此，我們對隨機的觀念應該謹慎地與非專業人士進行溝通。

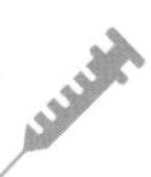

第 2.1 節「外部有效性」中所討論的，將參與臨床試驗的受試者視為概念上隨機的「樣本」，是將試驗結果推廣到醫療實踐中的目標人群的關鍵。這不是調查類型的抽樣，其樣本是來自一個固定的、有限的橫截人口。臨床試驗中的隨機樣本是概念性地從該研究中當前以及未來藥物使用者的群組中被抽出。

在一個對照臨床試驗中，將受試者隨機分派到治療組是到達「內部有效性」的研究方法之一。隨機抽樣和隨機分派是兩種不同類型的隨機。

2.5.1 什麼是隨機分派？

隨機分派是將受試者分派到治療組（或使用交叉設計的研究中治療順序）的過程，使得每一位受試者具有相等的非零機會被分派到研究中的任何給定的治療（或治療序列）。例如，我們可能會說，第一個受試者被隨機分派到治療 A。如果有兩種治療方法且每一位患者被分派到每種治療的機會是相同的，我們可以使用一個公平硬幣的投擲來隨機分派患者。在這種情況下，第二位受試者也可能被隨機分派到治療 A，但在許多受試者加入試驗的情況下，我們會看到這些病患被隨機分派到 A 和 B 的一個平衡。「臨床均衡（clinical equipoise）」（Freedman, 1987），意味著醫學界專家對於與對照組相比是否有利於測試治療存在真正的不確定性，為這相等隨機分派提供了道德基礎。

2.5.2 為何要隨機分派

首先，我們需要一些背景知識。一個研究的結果是在給予治療（前和）後被測量到的反應；在研究中我們預期它會被研究中不同的治療所影響。所謂「預後因子」就是受試者的一個可能對治療結果有影響的生理特徵（例如性別、年齡、疾病的階段或嚴重程度）。隨機分派避免了具有特定預後因子的受試者被不公平地分派給特定治療的可能性（導致「分派偏差」）。除此之外，更重要的是，所有用於分析數據的統計方法都是以假設隨機分派已經發生的數學理論為基礎。如果受試者沒有被隨機分派到治療，那麼這種分析將不那麼有效 (有正當性) 或無效。觀察性研究沒有隨機分派。在臨床均衡的情況下，即當治療醫師不知道哪種治療對患者而言是最佳時，臨床試驗中隨機分派治療是合乎道德的（Doll, 1998）。

2.5.3 隨機分派與盲瞞的邏輯

將患者隨機分派至治療組（或治療順序）以避免或減少分派偏差。通常伴隨隨機分派的一個相關但不同的方法是「盲瞞」。盲瞞是遮蔽治療分派的一種方式，包含多個層級。實施盲瞞的基本目的是當所有受試者被招募到研究中時，避免「選擇偏差」。在隨機分派和研究期間，我們遮蔽受試者、研究者，或兩者，以防止他們知道（隨機）

治療分派以避免「評估偏差」。單盲試驗是指只有受試者被遮蔽的試驗。一個雙盲試驗指的是受試者和研究者都被遮蔽的試驗。一些製藥公司也實施了所謂的三重盲瞞法，其中項目統計師在分析數據時也被遮蔽。相比之下，開放式試驗是那些患者和研究者都沒有被遮蔽的試驗。Schultz 等（1995）重新分析了來自 33 個統合分析的 250 個隨機試驗，發現在沒有適當隱藏治療分派的試驗中，治療效果大了 30% 到 40%。Kunz 與 Oxman（1998）也報告了沒有隨機分派或適當隱藏分派的試驗中存在偏差的經驗證據。

2.5.4 隨機分派過程

首先，由不參與患者招募、同意過程、管理治療，或受試者評估的試驗組員來建立一個隨機表。 這個組員通常是試驗的生物統計師。 隨機表是治療分派的順序列表，用於所有會參加研究的受試者。

隨機分派必須涉及不可預測性的因子。在建立隨機分派計劃之後，治療分派是被固定在計劃表上。實際上隨機的（不可預測的）是受試者到來接受治療的順序。因此，重要的是順序中下一次的治療被保持機密，以避免選擇偏差的可能性。這個認知應該傳達給醫學研究人員和患者。

通常，建立隨機表的人也負責保存隨機表（在多中心試驗的情況下放置於一個集中位置）。一旦一位受試者被核定有資格參加研究並且已經提供同意書，這個建立隨機表的人（或指定人）就會收到通知，然後他就會通知研究者或藥房該受試者的治療分派。另種情形是，密封的信封、注射液瓶，或藥瓶由研究者或藥房事先編號並保存，然後當每位符合條件且同意的患者開始被分派入組時，將其持續使用。例如，一個密封的順序編號信封有助於確保下一次隨機分派的機密性。

由製藥商贊助的許多試驗現在通常使用集中的、自動的、互動式的語音或網絡反應系統（interactive voice or web response system, IVRS / IWRS）而不是一位聯繫人。當緊急情況發生時，IVRS 或 IWRS 通常還為研究者提供 24 小時的編碼破解能力。在最近的一篇論文中，Goodale 與 McEntegart（2013）描述了各種偏差來源以及如何利用技術消除或降低偏差發生的風險。這篇論文還引用了各種參考文獻，包括實例和偏差的影響。例如。Zhao, Hill, 與 Palesch（2012）以 Captopril Prevention Project 試驗為例，描述了當技術不用於實施隨機分派時如何發生選擇偏差。

總結，如 Armitage（1982）的研究所示，隨機分派 (1) 有助於使治療組之間具有相似的預後因子分佈；(2) 允許使用機率論來定量地表達治療組之間的任何反應差異的程度可能是由偶然性造成；(3) 允許各種手段用於遮蔽治療的識別，包括可能使用安慰劑，這通常對於受試者、觀察者，或兩者對療效的無偏差評估是必要的。

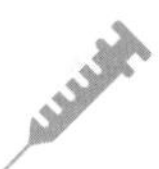

2.6 隨機分派方法

我們現在將注意力轉向幾種隨機分派方法與其優點，從簡單到比較複雜的方法，有關該主題的更多細節可以在 Rosenberger 與 Lachin（2002）中找到。對於任何隨機分派方法，我們不僅希望在每一個治療組中達到某一固定比例的受試者，而且要確保所有受試者族群的預後因子是相似的，例如年齡、疾病的階段或嚴重程度，以及許多其他因素。

2.6.1 完全隨機分派設計

對於具有均勻分配的兩種治療的隨機試驗，最簡單的方法是反覆拋擲一個公平的（平衡的）硬幣（對於兩組以上，擲骰子）。雖然合理，但這些手動方法相當過時的。現在通常使用計算機生成的隨機數。完全隨機分派設計，也稱為簡單（無限制）隨機分派，是指不涉及分區或分層的設計。這一種簡單設計的優點是每一個治療的分派都是完全不可預測的，因此由於研究人員導致的選擇偏差的可能性很小。對於大型的試驗，每個治療組的受試者數量不會有很大差異。然而，對於一個小規模的試驗或一個（早期）期間分析，治療組最終可能會有相當數量的不均等的受試者。例如，對於具有 20 名患者的試驗，一個治療中獲得 12 名或更多患者（60% 或更多）的機率約為 50%。對於具有 40 名患者的試驗，一個治療中獲得 24 名（60%）或更多患者的機率約為 27%。另外，有時已知的預後因子可能在小的組中不均勻地分佈，並且一個簡單的隨機分派可能不會使這些因子均勻地分佈。換句話說，如果沒有適當的分層，所有治療組中具有影響力的預後因子也可能不平衡。因此，區組隨機分派、分層隨機分派，或兩者結合，通常在臨床試驗中實施（作業 2.2）。

2.6.2 區組隨機分派

區組隨機分派用於在區組塊內執行簡單隨機分派，以避免對治療組的嚴重不平衡分派。假設我們有 J 個治療和 s 個重複。對於 s×J 大小的區組塊，我們為每 s×J 位患者產生一個不同的簡單隨機。我們應該保持區組塊大小的機密性，特別是不要寫入計劃書中。區組塊不應該太小（例如，s=1 不是一個好主意），也不應該太大（例如，s>5 將被認為是大的）。一個小的 s 使得隨機序列在某種程度上是可預測的。另一方面，大的 s 無法使用區組塊進行平衡分派。我們也可以在每個區組塊之間改變 s，然後建立「變化的區組塊大小隨機分派」設計。不同的區組塊大小隨機分派加上雙盲試驗的遮瞞，使得預測未來的分派變得困難，從而使得選擇偏差最小化，並實現治療組之間患者數量所要求的比率（作業 2.3）。

2.6.3 分層隨機分派

在臨床試驗中，我們喜歡受試者的一些基線特徵在治療組之間是相似的。例如，在許多情況下，性別、年齡、疾病嚴重程度和醫療結果有關，即它們是預後因子。如果我們認識到某個基線特徵已知會影響受試者的結果，但是治療組在該預後因子上並不相似，我們就有麻煩了。儘管存在可用於解決這個麻煩的統計分析方法，但我們會遭受到統計效率的損失，並且需要做出額外的努力來說服其他人分析後的結論的適當性。所以最好是在試驗設計時做好預後因子在治療組之間的相似性。在考慮選擇哪些因子做隨機分派時，分層也就形成了。分層隨機分派可以是在每個層內做完全（簡單）隨機分派，或「區組」隨機分派；後者被 Armitage（1982）稱為「區組排列」。但是，大多數人認為以可行的方式限制分層數是適當的。這方法還是與試驗中要入組的受試者總數密切相關。例如，對於一個癌症試驗，考慮年齡（<55 與 ≥55）、性別（男性與女性），癌症表現狀態（計分 1–2 與 3–4），自診斷時間（<6 個月與 ≥6 個月），將有 2×2×2×2=16 種分層組合，每一個分層需要單獨的隨機分派，需要患者的人數就會很多。當有許多預後因子需要納入考慮時，我們可能會考慮另一種將患者分配到所有治療組的方法：最小化分派方法（下節）。

另外：臨床試驗中的分層隨機類似於經典實驗設計中的所謂「隨機區組」設計，其多用於農業試驗。農業「區塊」類似於臨床分層，而不是那先前提到的為了平衡分派而設置的區塊。另外，農業區塊是固定的大小，而臨床試驗中的分層大小在試驗起初是未知的；因此，後者的平衡應該以逐次的方式進行。

2.7 最小化分派

當需要考慮許多預後因子時，通常需要平衡邊際分佈而不是聯合分佈。也就是說，當因子組合的數量太大而不可行時，我們希望單獨地而又同時地平衡每一個因子。最小化法就是朝著這個目標來努力。

最小化法首先由 Taves（1974）描述，然後再由 Pocock 與 Simon（1975）描述。該方法可以被視為適應性設計的一個特殊形式，是不與療效相依的。（與療效相依的適應性設計的一個例子將會在第 3 章的附錄 3.3 中給出。有關適應性設計的更多資訊將在後面具有逐次設計與方法的章節中討論。）患者在加入研究時被分派治療，而不是透過一個預設的隨機表。所有的治療組僅在具有潛在主要影響的預後因子取得平衡。沒有必要對於每個變數中的每個分層預先指定患者的數量。我們透過下面的簡單例子描述該方法。

假設我們在試驗中有兩個治療組，A 和 B。考慮具有 I、J，和 K 層次的三個預後因子（例如，I=J=K=2）。在試驗期間的任何時間，讓 n^{A}_{ijk} 代表隨機分派到治療 A 具

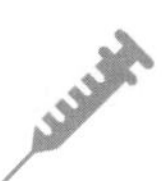

有預後因子 i、j，和 k 層次的受試者數目，n^B_{ijk} 代表受被隨機分派到治療 B 在完全相同層次的受試者數目，$n_{ijk}=n^A_{ijk}+n^B_{ijk}$。在簡單的分層下，我們有 $n^A_{ijk}\approx n^B_{ijk}$。

符號 n^A_{i++} 表示隨機分派至治療 A 具有第一預後因子第 i 層的人數，對第二和第三預後因子進行加總。對於 n^B_{i++} 也是如此。這些分別是治療組 A 和 B 中第一預後因子層次 i 的邊際總數。平衡治療組 A 和 B 中第一預後因子的邊際分佈是去確保 $n^A_{i++}\approx n^B_{i++}$，對於所有 i。

同樣，為了平衡第二個因子，我們需要確保 $n^A_{+j+}\approx n^B_{+j+}$，對於所有的 j。對於第三個因子，我們需要達到 $n^A_{++k}\approx n^B_{++k}$，對於所有 k。

對於每位加入試驗的患者，我們分別記錄他們的預後因子的層次，例如，i^*、j^*，和 k^*。然後計算

$$G=(n^A_{i^*++}-n^B_{i^*++})+(n^A_{+j^*+}-n^B_{+j^*+})+(n^A_{++k^*}-n^B_{++k^*}) \quad (2.5)$$

G 代表不平衡的總量。治療分配取決於 G 是負數、正數，還是零。如果 G 為負數，表明分配給 A 的不足，則將新患者分配給 A（機率為 π）。如果 G 為正數，意味著對 B 的分配不足，則將患者分配給 B（機率也為 π）。如果 G 為零，則治療分配是平衡的，患者被分派到 A 或 B（具有初始化機率 1/2）。注意，對於第一位患者，上述數量為零。取概率 π=2/3 或 3/4 可能是防止下一次治療分配的事先預測的合適選擇。通常，在實際應用時，當沒有這種擔憂時，π=1。然而，International Conference on Harmonisation（ICH）E9，Statistical Principles for Clinical Trials，建議應該將隨機因素納入確定性動態分派的程序中，如最小化分派的程序（Lewis, 1999）。

上述方法可以容易地應用在許多預後因子，以及每種預後因子具有不同數量的層次。另外，如果平衡對於某些預後因子比其他因子更重要，則可以將上述數量修改為一個加權總和。具有一個隨機元素的最小化法經常且有效地透過一個自動化 IVRS 或 IWRS 來實現。

我們現在舉例說明。假設有兩個治療組（實驗組和對照組）的試驗已經招募了 18 名參與者。表 2.1 總結了 18 名試驗參與者的三個特徵（性別，年齡範圍和疾病階段）希望在治療組之間取得平衡的。如果下一個（第 19 位）受試者是男性、年齡 46 歲，並且處於中度疾病階段，則可以通過計算不平衡量 G（2.5）來做出分配給實驗組或對照組的決定，如下表所示。在這個例子裡，G=−1，因此第 19 位參與者將被分配到實驗組。

正如我們從例子可以看到的，如果疾病階段的比重是年齡和性別的兩倍或更多預後因子，那麼分配可能會有所不同。該方法可以推廣到比兩個更多的治療組試驗。其他更複雜的最小化方法參見 Cook 與 DeMets（2007）。一個好的回顧和建議可以在

Scott 等（2002）找到。

注意，最小化分派是一種確定性方法，因為下一個接受治療的受試者，它的分派由之前所有已經加入試驗的受試者的分派來決定。在最小化分派之後，技術上正確的統計分析是複雜的，並且需要在沒有治療效果和預測分配策略的假設下模擬多個數據集（100,000）。然後，將觀察到的結果與模擬的可能結果的分佈進行比較，以得到 p 值。然而，在實際操作中，可以在模型中使用最小化因子用作共變量進行分析。有些模擬研究顯示，這兩種方法之間的檢定力和第一型誤差率相似（Forsythe & Stitt, 1977; Green 等 2001）。Senn（1995）甚至認為，最小化中使用的因子也必須包含在分析中，並且使用最小化分派但不包含共變量在模型中是不合理的。

具有更多限制的隨機分派的一些問題被提出（例如，Berger, 2006, 2011），像是區組隨機分派，和確定性方法，像是不具有一個隨機元素的最小化。這些分派方法會排除盲性遮蔽；當試驗沒有遮蔽時就可能透過一個熟練的人計算出後面的治療分派而引進選擇偏差。為了減輕這些問題，試驗應被恰當地設計和執行以遮蔽治療分派。最新技術進步，如同在 Goodale 與 McEntegart（2013）所被描述的，應該用來實現這一目標。在處理分派中設置機率 $\pi = 2/3$ 或 $4/5$（見等式 2.5 之後的內文）是在確定性動態分配過程中結合隨機元素的一種方法（作業 2.4）。

表 2.1

範例說明最小化方法

預後因素	試驗組	對照組
性別		
男	4	5
女	5	4
年齡範圍		
18–40	4	3
41–65	2	3
>65	3	3
疾病階段		
中度	5	4
嚴重	4	5

註解：如果第 19 位患者是男性、年齡 46 歲，並且處於中度疾病階段，則 $G=(4-5)+(2-3)+(5-4)=-1$。因此，第 19 位患者將被分配到實驗組。

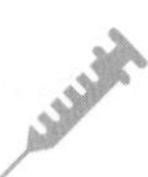

2.8 患者人口統計學和基線特徵表

臨床試驗論文在結果章節的第一個表格的標題通常是「患者人口統計學和基線特徵」，並且它的陳列通常包括治療組分開以及治療組合併。有時，該表還為這些基線變數（共變量）提供 p 值。在一項臨床的非隨機研究中，顯示組間比較的 p 值是有意義的，而且對於研究可能的「干擾因子」是非常必要。但是，如果試驗是隨機的（至少標題如此），那麼我們應該問這些 p 值是否有意義。這樣一張表格的目的是什麼？花點時間思考一下。

這種表格陳列可以用於多種目的。所有的欄位清楚地描述了試驗中所有的參加者，讓讀者知道在一般情況下試驗結果對醫療實踐的應用性（見第 2.1 節「外部有效性」）。然而，治療組的陳列可能更有趣，尤其是對每一個基線變數進行顯著檢定時。許多作者已經討論過這個主題（Altman, 1985; Senn, 1989; Begg, 1990）。一個學派認為，計算那裡的 p 值是沒有意義的，因為我們知道試驗是隨機的，並且所有的特徵是基線值（沒有治療效果），因此治療組之間存在無差異的虛無假設是正確的。因此，任何由一個小的 p 值所指出的統計顯著僅僅是第一型誤差率，所以這是無意義的並且應該避免。除此之外，如果我們檢驗許多基線變數，因為這種表格經常做，我們自然有機會發現一些「顯著」。例如，在冠狀動脈藥物項目（1973）的報告中，進行了 420 次在基線特徵的藥物與安慰劑比較。作者正確地指出，他們「期望發現大約 21 個差異在 0.05 水準上顯著」。他們實際觀察到 22，並結論出「……沒有證據顯示治療組在基線上無可比性」。這是正確的結論嗎？（答案是否定的，正如我們在下一段中解釋的。）

其他人可能會問這樣一個問題：如上所述，我們如何知道隨機分派過程實際上是否正確執行並且按所預期的作用？編輯、讀者，和 FDA 官方可能想透過這樣的一個表格陳列來檢查這一點。換句話說，顯著檢定對於治療被隨機分派的假設是有意義的，或者假定的隨機試驗是否實際上是一項隨機試驗。對於上面提到的冠狀動脈藥物項目，所有的顯著檢定僅表明隨機分派是公平的。順便提一下，還有更有力的方法來分析這些所有觀察到的 p 值對於檢定隨機分派的虛無假設；例如，Schweder 與 Spjotvoll（1982）專注在這個方面有著更多的細節。

然而，如果在這裡進行所有顯著檢定的目的是檢查隨機分派，那麼我們可以簡單地詢問患者無關的問題並檢定答案的分佈，例如「你最喜歡的顏色（或運動）是什麼？」－這對於研究的結果一點都不具有預後的重要性。顯然，該表的目的是檢查基線的可比性，而不僅僅是檢查隨機分派的公平性。然後，給一個 p 值告訴我們一個治療組的可比性？我們可以通過查看 p 值來判斷統計分析中要調整的因子嗎？兩個問題的答案顯然都是否定的。

治療組的基線可比性可以透過治療與共變量關聯來表示。醫學論文基線表格中的所有 p 值無法衡量治療與共變數關聯的強度；每一個 p 值只是檢定無關聯的假設。既然顯著檢定不適合用來評估隨機臨床試驗中的基線的可比性，那麼基線的可比性應該如何進行評估？ Altman（1985）建議「使用一個結合臨床知識和常識」作為最初的判斷。在此，過往的經驗扮演著一個關鍵腳色。統言之，可比性或缺乏可比性的實際含意是在考量分析中是否調整共變數。

在（真正的）隨機試驗中，我們可以選擇在沒有任何共變量的情況下分析治療效果，並且結論是適當的，無論觀察到的治療與共變量如何關聯。在這方面，醫學論文的基線表格中的 p 值是不需要。然而，觀察到的治療與共變量關聯的 p 值是非常具有意義的，例如，一個顯著的治療效果為偽陽性的機率。例如，假設在一個試驗中，治療效果處於顯著的邊界上，並且一些對結果具有相當預後性的共變量在治療組之間分佈不均勻。在此情況下，給定觀察到的治療與共變量分佈，在虛無假設下一個顯著治療效果的機率 (即偽陽性的機率) 將會遠高於名義顯著水準。當所有的治療相對於共變量特別平衡時，反之亦然（Begg, 1990）。

作為一種常見做法，我們通常會調整各組之間不平衡的預後因子。見第 5 章中的共變異分析（analysis of covariance, ANCOVA）模型，證明上述實踐的適當性。我們說明，調整的程度和變異數減低多少取決於兩個因子：共變量與結果變數的相關性，以及組間的不平衡程度。醫學論文基線表格中的 p 值與共變量的調整無關。

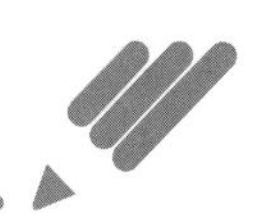

作業 2.1

寫下在等式（2.4）中的公式對於一個標記為 Y 的對照組。討論隨機中的治療分派和評估治療效果中的盲瞞，如何有助於抵消由於均值迴歸的影響而導致的偏差。

作業 2.2

使用 SAS 或 R 軟體為一個具有總樣本數 N=50 的試驗做出一組「完全隨機分派」表，兩個治療組，以及均勻分派設計。評論每組的實際樣本數。

提示：使用 R 軟體從均勻 (0,1) 分佈生成 50 個隨機數的列表。為患者 1 分配第一個隨機數、患者 2 分配第二個隨機數，以此類推。如果患者的隨機數小於 0.5，則將該患者分派到治療 A；否則患者分派到治療 B。SAS 有一個名為 PROC

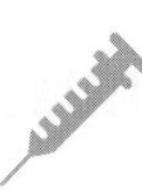

PLAN 的程序，也可以使用。

使用數學推導或重複運行你的計算機程序 10,000 次，以證明在這種例子下（N=50），該設計最終將為 18:32 或更極端的不均勻治療分派，其機率大於 5%。

作業 2.3

使用 SAS 或 R 軟體為一個具有總樣本數 N=180、三個治療組，和均勻分派設計的試驗生成一個「區組隨機分派」表。透過變換 s=1, 2, 3 來改變區塊大小。將會有多少區塊？評論每組的實際樣本數。

作業 2.4

假設一個臨床試驗將招募 32 名患者比較治療 A 和 B。在獲得這些患者的知情同意書後，他們將被分配到其中一種治療。假設年齡（18–25、26–39、40–60）和性別（M、F）被預期是研究結果的重要預後因子。使用最小化分派方法，使用 1/2 的初始化機率，和之後使用 $\pi=1$ 的機率來建立隨機分派表。在分派過程中使用以下均勻隨機數（而不是生成你自己的）：

0.26、0.69、0.11、0.51、0.22、0.56、0.23、0.98、0.11、0.43、0.53、0.98，0.29 和 0.23

注意：您不需要為此問題進行任何計算機編程。

以下是 32 名受試者的年齡和性別，按照他們參加研究的順序：

編號	年齡	性別
1	26	F
2	32	F
3	18	M
4	29	F
5	35	F
6	35	M
7	38	F
8	55	M
9	56	M
10	34	F
11	22	M
12	22	F
13	23	F
14	35	F
15	34	F

16	22	F
17	34	M
18	56	F
19	59	F
20	29	M
21	45	F
22	43	F
23	33	F
24	23	M
25	49	F
26	51	F
27	23	F
28	38	F
29	34	M
30	19	F
31	39	F
32	40	M

根據你建立的隨機分派表：

1. 在每一個年齡與性別子類別中，分別分派了多少位患者到治療 A 和 B ？
2. 每一個年齡組，分別分派了多少位患者到治療 A 和 B ？
3. 每一個性別組中有多少位病患？
4. 整體有多少位病患？

參考文獻

Adami S, Passeri M, Ortolani S, Broggini M, Carratelli L, Caruso I, and Gandolini G. (1995). Effects of oral alendronate and intranasal salmon calcitonin on bone mass and biochemical markers of bone turnover in postmenopausal women with osteoporosis. *Bone* 17: 383-390.

Altman DG. (1985). Comparability of randomized groups. *The Statistician* 34: 125-136.

Armitage P. (1982). The role of randomization in clinical trials. *Statistics in Medicine* 1: 345-352.

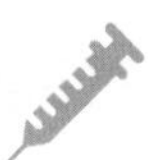

Bland JM and Altman DG. (1994). Regression towards the mean. *British Medical Journal* 308: 1499.

Begg CB. (1990). Significance tests of covariate imbalance in clinical trials. *Controlled Clinical Trials* 11: 223-225.

Berger VW. (2006). Misguided precedent is not a reason to use permuted blocks. *Headache* 46: 1210-1212.

Berger VW. (2011). Minimization: not all it's cracked up to be. *Clinical Trials* 8: 443.

Cook TD and DeMets DL. (2007). *Introduction to Statistical Methods for Clinical Trials.* New York: Chapman & Hall/CRC.

Cummings SR, Palermo L, Browner W, Marcus R, Wallace R, Pearson J, and Blackwell T. (2000). Monitoring osteoporosis therapy with bone mineral density: misleading changes and regression to the mean. *Journal of the American Medical Association* 283: 1318-1321.

Daniel WW. (2009). Biostatistics: *A Foundation for Analysis in the Health Sciences*. New York: Wiley.

Doll R. (1998). Controlled trials: the 1948 watershed. *British Medical Journal* 317: 1217-1220.

Downs JR, and Clearfield M. (1998). Primary prevention of acute coronary events with lovastatin in men and women with average cholesterol levels: results of AFCAPS/TexCAPS. Air Force/Texas Coronary Atherosclerosis Prevention Study. *Journal of the American Medical Association* 27: 1615-1622.

Evidence-Based Medicine Working Group. (1992). Evidence-based medicine – a new approach to teaching the practice of medicine. *Journal of the American Medical Association* 268: 2420-2425.

Featherstone K and Donovan JL. (1998). Random allocation of allocation at random? Patients' perspective of participation in randomized controlled trial. *British Medical Journal* 317: 1177-1180.

Friedman LM, Furberg CD, and DeMets DL. (1996). *Fundamentals of Clinical Trials.* New York: Springer.

Forsythe AB and Stitt FW. (1977). *Randomization or Minimization in the Treatment Assignment of Patient Trials Validity and Power of Tests. Technical Report No. 28.* Health Sciences Computing Facility, Los Angeles: UCLA.

Freedman, B (1987). Equipoise and the ethics of clinical research. *The New England Journal of Medicine*, 317: 141-145.

Goodale H and McEntegart D. (2013). The role of technology in avoiding bias in the design and execution of clinical trials. *Open Access Journal of Clinical Trials* 5: 13-21. http://dx.doi.org/10.2147/OAJCT.S40760.

Green H, McEntegart DJ, Byrom B, Ghani S, and Shepherd S. (2001). Minimization in crossover trials with non-prognostic strata: theory and practical application. *Journal of Clinical Pharmacy and Therapeutics* 26: 121-128.

Horton R. (2000). Common sense and figures: the rhetoric of validity in medicine (Bradford Hill Memorial Lecture 1999). *Statistics in Medicine* 19: 3149-3164.

Julian DG and Pocock SJ. (1997). Interpreting a trial report. *In Clinical Trials in Cardiology*. Pitt B, Julian D, and Pocock S (eds.). London: WB Saunders.

Kunz R and Oxman AD. (1998). The unpredictability paradox: review of empirical comparisons of randomised and non-randomised clinical trials. *British Medical Journal* 317: 1185-1190.

Lewis JA. (1999). Statistical principles for clinical trials (ICH E9): an introductory note on an international guideline. *Statistics in Medicine* 18: 1903-1942.

Pocock SJ and Simon R. (1975). Sequential treatment assignment with balancing for prognostic factors in the controlled clinical trial. *Biometrics* 31: 103-115.

Rosenberger W and Lachin JM. (2002). *Randomization in Clinical Trials: Theory and Practice*. New York: John Wiley and Sons.

Rothwell PM. (2005). External validity of randomized controlled trials: "To whom do the results of this trial apply?" *Lancet* 365: 82-93.

Schultz KF, Chalmers I, Hayes RJ, and Altman DG. (1995). Empirical evidence of bias. Dimensions of methodological quality associated with estimates of treatment effects in controlled trials. *Journal of the American Medical Association* 273: 408-412.

Schweder T and Spjotovll E. (1982). Plots of P-values to evaluate many tests simultaneously. *Biometrika* 69: 493-502.

Scott NW, McPerson CG, Ramsay CR, and Campbell MK. (2002). The method of minimization for allocation to clinical trials: a review. *Controlled Clinical Trials* 23: 662-674.

Senn SJ. (1989). Covariate imbalance and random allocation in clinical trials. *Statistics in Medicine* 8: 467-475.

Senn SJ. (1995). A personal view of some controversies in allocating treatment to patients in clinical trials. *Statistics in Medicine* 14: 2661-2674.

Simvastatin Scandinavian Survival Study Group. (1994). Randomized trial of cholesterol lowering in 4444 patients with coronary heart disease: the Scandinavian Simvastatin Survival Study (4S). *Lancet* 19: 344: 1383-1389.

Taves DR. (1974). Minimization: a review method of assigning patients to treatment and control groups. *Clinical Pharmacology and Therapeutics* 15: 443-453.

The Coronary Drug Project Research Group. (1973). The coronary drug project: design, methods and baseline results. *Circulation* 47 & 48 (Suppl. 1): I-1-I-50.

Zhao W, Hill MD, and Palesch Y. (2012). Minimal sufficient balance – a new strategy to balance baseline covariates and preserve randomness of treatment allocation. *Statistical Methods in Medical Research* January 26, 2012.

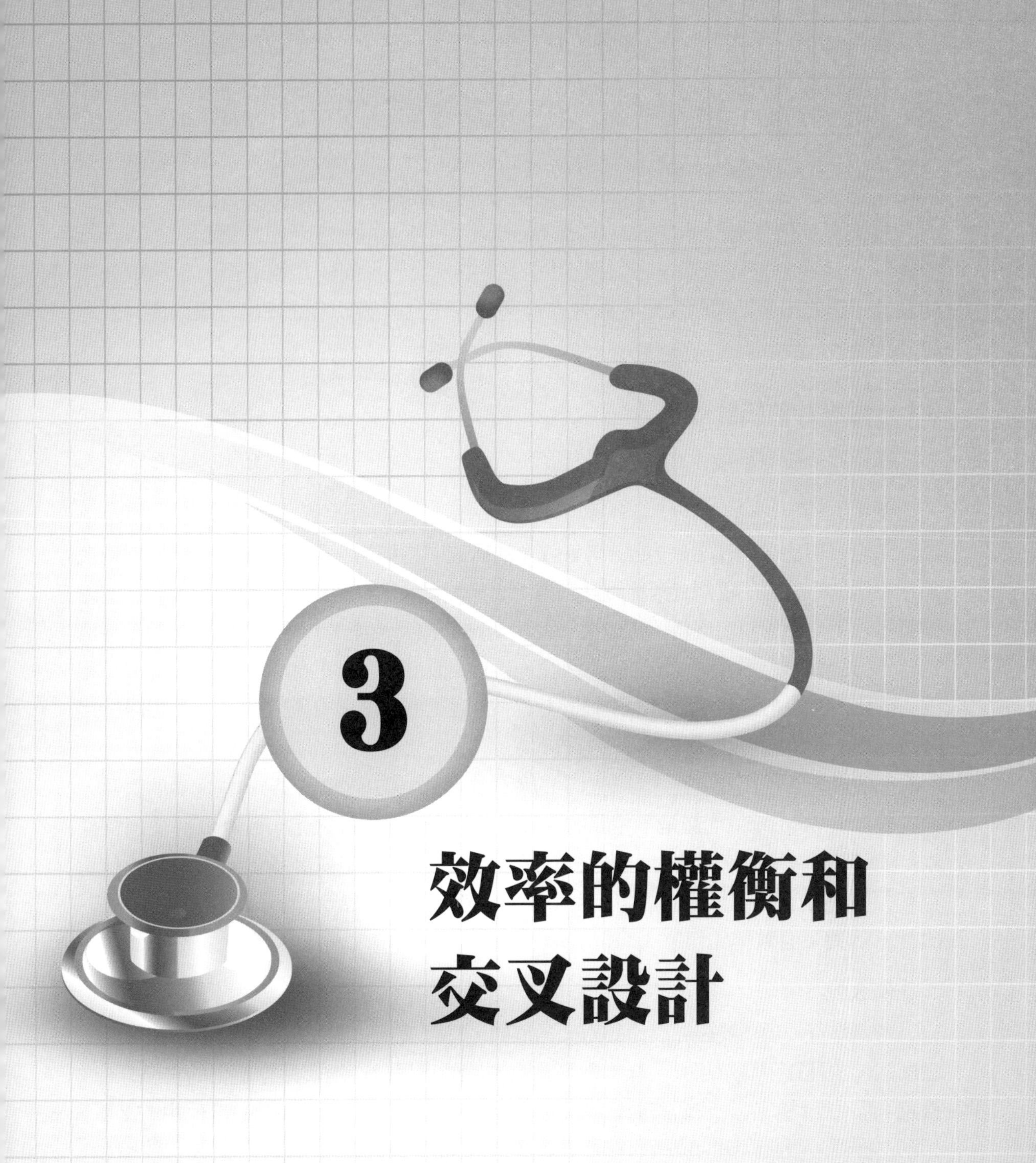

3 效率的權衡和交叉設計

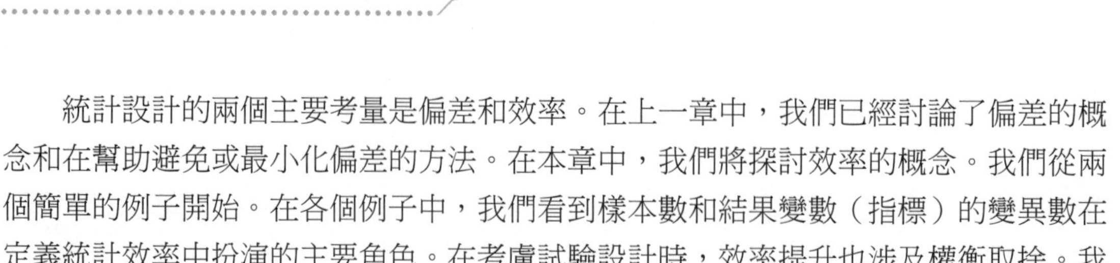

統計設計的兩個主要考量是偏差和效率。在上一章中，我們已經討論了偏差的概念和在幫助避免或最小化偏差的方法。在本章中，我們將探討效率的概念。我們從兩個簡單的例子開始。在各個例子中，我們看到樣本數和結果變數（指標）的變異數在定義統計效率中扮演的主要角色。在考慮試驗設計時，效率提升也涉及權衡取捨。我們使用交叉設計（crossover design）來說明效率的權衡取捨。交叉設計也是一個有用的方式來介紹變異數分析（analysis of variance, ANOVA）與格平均數模型（cell-means model）。除了減低變異數，在附錄 3.1 至 3.3 中，我們也簡要介紹了最大化治療效果的設計，例如透過期望的反應者數量進行衡量，作為一個效率的替代方案以便有效地設計試驗。

3.1 一個設計的統計效率

我們首先查看兩個概念性的例子：

例 3.1

考慮一項比較兩種治療方法，X 和 Y，的研究。指標為一個連續變數，所以平均值差是感興趣的參數。我們有兩種設計選擇：對於設計 A，我們招募 n 對同卵雙胞胎並隨機將每位手足分配到治療組。（如果一位手足被隨機到治療 X，另一位將自動接受治療 Y。）對於設計 B，我們將 2n 位無關個體，具有與設計 A 相同的加入資格，以 1：1（相等）的比例隨機配置到治療組。兩種設計都使用了相同的程序以避免偏差。哪種設計比較有效率？

由於設計 A 使用雙胞胎，該配對中的每位成員作為該配對中的另一位成員的對照，而在設計 B 中，2n 位個體是不相關的。設計 A 將使用成對 t 檢定，設計 B 將使用雙樣本 t 檢定來比較平均值。成對 t 檢定統計量大於雙樣本 t 檢定統計量，儘管兩個統計量具有相同的分子（樣本平均值差），但成對 t 檢定具有一個較小的分母（標準誤差）。設計 A 因此更有效率（作業 3.1）。

例 3.2

考慮進行一項隨機研究以比較兩個治療組，同樣使用一個連續結果變數。讓總樣本數固定，並且為了簡單起見，樣本數足夠大到我們可以放心地使用標準化的常態分佈 z 檢定（而不是 t 檢定）。我們有兩種設計選擇。設計 A 使用 1：1 配置，設計 B 使用 1：2（不相同）配置。假設兩個治療組的結果變數具有相同的變異數。哪種設計比較有效率？

設計 A 比較有效率，因為採用均衡設計的統計檢定具有較小的標準誤差。證明見附錄 3.1。

討論：有時我們希望在接受研究藥物的組中放置比在對照組（例如安慰劑）中更

多的患者以獲得關於新化合物的更多知識。在這種情況下，我們可能會使用一個效率較低的不相同配置。還要注意，當治療組的變異數不同時，不相同配置的設計是比較有效率。在這種情況下，具有較大變異數的治療組需要更多患者。詳細說明請參見附錄 3.2。

通過觀察到的 $\hat{\delta}$ 估計治療效果，並將其標準誤差（standard error, se）表示為 $se(\hat{\delta})$。從上面包含 t 檢定和 z 檢定的例子，以及一般來說，一個 Wald 檢定或一個計分檢定的形式是

$$T = \frac{\hat{\delta}}{se(\hat{\delta})}$$

我們看到 T 隨著 $se(\hat{\delta})$ 的減小而增加，意味著一個更顯著的結果。這也意味著更高的檢定力。上述通常涉及樣本大小 n 和母體標準差（standard deviation, SD）的估計。針對一個目標統計檢定力，一個更有效率的設計意味著需要更少的患者。或者，採用一個固定的樣本數、一個更有效的設計可為研究提供更大的檢定力。在第 4 章中，我們將討論樣本數和檢定力的主題。在我們進行之前，我們來看交叉設計。這種設計對於 (1) 另一種隨機分派－隨機分派治療的序列、(2) ANOVA 與格平均數模型的一般常用概念，以及 (3) 在一個試驗設計中考慮的一些權衡取捨來獲得效率，提供良好的說明。

3.2 交叉設計

交叉設計通常用於一期生體可用率（bioavailability, BA）和生體相等性（bioequivalence, BE）藥理學試驗，來研究新化合物在人體內的藥物動力學－吸收、代謝、分布，和排洩。感興趣的 PK 變數包括在一定時間段內（通常為 24 或 48 小時）測量血液或尿液中的峰值濃度、達到峰值濃度的時間、半衰期，和暴露（藥物曲線下面積）。交叉設計的一個特徵是每位患者接受測試化合物以及對照藥。以這種方式，每位患者作為他或她自己的對照。交叉設計的種類很多；為了強調效率的權衡取捨，我們研究最簡單的 2×2 交叉設計（表 3.1）。

例如，如果 $n_1=n_2=n=10$，那麼總共有 20 位受試者在試驗裡，其中所有 20 位受試者接受 A 也接受 B。（相反，對於一個平行組設計，每一個治療組有 20 位受試者，總共將會有 40 位受試者。）所有受試者被隨機分到兩個序列（AB 或 BA）。主要優點是效率的提高（即，受試者數量的減少）。正如我們在第 3.1 節中，當我們比較成對 t 檢定與獨立 t 檢定時所看到的，這是由於配對。這裡的一個權衡取捨是研究持續時間的增加－兩個時期，加上一個介於兩個時期之間的「沖洗期（washout period）」。另外，交叉設計的一個主要考量是，如果沖洗期不夠長，基於所研究化

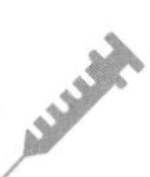

合物的半衰期，可能會有一個「殘留療效（residual effect）」從第一時期的治療增加到第二時期的直接治療效果。（對於一個 3×3 交叉設計，所關注的將會有第一階和第二階殘留療效。）此外，如果存在殘留治療效果，它的大小對於兩個治療序列可能不相等。即使沒有殘留療效，實驗者也應檢查是否可能有干擾「時期效應（period effect）」（例如，短暫的或週期的影響，如果時期發生在不同的季節）。統計上，我們可以檢定時期效應是否（統計上）顯著。但我們應該注意，這個檢定可能沒有適當的檢定力來檢定這個問題。統計不顯著並不能證明效應的不存在。

注意，在文獻中，殘留療效和「延續療效（carryover effect）」可互換使用，並且治療序列和組別在本文中也可互換使用。

在沖洗期之後，並且在接受第二時期之前，受試者的條件應該返回到在第一時期時相同的基線值。這是交叉設計適合使用健康志願者進行 BA/BE 研究的主要原因，在一段時間後可以恢復到基線值狀態。然而，這可能受到藥物動力學（藥劑持續多長時間）和藥效學（藥劑的生物學效應持續多長時間）的極大影響。例如，細胞毒性劑可以快速清除，而生物效應可能持續數週。很明顯，交叉設計從未用於存活研究。引發免疫反應的藥物也不適合交叉設計。關於這個主題的更多討論，包括交叉設計的缺點和局限性，可以在 Louis 等（1984）的文章中找到。

表 3.1

2×2 交叉設計

序列	病患	時期 1	沖洗期	時期 2
1	1	A		B
1	2	A		B
1	n_1	A		B
2	1	B		A
2	2	B		A
2	n_2	B		A

注意：通常 $n_1=n_2$（平衡配置通常是最有效率）

3.3 2×2 交叉設計的分析

首先，考慮一個一般交叉設計的模型。令 y_{ijk} 為治療序列／組 i 和時期 j 中受試者 k 的連續結果。一般交叉設計的線性模型如下所示

$$y_{ijk} = E(y_{ijk}) + e_{ijk}$$

其中

$$E(y_{ijk}) = \mu + \pi_j + \tau_{d[i,j]} + \lambda_{d[i,j-1]} \quad (3.1)$$

e_{ijk} 是具有常態分佈 $N(0, \sigma^2)$ 的隨機誤差、μ 是總均值、π_j 是第 j 個時期效應、$\tau_{d[i,j]}$ 是來自序列 i 和時期 j 的（直接）治療效果，和 $\lambda_{d[i,j-1]}$ 是同一受試者前一時期的殘留療效。注意，如果沒有殘餘效應（$\lambda_{d[i,j-1]}=0$）並且沒有時期效應（$\pi_j=0$），則上述模型簡化為一個具有成對數據設計的單因子 ANOVA。

對於一個 2×2 交叉設計，i=j=2。分析可以方便地透過一系列 t 檢定（或當分佈偏斜時使用秩檢定），並將上述表達擴展到下面的格平均數模型。也就是說，在每個（組、時期）格中，我們記下觀察的母體平均值，如下所示：

序列	時期 1	時期 2	
1 (AB)	$\mu+\pi_1+\tau_1$	$\mu+\pi_2+\tau_2+\lambda_1$	（3.2）
2 (BA)	$\mu+\pi_1+\tau_2$	$\mu+\pi_2+\tau_1+\lambda_2$	

第一步是檢定殘留（延續）療效的相等：$\lambda_1=\lambda_2$。（注意，這是一個比無殘留療效更弱的條件，$\lambda_1=\lambda_2=0$。）該檢定可以如下進行。我們將兩個治療序列中每位受試者的兩個時期的測量值相加：

$$t_{1k}=y_{11k}+y_{12k}$$
$$t_{2k}=y_{21k}+y_{22k} \quad (3.3)$$

注意

$$E(t_{1k})=2\mu+\pi_1+\pi_2+\tau_1+\tau_2+\lambda_1$$
$$E(t_{2k})=2\mu+\pi_1+\pi_2+\tau_1+\tau_2+\lambda_2$$

因此，$E(t_{1k}-t_{2k})=\lambda_1-\lambda_2$。我們可以透過一個獨立 t 檢定比較 t_{1k} 與 t_{2k}，並獲得具有 n_1+n_2-2 自由度（degrees of freedom, *df*）的 T_λ。Grizzle（1965）建議在雙邊 $\alpha=0.10$ 水準進行這個初步檢定。

第二步是檢定治療效果的相等：$\tau_1=\tau_2$，假設相等的殘留療效 $\lambda_1=\lambda_2$（由前一步驟檢定）。

我們減去兩個治療序列中每位受試者的兩個時期之間的測量值：

$$d_{1k}=y_{11k}-y_{12k}$$
$$d_{2k}=y_{21k}-y_{22k} \quad (3.4)$$

我們發現

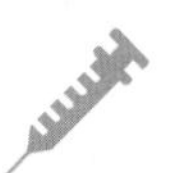

$$E(d_{1k})=\pi_1-\pi_2+\tau_1-\tau_2-\lambda_1$$

$$E(d_{2k})=\pi_1-\pi_2-\tau_1+\tau_2-\lambda_2$$

因此，$E(d_{1k}-d_{2k})=2(\tau_1-\tau_2)$，因為 $\lambda_1=\lambda_2$。我們可以透過一個獨立 t 檢定比較差值 d_{1k} 與 d_{2k}，並獲得具有 $df=n_1+n_2-2$ 的 T_τ。如果殘留療效不相等，則 $E(d_{1k}-d_{2k})=2(\tau_1-\tau_2)-(\lambda_1-\lambda_2)=(2\tau_1+\lambda_2)-(2\tau_2+\lambda_1)$。在這種情況下，殘留療效與直接治療效果相混淆；因此，我們不能將 τ_1 和 λ_2，τ_2 和 λ_1 分開。

假設沒有殘留療效 $\lambda_1=\lambda_2=0$，我們可以進一步檢定時期效應的相等 $\pi_1=\pi_2$。為此，我們只需稍微更改（3.4）中的第二個等式，如下：

$$\begin{aligned} c_{1k}&=d_{1k}=y_{11k}-y_{12k} \\ c_{2k}&=-d_{2k}=y_{22k}-y_{21k} \end{aligned} \qquad (3.5)$$

我們發現 $E(c_{1k}-c_{2k})=2(\pi_1-\pi_2)$。因此，我們可以通過獨立 t 檢定比較差異 c_{1k} 和 c_{2k}，並獲得具有 $df=n_1+n_2-2$ 的 T_π。（如果存在殘留效應，那麼它們會與時期效應混淆。）

表 3.2

急性支氣管哮喘的 2×2 交叉試驗

序列 1 （AB）					序列 2 （BA）				
受試者	時期 1	時期 2	加總	差異	受試者	時期 1	時期 2	加總	差異
1	1.28	1.33	2.61	-0.05	9	3.06	1.38	4.44	1.68
2	1.6	2.21	3.81	-0.61	10	2.68	2.1	4.78	0.58
3	2.46	2.43	4.89	0.03	11	2.6	2.32	4.92	0.28
4	1.41	1.81	3.22	-0.4	12	1.48	1.3	2.78	0.18
5	1.4	0.85	2.25	0.55	13	2.08	2.34	4.42	-0.26
6	1.12	1.2	3.32	-0.08	14	2.72	2.48	5.2	0.24
7	0.9	0.9	1.8	0	15	1.94	1.11	3.05	0.83
8	2.41	2.79	5.2	-0.38	16	3.35	3.23	6.58	0.12
					17	1.16	1.25	2.41	-0.09

來源：Jones, B., and Kenward, M. G., *Design and Analysis of Cross-Over Trials,* Chapman and Hall, New York, 1989.

注意：結果變量是在一秒內的用力呼氣量（升）（或 FEV_1）。

例 3.3

在本例中，我們分析數據表 3.2。對於該資料集，具有 $n_1+n_2-2=15$ *df* 的

T_λ=−1.623（p 值 > 0.01）。因此，我們繼續透過具有 15 *df* 的 T_τ=−2.162（p <0.05）檢定相等的直接治療效果。除此之外，假設沒有殘留效應 $\lambda_1=\lambda_2=0$，我們透過具有 15 *df* 的 T_π=1.172（p> 0.20）檢定時期效應的相等 $\pi_1=\pi_2$（課堂演練）。

附錄 3.1：1 比 1 分派的效率

假設相同變異數

將兩個獨立治療組的主要指標的平均值進行比較，其中兩個治療組具有相同的變異數。證明一個平衡設計比不平衡設計更有效。特別是，證明 1：1 分派比 1：2 分派較有效率。

證明：

令 $x_1, x_2, \ldots, x_{n_1}$ 為來自治療組 X 的 n_1 個樣本，和令 $y_1, y_2, \ldots, y_{n_2}$ 為來自治療組 Y 的 n_2 個樣本。$N=n_1+n_2$。假設 X 和 Y 是獨立的，分別服從具有平均值 μ_x 和 μ_y 以及相同變異數 σ^2 的常態分佈。為了檢定 $\mu_x=\mu_y$ 的假設，z 檢定統計量為

$$Z=\frac{\bar{X}-\bar{Y}}{\sqrt{\frac{\sigma^2}{n_1}+\frac{\sigma^2}{n_2}}}=\sqrt{\frac{n_1 n_2}{n_1+n_2}}\frac{\bar{X}-\bar{Y}}{\sigma} \tag{3A.1}$$

若 $n_1=n_2=N/2$，則 $\sqrt{\frac{n_1 n_2}{n_1+n_2}}=\sqrt{\frac{N}{4}}$。

若 $n_1=N/3$、$n_2=2N/3$，則 $\sqrt{\frac{n_1 n_2}{n_1+n_2}}=\sqrt{\frac{2N}{9}}$。

因為 1/4>2/9，所以 1:1 分派導致一個較大的 Z 統計量。

總而言之，令 $n_1=g\times N$，然後 $\frac{n_1 n_2}{n_1+n_2}=\frac{g(1-g)N^2}{N}=g(1-g)$。

找出最大的 g(1−g)N 透過求解 $\frac{dg(1-g)}{dg}=0$，得到 g= 1/2。

因此，當 g= 1/2 時最大化 Z，因為第二導數 =−2<0。

附錄 3.2：不同變異數之下最佳分派

使用上述設定，令 σ_X^2 和 σ_Y^2 分別為治療組 X 和 Y 的變異數。假設 $\sigma_X^2\neq\sigma_Y^2$ 是已知的。對於假設 $\mu_x=\mu_y$ 的 z 檢定統計量是

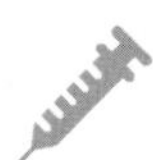

$$Z = \frac{\overline{X} - \overline{Y}}{\sqrt{\frac{\sigma_X^2}{n_1} + \frac{\sigma_Y^2}{n_2}}} \quad (3A.2)$$

為了獲得最大檢定力，我們將通過選擇適當的 n_1 和 n_2 在 $n_1+n_2=N$ 的條件下最小化 $\frac{\sigma_X^2}{n_1} + \frac{\sigma_Y^2}{n_2}$，N 是一個預先固定的常數。證明對治療組 X 的最佳分派是 $n_1=g\times N$，其中 $g=\frac{\sigma_X}{\sigma_X+\sigma_Y}$。等式 3A.1 是一個特殊情況，其中 $\sigma_X=\sigma_Y$。

證明是作業（作業 3.3）。

附錄 3.3：最佳化反應者數量

上述關於最佳效率的討論，旨在透過將樣本數 n_1 和 n_2 最佳化地分派給兩個治療組，來最大化檢定兩個治療組在主要指標上具有相同平均值假設的檢定力。基於 $n_1+n_2=N$，一個預先固定的總 N 位受試者，它歸結為最小化等式 3A.2 中 Z 統計量的分母。還有另一種策略，側重於最大化的不是檢定力，而是試驗的「反應者」的期望數量，基於等式 3A.2 中的一個事先固定的 N 和 Z 的固定分母。 這種策略的基本原理是基於最佳化道德而不是最佳化效率。以下是來自 Biswas 與 Mandal（2004）的一個例子。

假設一個較大的數值對所有患者是期待的，並且存在一個臨界值常數 c，使得一位受試者被認為是一位反應者如果他／她的指標值大於等於 c。組 X 中的無反應機率是 $P(X<c)=\Phi\left(\frac{c-\mu_X}{\sigma_X}\right)$，其中 $\Phi(\cdot)$ 是標準常態分佈的累積密度函數。對於組 Y 也是如此。然後，我們透過選擇 n_1 和 n_2 來最小化無反應者的總期望數量

$$\min\left\{n_1\Phi\left(\frac{c-\mu_X}{\sigma_X}\right) + n_2\Phi\left(\frac{c-\mu_Y}{\sigma_Y}\right)\right\} \quad (3A.3)$$

在 $n_1+n_2=N$ 以及 $\frac{\sigma_X^2}{n_1} + \frac{\sigma_Y^2}{n_2}=K$ 的條件下。N 和 K 都是事先固定的常數。對 $\frac{\sigma_X^2}{n_1} + \frac{\sigma_Y^2}{n_2}$ 的限制將為「具有相同平均值」的檢定保留一個指定的檢定力水準。具有限制條件的等式 3A.3 的一個解可以得到 g，也就是受試者對於治療組 X 的最佳分配比例，如下

$$g = \frac{\sigma_X\sqrt{\Phi\left(\frac{c-\mu_Y}{\sigma_Y}\right)}}{\sigma_X\sqrt{\Phi\left(\frac{c-\mu_Y}{\sigma_Y}\right)} + \sigma_Y\sqrt{\Phi\left(\frac{c-\mu_X}{\sigma_X}\right)}} \quad (3A.4)$$

證明：

在實際應用中，透過假設一些初始值來執行設計，然後使用第一群病患可用的數據來估計參數，並最終將它們代入到等式 3A.4 中以找到下一群的病患對於治療 X 的最佳分派比例。將此程序與對於下一位受試者的逐次分派的最小化方法產生關聯，逐次分派的最小化是基於平衡先前所有已經加入試驗的受試者的基線共變量分佈（參見第 2 章），該程序是針對連續指標的一個反應適應設計。其他此類設計包括 Zelen（1969）的「勝者規則」。

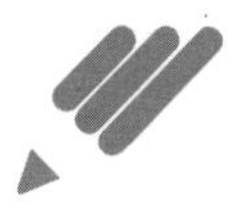

作業 3.1

回顧獨立 t 檢定和成對 t 檢定統計量，並證明例 3.1 的解答陳述。

作業 3.2

表 3.3（體重減輕數據）顯示結果數據以及等式 3.3 和 3.4 的計算結果，結果數據來自具有測試藥物 mCPP 與安慰劑、使用 2×2 交叉設計的體重減輕（kg）臨床試驗。

1. 首先，我們假設沒有交叉，沒有時期效應。因為這是一個小數據集，我們更傾向於執行基本的非參數符號檢定對於相等的治療效果。讀者應該從入門級統計教科書（Daniel, 2009；也可以參考第 2 章）中回顧符號檢定並將其應用於此數據。
2. 其次，使用格平均數模型來檢定延續療效是否相等、治療效果是否相等，以及時期效應是否相等（使用必要的假設）透過 (1) 獨立 t 檢定，(2) Wilcoxon rank sum 檢定（由於樣本量較小）。

表 3.3

體重減輕數據（kg）

序列 1（DP）					序列 2（PD）				
受試者 (k)	時期 1 (y_{11k})	時期 2 (y_{12k})	加總 (t_{1k})	差異 (d_{1k})	受試者 (k)	時期 1 (y_{21k})	時期 2 (y_{22k})	加總 (t_{2k})	差異 (d_{2k})
1	1.1	0.0	1.1	1.1	6	-0.2	0.1	-0.1	-0.3
2	1.3	-0.3	1.0	1.6	7	0.6	0.5	1.1	0.1
3	1.0	0.6	1.6	0.4	8	0.9	1.6	2.5	-0.7
4	1.7	0.3	2.0	1.4	9	-2.0	-0.5	-2.5	-1.5
5	1.4	-0.7	0.7	2.1					

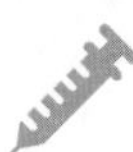

作業 3.3

證明附錄 3.2 的斷言。

作業 3.4

證明附錄 3.3 的斷言。

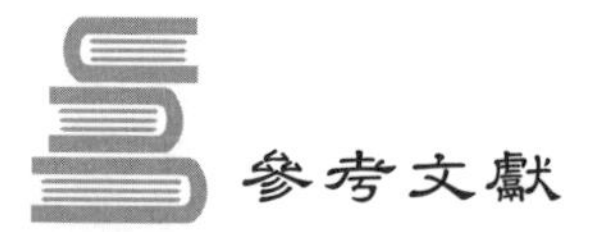

Biswas A and Mandal S. (2004). Optimal adaptive design in Phase III clinical trials for continuous responses with covariates. In *m0Da 7-Advances in Model-Oriented Design and Analysis*, Di Bucchianico A, Lauter H, and Wynn HP (Eds.), Heidelberg, Germany: Physica-Verlag; 51-58.

Daniel WW. (2009). *Biostatistics: A Foundation for Analysis in the Health Sciences*. New York: Wiley.

Grizzle JE. (1965). The two-period change-over design and its use in clinical trials. *Biometrics* 21: 467-480.

Jones B and Kenward MG. (1989). *Design and Analysis of Cross-Over Trials*. New York: Chapman and Hall.

Louis TA, Lavori PW, Bailar JC, and Polansky M. (1984). Crossover and self-controlled designs in clinical research. *New England Journal of Medicine* 310: 24-31.

Zelen M. (1969). Play the winner rule and the controlled clinical trial. *Journal of the American Statistical Association* 64: 131-146.

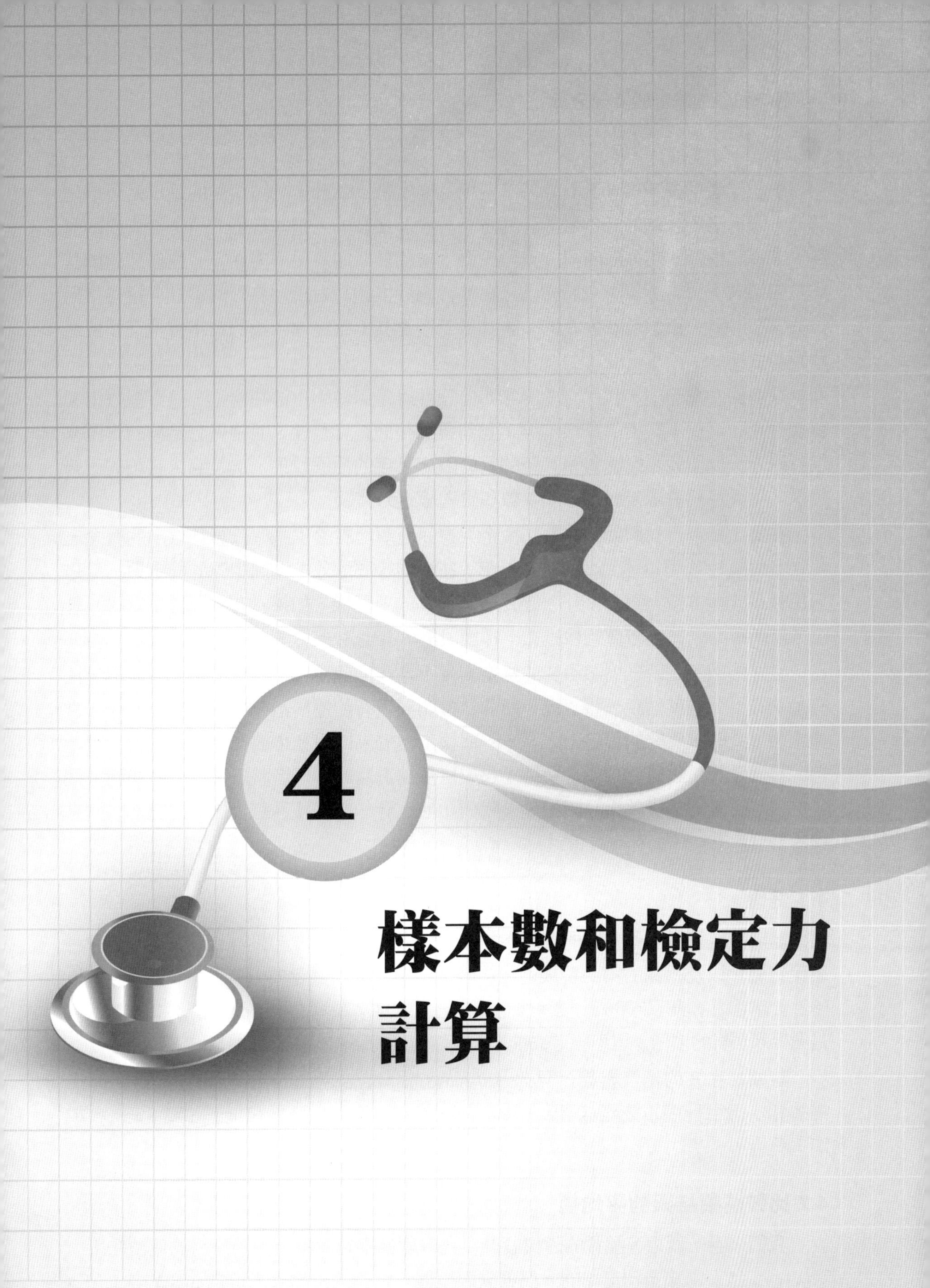

4 樣本數和檢定力計算

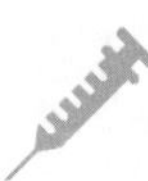

一些作者選擇將樣本數計算的主題稱為樣本數「估計」。這個詞的選擇是可以理解的，因為臨床試驗的樣本數的計算是基於設計參數的，這些參數的值是從先前的資料、某種其他形式的外部資訊，或假設而「被估計」的。另一方面，一些作者對於樣本數更傾向使用「計算」一詞來區分在進行統計推論時對模型參數的估計；這些估計值通常在計算中被假設為固定的，並且很少考慮其不確定性。我們在本書中交替使用計算和估計。

在前面的章節中，我們討論應該如何設計以達到最小化潛在偏差，並平衡效率和普遍性（同質樣本對上異質樣本）。我們還應該檢查可行性，並確保有足夠的資源來進行研究，以便發現影響醫學實踐的具有臨床意義的治療效果，這是臨床試驗的最終目標。可行性和資源方面也與樣本數和研究檢定力有關。

在第 3 章中，我們就樣本數和檢定力方面簡要地討論了一個試驗其效率的概念。如果一個設計 A 可以達到與另一設計 B，在檢測等同療效上達到相同的檢定力，但是只用較小的樣本數，那麼設計 A 是比較有效率的。同樣，如果具有相同樣本數的設計 A 可以達到比設計 B 較高的檢定力，那麼設計 A 是比較有效率的。

當樣本數不足時，則該研究的檢定力就不足。一個檢定力不足的研究將作出無法結論的結果，也就是說，該研究可能無法檢測到現有的重要治療效果。另一方面，當樣本數太大時，研究的檢定力太高。一個檢定力過高的研究會浪費資源並影響其可行性。也就是說，該研究可能是負擔不起或無法被資助的，或者該研究可能檢測到一個小的、無意義的治療效果。問題是：我們如何設計一個試驗具有「恰到好處」的適當樣本數？

4.1 基礎

讀者應該知道一些基本的假設檢定，包括虛無假設（H_0）與對立假設（H_A）的意思與符號，以及相關的第一型誤差（偽陽性）率（通常表示為 α）和第二型誤差（偽陰性）率（通常表示為 β）。雙邊檢定設定於 α 水準，或單邊檢定設定於 $\alpha/2$ 水準通常是業界和法規的慣例，但不一定被較具探索性的學術研究採用。

有關 α 和 β 的相互影響，見 https://shiny.rit.albany.edu/stat/betaprob/。它提供了圖形描述和小應用程序。按照常規，α 被設定為 1% 或 5%，以及 β 可能是 10%、15%，或 20%。

4.2 比較連續結果的平均值

我們來看一個相等配置的隨機設計，比較兩個平行（獨立）治療組的連續結果。令 $Y_{11}, \dots, Y_{n1}$ 為來自治療 1 的 n 個獨立觀察值，它們的母體平均值為 μ_1；$Y_{12}, \dots, Y_{n2}$

是來自治療 2 的其他 n 個獨立觀察值，它們的母體平均值為 μ_2。總樣本數為 N=2n。對於每位患者的實驗室測量或臨床測量，Y 也可以是相對於基線值的變化或百分比變化。我們想要檢定「平均值相等」的虛無假設，如下所示

$$H_0: \Delta=\mu_1-\mu_2=0 \quad (4.1)$$

樣本平均值的差異 $\hat{\Delta}=\bar{Y}_{.1}-\bar{Y}_{.2}$ 是對療效的估計。我們將「大樣本理論」應用於樣本平均值，因此不需要假設母體分佈為常態，但兩組的分佈具有相同的變異數（$=\sigma^2$）是一個方便的假設。回想，這個相同的變異數導致最佳的平衡配置 $n_1=n_2=n$（見第 3 章）。設 s^2 是從兩個組合併的樣本變異數的估計量。$\hat{\Delta}=\bar{Y}_{.1}-\bar{Y}_{.2}$ 的平方標準誤差（se）則等於 $2s^2/n$，並且 Wald 檢定統計量為

$$T=\frac{\hat{\Delta}}{se(\hat{\Delta})} \quad (4.2)$$

T 服從具有 $2(n-1)$ 自由度的 t 分佈。在一個較大的樣本數，t 分佈逼近常態分佈。在設計一個研究時，我們對 σ^2 假設為一個已知的值。然後 T=Z（用 σ^2 代替 T 中的 s^2），在虛無假設下，它的分佈是標準常態，N(0, 1)。如附錄 3.3（第 3 章）所看到的，它的「累積分佈函數（cumulative distribution fcuntion, cdf）」由 $\Phi(z)=Pr\{Z<z\}$ 表示。Φ 的上 $100\times\alpha\%$ 分位由 $z_\alpha=\Phi^{-1}(1-\alpha)=-\Phi^{-1}(\alpha)=-z_{1-\alpha}$ 來表示。表 4.1 給出了 z_α 的數個例子，它們可用於臨床試驗中統計的一般實踐。

表 4.1

常用的標準常態分佈分位數

$z_{0.01}$	=	2.326	=	$-z_{0.99}$
$z_{0.025}$	=	1.96	=	$-z_{0.975}$
$z_{0.05}$	=	1.645	=	$-z_{0.95}$
$z_{0.10}$	=	1.28	=	$-z_{0.90}$
$z_{0.15}$	=	1.04	=	$-z_{0.85}$
$z_{0.20}$	=	0.84	=	$-z_{0.80}$

在對立假設下，T 服從具有母體平均值 $\Delta\sqrt{\frac{n}{2\sigma^2}}$ 和變異數 1 的常態分佈。透過一個 $\alpha/2$ 水準的單邊檢定可以更方便地推導出所需的樣本數，如下：

檢定的第一型誤差率表示式是 $\alpha/2=Pr(Z>c|H_0)$，這意味著臨界值 $c=z_{\alpha/2}=-z_{1-\alpha/2}$。根據定義，要求的檢定力是

$$1-\beta=Pr(T>c|H_A)=Pr(T>z_{\alpha/2}|H_A)$$

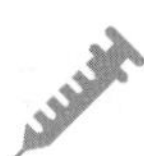

$$= \Pr\left(T - \Delta\sqrt{\frac{n}{2\sigma^2}} > z_{\alpha/2} - \Delta\sqrt{\frac{n}{2\sigma^2}} \,|H_A\right)$$

$$= \Pr\left(Z > z_{\alpha/2} - \Delta\sqrt{\frac{n}{2\sigma^2}}\right)$$

$$= 1 - \Phi\left(z_{\alpha/2} - \Delta\sqrt{\frac{n}{2\sigma^2}}\right)$$

這導致

$$z_{\alpha/2} - \Delta\sqrt{\frac{n}{2\sigma^2}} = \Phi^{-1}(\beta) = -z_\beta \qquad (4.3)$$

因此，我們獲得

$$n = \frac{2\sigma^2\left(z_{\alpha/2} + z_\beta\right)^2}{\Delta^2} \qquad (4.4)$$

也就是說，透過一個第一型誤差率為 $\alpha/2$ 的單邊檢定，我們要求每個治療組中需要樣本數 n 來檢測 Δ 的平均差並達到 $1-\beta$ 的檢定力。相同的公式（等式 4.4）也可以應用在一個平均地分割的 α 水準雙邊檢定 $|T|>z_{\alpha/2}$。這是因為

$$\Pr(|T|>z_{\alpha/2})=\Pr(T<-z_{\alpha/2})+\Pr(T>z_{\alpha/2})\approx\Pr(T>z_{\alpha/2})$$

其中在 H_A 之下等號左邊第一項幾乎為 0。對於不同的指標，等式 4.4 的形式對於接下來的幾個章節中的其他樣本數計算也很有用。

等式 4.4 中的檢定力（$1-\beta$）和阿法（α）水準設定是由慣例來指導的（表 4.1）。然而估算所需樣本量的最重要因素是 σ 和 Δ。Δ/σ 是「標準化後的治療差異」，其也稱為「（治療）療效大小」。它的倒數是變異係數 σ/Δ。檢定力曲線是一個給定試驗的樣本數和治療效果大小的一個函數。如等式 4.4 所示，一個較小的療效 Δ（或相等地，一個較大的變異係數 σ）需要一個較大的樣本數。設定 $\alpha/2=0.025$ 和 $1-\beta=0.80$，下面列出了樣本數大小的一般概念：

$\Delta/\sigma \approx 0.2$（小的療效大小）要求 $n \approx 400$

≈ 0.5（中等療效大小）要求 $n \approx 70$

≈ 0.8（大的療效大小）要求 $n \approx 25$

實際應用時，我們應該回顧文獻或先前的研究來獲得針對對照組的 μ_2 和 σ 的訊息。如果對照是安慰劑，那麼疾病的自然史提供了有價值的背景資訊。研究統計師應諮詢臨床研究者關於有意義或期望的治療差異 Δ。注意，臨床研究者通常根據相對改變表達期望的治療效果，$r=(\mu_1-\mu_2)/\mu_2$ 而不是絕對改變 $\Delta=\mu_1-\mu_2$。利用 μ_2 和 r 的資訊，

一個簡單的步驟是將 r 轉換為 $\Delta=r\mu_2$。

關於組內 σ 的資訊是更難以獲得。一個同質的病患群會具有一個較小的 σ。根據等式 4.3，我們可以看到一個較小的 σ 會導致較小的 n（即，一個更有效率的設計）。然而，一個同質群所付出的代價是（相對於一個更廣泛、更具異質的病患群）有限的可類推性。在保持研究效率的同時，一個去包括一個異質群體的方法是分層隨機分派設計。一個分層隨機分派的試驗，在分析中使用預測因子作為共變量可以降低變異數 σ^2。（也就是說，它從邊際變異數降到條件變異數。）這個事實也提醒我們，當使用來自另一項研究的資料作為參考時，我們需要確保使用 ANOVA（analysis of variance）或 ANCOVA（analysis of covariance）中正確的均方誤差（mean squared error, MSE）作為 σ^2 的一個適當估計。不幸的是，醫學文獻通常發表很少關於變異數的資訊。有的時候，我們需要在論文的彙總表中進行幾個步驟才能找到一個對變異數有用的估計。例如，它有時隱藏在信賴區間內。一篇最近由 Puntoni 等（2013）所發表的醫學論文提供了一個很好的練習（作業 4.1）。

具體而言，對於一個具有數個共變量的線性迴歸模型（它包括 ANOVA/ANCOVA）表示為

$$Y=\beta_0+\beta_1X_1+\beta_2X_2+\cdots+\beta_KX_K+e$$

Y 的邊際變異數，$Var(Y)=\sigma_Y^2$ 可能非常大（這將導致一個大的、保守的樣本數）。如果在新的試驗中使用與文獻中相同的共變量，那麼條件變異數（針對共變量進行調整），$Var(Y|X)=Var(e)=\sigma_e^2$ 對於樣本數估計公式（等式 4.4）可能更適合。注意，$\sigma_e^2=(1-R^2)\sigma_Y^2$，其中 R 是共變量與 Y 的複相關係數。變異數的減低程度取決於共變量對於結果 Y 的預後重要性。更多有關 ANCOVA 的討論請見第 5 章。讀者可能想要回顧線性迴歸分析（Weisberg, 1985）（作業 4.2）。

實際操作時，由於研究人員通常不確定療效大小，因此在準備一個研究提案或試驗計劃書時，針對一個範圍的樣本數（n）和可能的療效大小（Δ/σ），透過等式（4.5）呈現一個表格或一個檢定力函數圖形是非常有用的。

$$1-\beta=\Phi\left(\sqrt{\frac{n}{2}}\frac{\Delta}{\sigma}-z_{\alpha/2}\right) \quad (4.5)$$

例 4.1

Relenza 是一種新的流感治療方法，為了評估它的有效性，研究人員執行了一個隨機試驗，把它與安慰劑相比，其中感興趣的主要指標是緩解症狀的天數。之前的一項研究建議，σ 的一個合理值為 2.75 天。我們採取最小臨床相關差異，Δ，為一天，

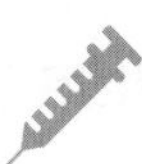

這是此試驗應該具有良好的檢定力去檢測的值。研究者設定顯著水準為 $\alpha=0.05$（雙邊）並且目標 90% 的檢定力（$\beta=0.1$）。我們計算每組的樣本數以滿足這些設計參數，如下：

$$n = \frac{2\left(z_{\alpha/2} + z_{\beta}\right)^2}{(\Delta/\sigma)^2} = \frac{2(1.96 + 1.28)^2}{(1/2.75)^2} = 158.8 \approx 160$$

以上將樣本數約到一個方便的整數是一個保守的實際做法。樣本數估計不是精確數學，因為我們假設的設計因子（例如 $\sigma=2.75$）是近似值。圖 4.1 顯示了一個每組 $n=160$ 的檢定力曲線，按範圍內的相對值 $\Delta=\mu_1-\mu_2$ 而變化。如圖 4.2 所示，描述檢定力函數在不同的樣本數之下也是有幫助的。當顯示一個 Δ 的函數的檢定力曲線時，Δ 的值被解釋為可檢測到的差異，為此，最小臨床相關差異是具有目標檢定力的其中之一。

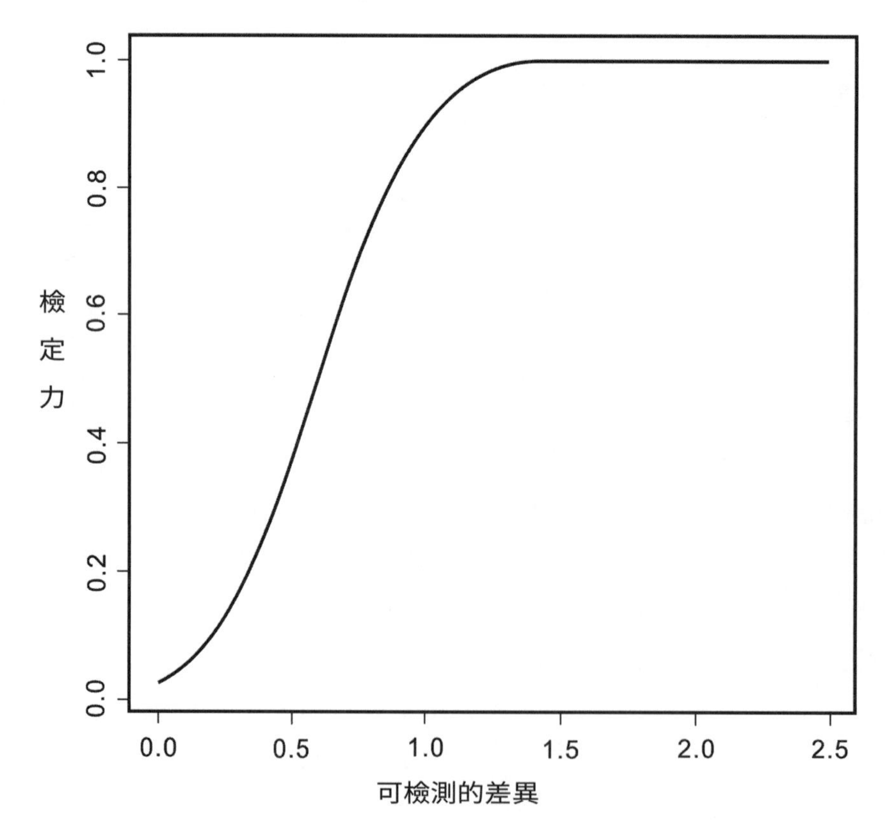

圖 4.1

檢定力對上可檢測 $\Delta=\mu_1-\mu_2$，對於每組 $n=160$。

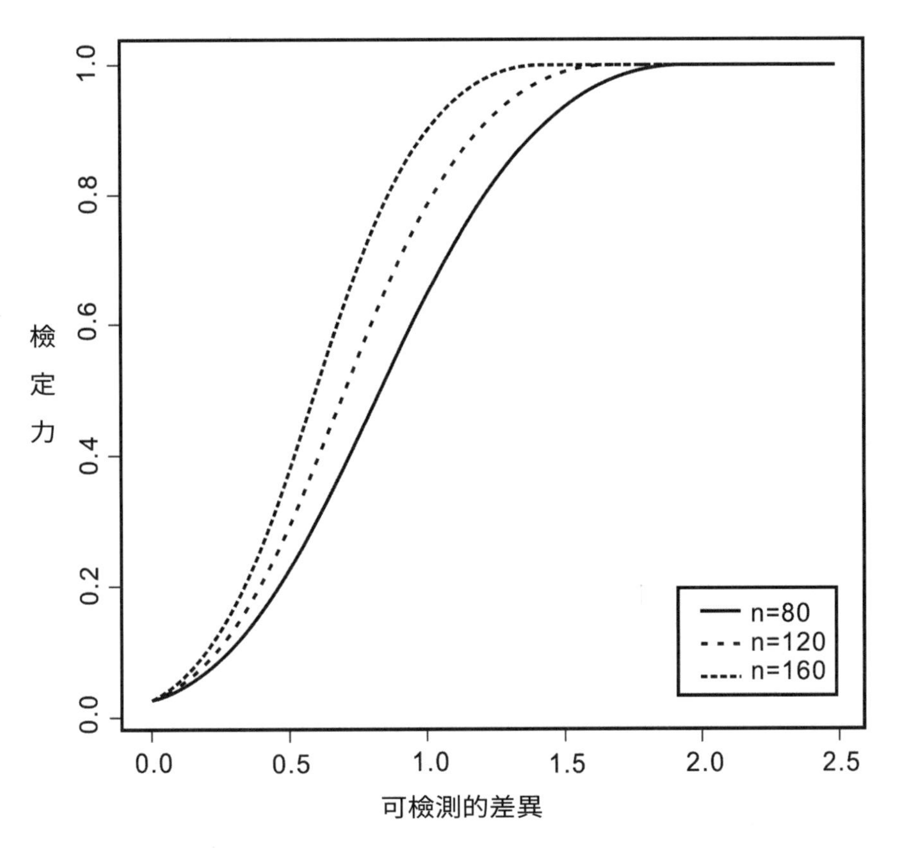

圖 4.2
檢定力圖：檢定力對上可檢測差異的平均值，對於不同的 n。

4.3 比較二元結果的比率值

考慮一個相等配置的隨機設計，將兩個平行治療組進行比較它們的二元結果。對於組別 i=1 或 2，令 $Y_i=0$（事件未發生）或 1（事件發生）。$Y_i=1$ 的機率為 π_i。母體平均數和變異數是

$$E(Y_i)=\pi_i$$

$$Var(Y_i)=\pi_i\,(1-\pi_i)$$

感興趣的治療效果可以是兩個治療組在事件發生機率上的差異：$\Delta=\pi_1-\pi_2$。其他的方法像是機率比 π_1/π_2，或勝算比 $[\pi_1(1-\pi_2)]/[\pi_2(1-\pi_1)]$，兩者在本節中都不予考慮。可以透過取（自然）對數來轉換機率比，並且可以使用 delta 法找到轉換後的變異數。附錄 4.2 可以看見 delta 法的介紹。第 4.7 節包含了以勝算比為特例的一個方法。兩個治療組具有相同事件發生機率的虛無假設是 H_0: $\Delta=0$（作業 4.3）。

事件機率 π_1 和 π_2 的樣本估計量分別是比率 p_1 和 p_2。在 $H_0(\pi_1=\pi_2)$ 下，p_1-p_2 的

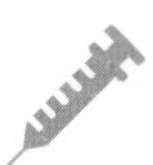

變異數是

$$V_0 = \frac{2\bar{\pi}(1-\bar{\pi})}{n}$$

其中 $\bar{\pi}=(\pi_1+\pi_2)/2$ 是兩組治療組的平均事件機率。

在 H_A 下，p_1-p_2 的變異數是

$$V_1 = \frac{\pi_1(1-\pi_1)+\pi_2(1-\pi_2)}{n}$$

在許多入門生物統計學書籍中，有兩種用於檢定比率的公式。一個是

$$n = \frac{2\bar{\pi}(1-\bar{\pi})\left(z_{\alpha/2}+z_\beta\right)^2}{\Delta^2} \qquad (4.6)$$

它是以「計分檢定」為基礎。它的推導過程如同等式 4.4，其中使用在 H_0 下 (p_1-p_2) 的變異數。（亦即，對於計分檢定，等式 4.2 中分母裡的 se 是在虛無假設下所推導出的。）

另一個公式是以「Wald 檢定」為基礎，它的推導過程也是如同等式 4.4，其中使用在 H_0 和 H_A 下 (p_1-p_2) 的變異數：

$$n = \frac{\left(z_{\alpha/2}\sqrt{2\bar{\pi}(1-\bar{\pi})}+z_\beta\sqrt{\pi_1(1-\pi_1)+\pi_2(1-\pi_2)}\right)^2}{\Delta^2} \qquad (4.7)$$

再一次，n 是每個治療組所需的受試者人數，使用雙邊 α 水準檢定，具有檢定力 $(1-\beta)\times100\%$ 來檢測一個至少 Δ 的差異。Wald 檢定和計分檢定是漸近等價的，因此根據這兩個公式計算出的 n 不應該相差太大。基於計分檢定的公式當然更簡單，因此它也可用於許多其他地方，例如「集群逐次設計」，如同我們可以在第 8 章看到的。

4.4 比較事件發生時間指標

4.4.1 結果事件

對於以事件發生時間為指標的試驗，定義「結果事件」是非常重要的。通常，主要和次要指標涉及的是不同的事件集。「總生存（overall survival, OS）」指標的事件是任何原因導致的死亡，即該事件是全因死亡率。對於「無惡化生存期（progression-free survival, PFS）」的指標，將死亡和疾病惡化都視為結果事件，以先發生者為主。然而，對於「疾病惡化時間（time to progression, TTP）」指標，僅將疾病惡化計算為結果，而進展前的死亡被視為一個「設限事件」。TTP 主要用於腫瘤復發研究。討論癌症試驗中 OS、PFS 和 TTP 特點的一個很好的參考資料是美國 FDA 的指導文件「Clinical

Trial Endpoints for the Approval of Cancer Drugs and Biologics（CDER & CBER, 2005）」。在癌症試驗中，確定實體腫瘤的疾病惡化包括物理地或通過放射學圖像／掃描和放射科醫師的主觀評估來測量腫瘤大小。如何標準化和維持進展評估的質量，對於設計和執行使用這類型資料的臨床試驗是一個重要課題。在沒有含糊不清的情況下，接下來的討論中，我們將使用一般術語「存活」來表達所有類型的事件發生的時間變數。

4.4.2 具有和不具有設限的指數分佈模型

用於比較兩個事件發生時間（存活）曲線的常用檢定可以以幾種不同的方式執行：非參數地透過結合一系列超幾何 2×2 表、半參數地透過使用偏概似函數（partial likelihood function），或參數地透過假設一個分佈，像是指數或韋伯分佈模型（Collett, 1994）。存活資料分析的一些基本要點見本章附錄 4.1– 4.4。對於一個簡單的樣本數計算，參數方法是最實用的。在本章中，我們在具有和不具有設限的情況下，推導出一個在指數分佈下的樣本數公式。

考慮假設在一個隨機試驗中平均配置的兩個治療組。設 $y_{11}, \dots, y_{1n}$ 為測試組中的事件發生時間；它們都獨立並且都來自指數分佈，具有機率密度函數

$$f_1(y)=\lambda_1 e^{-\lambda_1 y}$$

而 $y_{21}, \dots, y_{2n}$ 是對照組中的事件發生時間，獨立且都來相同的機率密度函數

$$f_2(y)=\lambda_2 e^{-\lambda_2 y}$$

指數模型中的參數 $\lambda>0$ 被稱為「風險率」。 對於指數模型，我們明確地假設，風險率是一個常數，與時間進展無關。首先，讓我們假設在沒有設限的情況下，也就是，每個人有一個事件。所以每個治療組的事件數是 $d=n$，以及總事件數是 $D=2n=2d$。這類似於假設在連續或二元情況下沒有缺失數據；實際上，在沒有設限的情況下，這個指標也是一個連續的變數：時間。如何對隨機缺失數據或隨機設限做調整，將在第 4.8.3 節中解釋。

我們的興趣在於比較兩個治療組之間的風險率。這通常是透過檢定風險比的對數，$\log(HR)$，來達成。相等風險率的虛無假設是

$$H_0{:}\log(\lambda_1/\lambda_2)=0$$

設 $\overline{Y}_1=\sum_{i=1}^{n} y_{1i}/n$。風險率 λ_1 的「最大概似估計量（maximum likelihood estimate, MLE）」及它的漸近分佈為

$$\hat{\lambda}_1=\frac{1}{\overline{Y}_1}\sim AN\left(\lambda_1,\frac{\lambda_1^2}{n}\right)$$

（見附錄 4.2。上面的符號 AN 代表漸近常態分佈。）然而，$\log(\hat{\lambda}_1)$ 具有比 λ_1 更好的漸近。使用 delta 法，我們可以找到 $\log(\hat{\lambda}_1)$ 的分佈：

$$\log(\hat{\lambda}_1) \sim AN\left(\log(\lambda_1), \frac{1}{n}\right) \tag{4.8}$$

風險率 λ_2 也是如此。（關於 delta 法，見附錄 4.2。）

然後我們應用與連續結果相同的公式（等式 4.4），其中等式 4.8 對應於 $\bar{X} \sim N\left(\mu, \frac{\sigma^2}{n}\right)$ 的形式。透過轉換參數：$\Delta=\log(\lambda_1/\lambda_2)$ 和 $\sigma=1$（因為沒有設限，所以 $n=d$），我們得到

$$d = \frac{2\left(z_{\alpha/2} + z_\beta\right)^2}{\Delta^2}$$

或，像通常用於一個存活研究，事件總數：

$$D = \frac{4\left(z_{\alpha/2} + z_\beta\right)^2}{\Delta^2} \tag{4.9}$$

在等式 4.9 中，我們需要決定 $\Delta=\log(\lambda_1/\lambda_2)$ 的值。這通常透過從文獻中找出參考風險率 λ_2 並提出一個對於測試藥物的風險率 λ_1 的比例來完成。醫學文獻經常報告一個標記的存活時間（例如，5 年存活機率）或一個中位存活時間（如果達到）。因為累積存活函數 $S(y)=1-F(y)$，所以對於指數模型，

$$S(y)=\exp(-\lambda y) \tag{4.10}$$

我們可以將標記的存活機率或中位存活時間轉換為風險率（作業 4.4）。表 4.2 列出了三種不同指數分佈方法的存活總結。

表 4.2

指數分佈模型的存活總結

風險率 (λ)	平均存活時間 ($1/\lambda$)	存活時間的標準偏差 ($1/\lambda$)	中位存活時間 ($(\log 2)/\lambda$)
1.5	0.67	0.67	0.46
1.0	1.00	1.00	0.69
0.5	2.00	2.00	1.39

等式 4.9 在某種意義上是過於簡單，它不切實地假設沒有設限並且所有患者都達到終點（也就是，沒有明確的研究結束時間）。現在，讓我們在以下的內容考慮設限。

假設隨機設限時間 C（可能是出於一個競爭風險，例如，疼痛緩解期研究中的不

良事件，或癌症疾病惡化時間研究中的死亡事件）是與（結果）事件時間獨立，也是對於兩個治療組以相同的參數 η 服從指數分佈。然後，在（長度 L 的）研究期間，於測試組中觀察到一個結果事件的機率是

$$P_1 = \Pr(Y_1 < L, Y_1 < C) = \int_0^L \left[\int_u^\infty \eta e^{-\eta c} dc\right] \lambda_1 e^{-\lambda_1 u} du = \frac{\lambda_1}{\lambda_1 + \eta}\left(1 - e^{-(\lambda_1 + \eta)L}\right) \quad (4.11)$$

同樣，$P_2 = \frac{\lambda_2}{\lambda_2+\eta}\left(1 - e^{-(\lambda_2+\eta)L}\right)$。

在患者數量相同的配置下，每組樣本數為 n，結果事件的總期望數量為

$$D = d_1 + d_2 = n(P_1 + P_2)$$

因此，為了調整設限，我們可以首先從等式 4.9 計算 D，然後每組需要的患者數量是

$$n = D/(P_1 + P_2) \quad (4.12)$$

對於等式 4.11，我們必須假設退出試驗引起的設限風險率 $\eta>0$。就如前文結果事件的風險率，我們可以假設一個累積設限率並將其轉換為 η。情況 $\eta=0$ 簡化到結果事件的設限僅僅是由於有限的研究結束時間為 L 的情況。也就是，對於 i=1, 2，$P_i=\Pr(Y_i<L)=1-e^{-\lambda_i L}$（作業 4.5）。

或者，我們可以直接使用假設的累積設限率進行一個調整。第 4.8.1 節使用這種簡單的方法。請注意，等式 4.12 假設所有患者都在時間 0 時進入試驗，這在實作中是不切實際的。然而，相同的公式也適用於隨機（右方）設限的比較實際的情況，因為所有交錯進入的患者，每位患者具有相同研究持續時間。當患者具有不同的追蹤持續時間時（例如，結束研究的日子是固定的，早期進入研究的患者就比晚期進入的患者具有更長的追蹤），進入模式將決定不同的追蹤時間。因此，需要一個更複雜的式子，該式子考慮在招募期間內進入時間的分佈。有關此主題的進一步資訊將在第 9 章中討論。

另外，以事件發生時間為指標的臨床試驗，特別是當事件是致命或危及生命（心肌梗塞、中風、癌症進展等）時，通常涉及具有期間分析的集群逐次設計。在第 8 章中，我們將討論集群逐次試驗的最大樣本數和期望樣本數。在第 9 章中，我們將討論最大樣本數的監測。

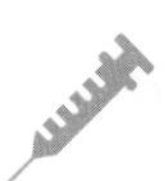

4.4.3 韋伯分佈下的對數秩檢驗

指數模式下的風險率是不隨時間而改變的常數。有時，風險率可能不是恆定的，而是隨著時間的推移而增加或減少。在這種情況下，它是一個時間的函數，它可以表示為 $h(t)$，而韋伯分佈是一個比較好的模型選擇。如果一個隨機變數 $X \sim \exp(\lambda)$，那麼 $Y=X^{1/k} \sim \text{Weibull}(\lambda, k)$。參數 $k(>0)$ 控制著風險函數 $h(t)$ 如何隨時間變化（即風險函數的形狀）。如果 $k>1$，則風險隨時間增加；否則，如果 $0<k<1$，則風險隨時間減小。對於樣本數計算，我們首先需要假設該形狀參數的一個值（兩個治療組的一個共同 k 值）。具體來說，一個韋伯 $\text{Weibull}(\lambda, k)$ 的風險函數是

$$h(t)=k\lambda^k t^{k-1} \quad (4.13)$$

以及存活函數是

$$S(t)=e^{-(\lambda t)^k} \quad (4.14)$$

虛無假設可以用中位存活時間表示：

$$m= [\log(2)]^{(1/k)}/\lambda \quad (4.15)$$

或者，相等地，用轉換後的 λ 來表示，如下

$$\theta=\lambda^k=\log(2)/m^k \quad (4.16)$$

也就是說，虛無假設是兩個治療組具有相同的中位存活時間或相同的 θ。注意，Y^k (=X) 是 $\exp(\theta)$。將等式 4.14 與等式 4.10 進行比較，我們發現對於一個指定的 k，如果我們將 $\theta=\lambda^k$ 視為感興趣的參數，使用轉換時間 t^k，則模型簡化到指數模型，我們可以利用上一節的結果。從等式 4.9，我們獲得所需事件的總數：

$$\begin{aligned} D &= \frac{4\left(z_{\alpha/2}+z_\beta\right)^2}{\Delta^2} \\ &= \frac{4\left(z_{\alpha/2}+z_\beta\right)^2}{\left[\log\left(\frac{\theta_1}{\theta_2}\right)\right]^2} \end{aligned} \quad (4.17)$$

其中 θ_1 和 θ_2 分別是從等式 4.16 對於兩個治療組在對立假設下所得到的中位存活時間 m_1 和 m_2。

4.4.4 比例風險模型下的對數秩檢驗

等式 4.9 和 4.17 中的公式是以參數模型假設為基礎。半參數地，我們也可以對一

般的比例風險模型計算出一個樣本數公式，如下所述，但不呈現數學細節。

首先，我們注意到無論風險率是恆定（像是在指數模型中）或時間函數（像是在韋伯模型中），虛無假設使用中位存活時間的對數。中位存活時間是一個參數的函數，而不是一個時間的函數。比例風險模型是個一般的設定，它表示風險的比例是一個常數，儘管風險可能隨時間進展而變化。具體而言，它的一般模型被表示為

$$h_1(t)=\varphi h_2(t) \tag{4.18}$$

其中 $h_i(t)$ 是治療組 i 的結果事件的風險函數，$i=1, 2$。從存活函數的角度，它是

$$S_1(t)=[S_2(t)]^{\varphi} \tag{4.19}$$

沒有指定參數分佈。

感興趣的虛無假設是 $\varphi=1$，或 $\log(\varphi)=0$。參數 φ 是風險比（hazard ratio, HR），其中對於指數模型而言，$\varphi=\lambda_1/\lambda_2$，對於韋伯模型而言，$\varphi=\theta_1/\theta_2=(\lambda_1/\lambda_2)^k$。

使用計分統計量的大樣本理論，我們可以推導出對數秩檢定的非參數版本。對於所需事件總數的一般公式與之前相同：

$$D=\frac{4\left(z_{\alpha/2}+z_{\beta}\right)^2}{\Delta^2}$$

其中 Δ 是表示在對立假設中的治療效果，它是風險比的對數，或 $\log(HR)=\log(\varphi)$。

4.5 叢聚（或相關）觀察值

在一些臨床試驗中，次單元被群聚在主單元（叢聚）內。治療是隨機分派並且被施用於主單元，但對次單元進行測量。因此，被嵌套在一個單元內的所有子單元是相關的觀察值。例子包括下面：

◎牙齒研究，其中牙齒是子單元，嵌套在一位患者（主要單元或叢聚）中。

◎一個重複測量設計，其中每一個時間點的一個觀察值是一個子單元，嵌套在一個主體（患者）中。

◎社區試驗，例如教學方法的試驗，其中在課堂上對學生進行授課。班級是主要單元，學生是每一個班級中嵌套的子單元。

在一個隨機試驗中，將組 X 與組 Y 進行相等配置比較。先只看組 Y，讓觀察值被表示為

$$Y_{ij}，i=1, ..., n（主單元）; j=1, ..., m_i（子單元）$$

根據設計，我們經常對所有 i 設置 $m_i=m$，也就是所有主單元包含相同數量的子

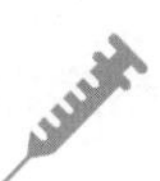

單元。如下，一個隨機效應模型可用於歸納出子單元之間的相關性：設

$$Y_{ij}=\mu_i+e_{ij}\text{；}\mu_i \text{ 與 } e_{ij} \text{ 相互獨立} \quad (4.20)$$

具有

$$E(\mu_i)=\mu_y \text{、}$$

$$Var(\mu_i)=\sigma_b^2 \text{（主單元間變異數）、}$$

$$E(e_{ij})=0 \text{、}$$

$$Var(e_{ij})=\sigma_w^2 \text{（主單元內、子單元間變異數）。}$$

因此，觀測值 Y_{ij} 的總變異數和第 i 個叢聚內觀測值 Y_{ij} 和 Y_{ik} 之間的共變異數分別為：

$$Var(Y_{ij})=\sigma^2=\sigma_b^2+\sigma_w^2$$

$$Cov(Y_{ij}, Y_{ik})=Var(\mu_i)=\sigma_b^2$$

叢聚中所有子單元之間的相關性等於

$$\rho=\frac{\sigma_b^2}{\sigma^2} \quad (4.21)$$

所有子單元的相關性是相同的，它在重複測量的框架下稱為複合對稱模型（compound symmetry model）。

我們現在再次利用等式 4.4 的形式。我們首先對 Y 組中每一個叢聚 i 內的子單元進行平均，得到 $\overline{Y}_{i.}$。注意

$$E(\overline{Y}_{i.})=E(Y_{ij})=\mu_Y$$

$$\begin{aligned}
Var(\overline{Y}_{i.}) &= \frac{1}{m^2}Var\left(\sum_j Y_{ij}\right) \\
&= \frac{1}{m^2}\big[Var(Y_{i1})+\cdots+Var(Y_{im})+Cov(Y_{i1},Y_{i2}) \\
&\qquad +\cdots+Cov\big(Y_{i(m-1)},Y_{im}\big)\big] \\
&= \frac{1}{m^2}[m\sigma^2+m(m-1)\sigma_b^2] \\
&= \frac{1}{m}[\sigma^2+(m-1)\rho\sigma^2] \\
&= \frac{1}{m}[1+(m-1)\rho]\sigma^2
\end{aligned} \quad (4.22)$$

X 組也是如此推導。

我們可以看到，在等式 4.22 中，叢聚平均值仍然是母體平均值的不偏估計。然而，與 m 個獨立樣本的平均相比，通過一個額外乘數 $1+(m-1)\rho$ 修正變異數。如果 $m>1$ 且 $\rho>0$，則由於子單元之間的正相關而導致變異數的一個膨脹。

我們接下來計算對於檢定 H_0: $\Delta=\mu_x-\mu_y=0$ 時，每組所需的叢聚數量（n），其中使用叢聚平均作為觀察值。將等式 4.22 中適當的變異數插入等式 4.4，得到以下結果：

$$n=\frac{2\sigma^2[1+(m-1)\rho]\left(z_{\alpha/2}+z_\beta\right)^2}{m\Delta^2} \tag{4.23}$$

主單元（叢聚）的總數等於 $N=2n$，以及子單元（觀察值）的總數等於 $N\times m$。

如果通過這種設計進行試驗性研究以收集未來研究的資訊，我們需要配適一個層次 ANOVA 模型（在其他實驗設計的架構下也稱為一個「裂區模型」，或在一個重複測量分析中一個簡單隨機效應具有複合對稱模型）。對於等式 4.23 的正確變異數，需要謹慎確定正確的 MSE。以下課堂練習和作業說明了這一點。

課堂練習：「想象中的 2 英吋有多長」實驗

課前需提醒學生攜帶有英吋刻印的尺子來到課室。

開始時，要求學生應首先把尺子收起來（請注意，以後需要尺子）。發給每個學生一張紙片，並要求寫上他們姓名的縮寫。然後，要求學生在紙片的中間不用工具清楚地畫一個 2 英寸的線段。畫完后交給老師。老師收集所有的紙片後，再次分發另一張空白紙，要求學生再次畫一條 2 英寸的線段並標記他們的姓名縮寫。教師再次收集所有的紙片、洗牌和重新分發到班上。確定沒有人收到自己的紙片（或兩張具有相同姓名縮寫的紙片）。然後，將要求學生拿出他們的尺子，測量並記錄每個線段的長度。規定長度應以標準方式記錄：(整數：a)+(整數：b)/16。分析收集的數據將是作業 4.6。

本練習具有多種目的：(1) 說明用一個統計模型來描述實驗數據的思維過程；(2) 讓讀者在 SAS 中練習一些數據分析程序；(3) 查找叢聚 (相關) 數據的樣本估計中的變異數估計值；和 (4) 構造信賴區間以估計真實 (總體) 平均值 (已知為 2 英吋)。

4.6 檢定非劣性或等效性假設的樣本數

世界醫學協會（World Medical Association, WMA）發布的赫爾辛基宣言（1976）有一個要求，所有臨床研究都應避免不必要的痛苦和傷害，並且對於一個臨床試驗，研究者應確保進行實驗是合理的。隨著過去幾十年醫學的進步，WMA 現在已經更新了

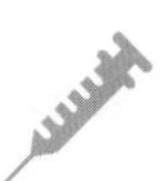

這些倫理原則，包括考慮在一個臨床試驗中，只要有一個經批准的現行的藥物可用於治療疾病（標準的醫療實踐），就應該避免使用安慰劑作為對照組。許多臨床試驗使用一個附加設計，其中包括將安慰劑和測試藥物附加上一個活性對照藥，也有不用安慰劑而與一個活性對照正對面的比較。當然，該活性對照藥是已經批准並且在實際應用中。在後一種情況下，優性假設可能需要一個難以接受的大樣本數來檢測微小的進步。在這種情況下，對於測試化合物跟活性對照藥的比較，一種常見的方法是，在一個接受的設計界值內，檢定劣性的虛無假設與非劣性的對立假設。同時，試驗的目的還在於顯示新化合物具有其它優點，像是成本低、給藥方便、安全性好等。

對於一個非劣性試驗，第一步是建立一個臨界值，$\delta>0$，來定義劣性和非劣性之間的邊界。以連續指標為例，假如一個更大的值代表者一個更好的結果，並且平均差異是 $\Delta=\mu_x-\mu_y$，假設的設定如下

$$H_0: \Delta < -\delta (\text{表示 X 平均劣於 Y 平均且小於 } -\delta)$$

$$H_A: \Delta \geq -\delta (\text{表示 X 平均劣於 Y 平均但沒有小於 } -\delta)$$

這是一個單邊的檢定。它可以透過構建 $\Delta=\mu_x-\mu_y$ 的單邊 $(1-\alpha)\times100\%$ 信賴區間來進行 α 水準檢定。當 $(1-\alpha)\times100\%$ 信賴區間的下界大於 $-\delta$ 時，我們拒絕 H_0，如圖 4.3 所示：

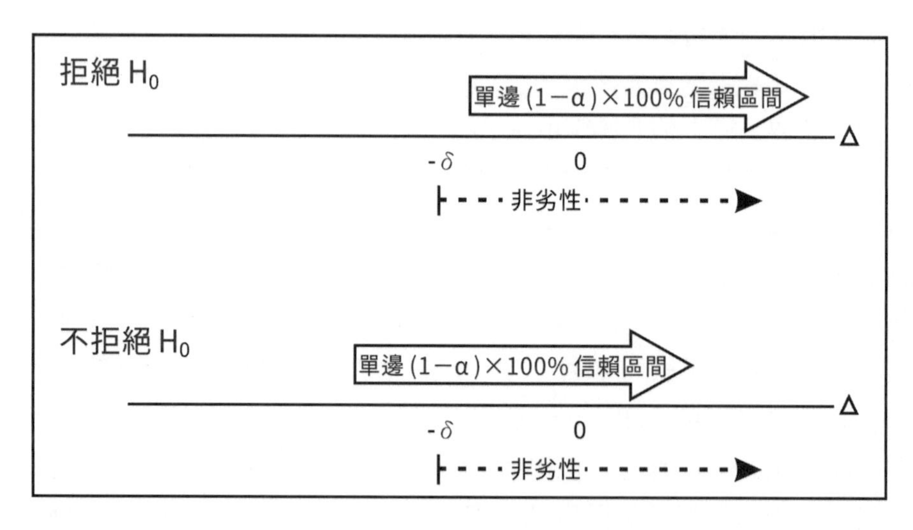

圖 4.3
非劣性檢定的圖形表示

這個檢定的檢定力等於

$$\Pr(\hat{\Delta}-z_\alpha se(\hat{\Delta})\geq-\delta|-\delta\leq\Delta)=1-\beta \quad (4.24)$$

通常我們在 H_A 空間中選擇 Δ 的一個特定值，例如 $\Delta=\Delta^*>-\delta$，以達到要求的檢定力。然後

$$\hat{\Delta}-\Delta^*=\overline{X}-\overline{Y}-\Delta^*\sim N\left(0,\frac{2\sigma^2}{n}\right)$$

和

$$(\hat{\Delta}-\Delta^*)-z_\alpha se(\hat{\Delta})\geq-\delta-\Delta^* \text{ 若且唯若 } \frac{\overline{X}-\overline{Y}-\Delta^*}{\sqrt{\frac{2\sigma^2}{n}}}\geq z_\alpha-\frac{(\delta+\Delta^*)}{\sqrt{\frac{2\sigma^2}{n}}}$$

從等式 4.24 和 $\Delta=\Delta^*$ 的假設，我們得到

$$-z_\beta=z_\alpha-\frac{(\delta+\Delta^*)}{\sqrt{\frac{2\sigma^2}{n}}}$$

它導致

$$n=\frac{2\sigma^2\left(z_\alpha+z_\beta\right)^2}{(\delta+\Delta^*)^2} \qquad (4.25)$$

對所有 $\Delta^*>-\delta$。

為了檢定等效假設，H_0: $|\Delta|\geq\delta$（非等效）對上 H_A: $|\Delta|<\delta$（等效），我們將對 Δ 構建一個雙邊 $(1-2\alpha)\times100\%$ 信賴區間，以查看信賴區間是否完全落在 $(-\delta, \delta)$ 內。對於樣本數和檢定力計算，我們可以在對立假設中設置 $\Delta=\Delta^*=0$（如同「真的」等效）。將該假設與 4.2 節中的雙邊假設情況進行比較，唯一的差別是交換了虛無和對立假設。因此，我們只需要在等式 4.4 中切換第一型和第二型誤差率，以在這種情況下獲得一個具有 $1-\beta$ 檢定力的每組樣本數：

$$n=\frac{2\sigma^2\left(z_{\beta/2}+z_\alpha\right)^2}{\delta^2} \qquad (4.26)$$

上面啟發性的論述可以正式地被推導，如接下來所呈現的。等式 4.25 和 4.26 與等式 4.4 的相似性強調了（非）劣效臨界值 δ 的角色。

$$\alpha=\Pr(\text{拒絕 }|\Delta|\geq\delta \mid |\Delta|\geq\delta)$$

$$=\Pr(|T|<c|\ |\Delta|\geq\delta) \text{ 其中 } T\sim N\left(\Delta\sqrt{\frac{n}{2\sigma^2}},1\right)$$

$$\leq\Pr(|T|<c|\ |\Delta|=\delta)$$

如果 $\Delta=\delta$

$$\alpha=\Pr(T<c|\Delta=\delta)-\Pr(T<-c|\Delta=\delta)$$

$$=\Pr\left(T-\delta\sqrt{\frac{n}{2\sigma^2}}<c-\delta\sqrt{\frac{n}{2\sigma^2}}\mid\Delta=\delta\right)-\Pr\left(T-\delta\sqrt{\frac{n}{2\sigma^2}}<-c-\delta\sqrt{\frac{n}{2\sigma^2}}\mid\Delta=\delta\right)$$

$$\leq\Pr\left(T-\delta\sqrt{\frac{n}{2\sigma^2}}<c-\delta\sqrt{\frac{n}{2\sigma^2}}\mid\Delta=\delta\right)\text{（第二項為正但}\approx 0\text{）}$$

$$=\Pr\left(Z<c-\delta\sqrt{\frac{n}{2\sigma^2}}\right)$$

因此，$z_{1-\alpha}=c-\delta\sqrt{\frac{n}{2\sigma^2}}$，$c=-z_\alpha+\delta\sqrt{\frac{n}{2\sigma^2}}$。也就是，當 $T<-z_\alpha+\delta\sqrt{\frac{n}{2\sigma^2}}$，我們拒絕 H_0。

如果 $\Delta=-\delta$

$$\alpha\leq\Pr(T<c|\Delta=-\delta)-\Pr(T<-c|\Delta=-\delta)$$

$$=\Pr\left(T+\delta\sqrt{\frac{n}{2\sigma^2}}<c+\delta\sqrt{\frac{n}{2\sigma^2}}\mid\Delta=-\delta\right)-\Pr\left(T+\delta\sqrt{\frac{n}{2\sigma^2}}<-c+\delta\sqrt{\frac{n}{2\sigma^2}}\mid\Delta=-\delta\right)$$

$$=\Pr\left(Z<c+\delta\sqrt{\frac{n}{2\sigma^2}}\right)-\Pr\left(Z<-c+\delta\sqrt{\frac{n}{2\sigma^2}}\right)$$

$$\leq 1-\Pr\left(Z<-c+\delta\sqrt{\frac{n}{2\sigma^2}}\right)\text{（第一項}\approx 1\text{）}$$

$$=\Pr\left(Z\geq -c+\delta\sqrt{\frac{n}{2\sigma^2}}\mid\Delta=-\delta\right)$$

因此，$z_\alpha=-c+\delta\sqrt{\frac{n}{2\sigma^2}}$，$c=-z_\alpha+\delta\sqrt{\frac{n}{2\sigma^2}}$。也就是，當 $T\geq -z_\alpha+\delta\sqrt{\frac{n}{2\sigma^2}}$，我們拒絕 H_0。

注意，上面顯示當 $|T|>-z_\alpha+\delta\sqrt{\frac{n}{2\sigma^2}}$ 時，拒絕 H_0（非等效），這等同於雙邊 $(1-2\alpha)\times 100\%$ 信賴區間的方法。（注意，當 n 足夠大時，$-z_\alpha+\delta\sqrt{\frac{n}{2\sigma^2}}$ 總是正的。）

其檢定力函數是

$$g(\Delta)=\Pr\left(T<-z_\alpha+\delta\sqrt{\frac{n}{2\sigma^2}}\text{ 或 }T\geq -z_\alpha+\delta\sqrt{\frac{n}{2\sigma^2}}\mid |\Delta|<\delta\right)$$

設定在 $\Delta=0$ 檢定力為 $1-\beta$，

$$1-\beta=\Pr\left(T<-z_\alpha+\delta\sqrt{\frac{n}{2\sigma^2}} \text{ 或 } T\geq -z_\alpha+\delta\sqrt{\frac{n}{2\sigma^2}} \mid \Delta=0\right)$$

以致於

$$\Pr\left(T\geq -z_\alpha+\delta\sqrt{\frac{n}{2\sigma^2}}\right)=\beta/2$$

因此，$-z_\alpha+\delta\sqrt{\frac{n}{2\sigma^2}}=z_{\beta/2}$。這導致等式 4.26。

例 4.2

用於緩解哮喘發作的兩種吸入劑 A 和 B 被用來評估其等效性。如果通過早晨呼氣峰值流速（升／分鐘）測量的治療差異的雙邊 90% 信賴區間完全落在 +/−15（升／分鐘）的範圍內，則認為它們是相等的。即，$\delta=15$。 從先前的試驗中，得到估計的 σ^2，即受試者之間的變異數，是 1600（升／分）^{2}。如果它們實際上是相同的，我們想在 80% 的檢定力下宣稱等效性。從表 4.1 中，我們在等式 4.26 中使用 $z_\alpha=z_{0.05}=1.645$，$z_{\beta/2}=z_{0.10}=1.28$ 來獲得：

$$n=\frac{2\times 1600\times(1.645+1.28)^2}{15^2}\approx 122$$

所以每組應包括 122 名患者。 如果我們想為等效性檢定構建一個 95% 信賴區間，則 $z_\alpha=z_{0.025}=1.96$，就需要 $n\approx 150$。

4.7 透過 Wilcoxon-Mann-Whitney 檢定比較順序指標

臨床試驗中的順序指標通常用於生活質量問卷，如簡易表格 SF-36（Fayers & Machin, 2000）。當存在許多（例如，五個或更多）類別時，可以為每一個類別賦予分數，並將分數的基線改變量視為連續變數，然後應用等式 4.4 進行樣本數計算。然而，使用順序分類數據（ordered categorical data）的方法會更合適。Wilcoxon-Mann-Whitney（WMW）檢定，也稱為雙樣本 Wilcoxon 秩和檢定（Wilcoxon, 1945; Mann & Whitney, 1947），是比較兩個獨立的治療組其分佈 $F(x)$ 和 $G(y)$ 的常用方法。因為沒有指定這些分佈的形狀和形式，所以它是一個非參數檢定。一般的虛無假設是兩個分佈是相等的。在連續指標的情況下，分佈之間的任何差異意味著 $P(X<Y)$ 不再等於 1/2。當同分值存在時（對於順序資料就是會有這種情況），$P(X=Y)\neq 0$，所以我們將 $P(X<Y)$ 和 $P(X>Y)$ 之間所有的同分值平分。虛無假設將會是

$$P(X<Y)+0.5\,P(X=Y)=1/2$$

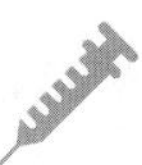

如果我們想要檢定分佈的一個特定觀點，例如，假設期望值存在，E(X)=E(Y)，當 $F(x)=G(y)$ 為真時它是成立的，與 E(X)≠E(Y) 相對，那麼我們需要增加以下假設：如果兩個分佈之間存在差異，那麼它就是位置的移位。也就是，F(x)=G(y+c)，其中 c 是某個非零常數。然而，當結果是有界限的時候，例如在列聯表中呈現的順序資料是有上下限制的，這種移位假設就不適用。為此，McCullagh（1980）建議在一個比例勝算模型（proportional odds model）的假設下使用勝算比（odds ratio, OR）作為療效大小。（在 4.4.4 節中，我們討論了在比例風險模型下，使用半參數對數秩檢定比較兩個存活分佈。）由於順序類別較少（通常不超過五個），比例勝算假設更可能成立。

具體來說，假設感興趣的結果度量具有 J 個有序類別，j=1, ..., J。令 π_{jX} 為治療組 X 中受試者處於類別 j 的機率，而 $\Pi_{jX}=\sum_{i=1}^{j}\pi_{iX}$ 為 X 組中屬於類別 j 或小於 j 的（累積）機率。（請注意 $\Pi_{JX}=1$。）同樣地，對於控制組 Y，假設 π_{jY} 和 Π_{jY}。π_{j+} 是類別 j 的邊際機率。比例勝算假設指定

$$OR_j=\frac{\Pi_{jX}\left(1-\Pi_{jY}\right)}{\Pi_{jY}\left(1-\Pi_{jX}\right)}\text{ 對所有的 } j=1,\ldots,J-1 \text{ 是相同的 } (OR_j=OR)$$

根據 OR 的虛無假設是

$$H_0:OR=1 \text{ 或 } \log(OR)=0$$

為對立假設中的 OR 指定一個特定的值，並且假設 π_{jX} 的值，j=1, ..., J（如果 X 是對照組），我們可以得到

$$\Pi_{jY}=\frac{\Pi_{jX}}{OR\left(1-\Pi_{jX}\right)+\Pi_{jX}},\quad j=1,\ldots,J-1$$

然後，可以為每個類別 j=1, ..., J 計算 π_{jY}。最後，對於每個 j=1 至 J，獲得類別 j 的邊際機率 π_{j+}。Whitehead（1993）提供了每組樣本量的公式：

$$n=\frac{6\left(z_{\alpha/2}+z_{\beta}\right)^2}{OR^2\left(1-\sum_{j=1}^{J}\pi_{j+}^3\right)} \tag{4.27}$$

此處未給出等式 4.27 的推導。有一個指定的作業，將等式 4.27 的結果與基於 WMW 檢定的模擬結果（作業 4.7）進行比較。

4.8 樣本數校正

4.8.1 對於失去追蹤的校正

在幾乎所有臨床試驗中，一些受試者會「失去追蹤」，也就是說，他們未能完成研究並且無法追蹤他們。數據缺失將影響研究的檢定力。一個更嚴重的可能問題是缺

失數據也會使結果產生偏差。我們將在第 10 章中更詳細地討論這種可能性。在這裡，我們做了一個重要的假設，即因為失去追蹤導致的缺失數據為「隨機缺失（missing at random, MAR）」。MAR 將在第 10 章中精確地定義，但這邊基本上假設缺失數據僅影響檢定力，並且不會導致結果偏差。

假設 r 是在試驗中失去追蹤受試者的「預期」比例，並且 N 是在考慮失去追蹤後所需招募的受試者總數。當失去追蹤發生時，N^* 是在試驗結束時可用於分析的患者數量，基於這樣的樣本數我們想要去檢測一個有意義的療效伴隨一個要求的檢定力。

我們首先使用上面章節中的公式來獲得適當的未調整樣本數 N^*。然後對於可能的失去追蹤進行調整的樣本數簡化為

$$N = N^*/(1-r) \qquad (4.28)$$

這同樣適用於存活時間的隨機右方設限。

4.8.2 對於非依順／非順從的校正

在幾乎所有臨床試驗中，受試者有時不遵守被指定的治療方案。這也稱為一個非順從問題。例如，在一個開放標籤活性對照研究中，由於活性控製藥物已經被批准並且在市場上可用，如果一位患者感覺測試治療是不適合他或她，則患者也許會停止實驗治療並採取活性控制治療。另一種可能的情況是，在一個安慰劑對照試驗中，接受試驗治療的患者可能因為一些無法忍受的副作用而停止指定的治療並且不進行治療。儘管醫學原則要求臨床試驗中的受試者可以隨時隨意退出研究治療，並且研究者有義務針對任何可預見的風險讓受試者退出試驗，但研究計劃書的設計應使患者的狀態仍然可以被追蹤，以便仍然可以收集它們的結果和其他有用的數據。「意圖治療（intention-to-treat, ITT）」原則表示患者的數據應根據他們隨機分派的原始治療組進行分析，並且所有患者都應在一個 ITT 分析中被納入。

為了解非順從的影響，我們在兩個治療組使用連續結果的隨機試驗進行說明。這樣的方法與其他類型的結果類似。假設真正的療效平均是 μ_1 和 μ_2。令 p 為分配到治療組 A 但接受治療 B 的受試者的比例，並且令 q 為分配到治療組 B 但接受治療 A 的受試者的比例。在非依從性下，所得到的療效平均變為

$$\mu_1^* = (1-p)\mu_1 + p\mu_2$$

$$\mu_2^* = q\mu_1 + (1-q)\mu_2 \qquad (4.29)$$

於是，$\mu_1^* - \mu_2^* = (1-p-q)(\mu_1 - \mu_2)$

等式 4.29 中的這種治療差異應該作為樣本數計算中的可發現的治療效果。我們可

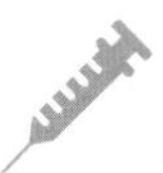

以看到 $\mu_1^*-\mu_2^* \leq \mu_1-\mu_2$。因此，當考慮可能的非順從，所需要的樣本數將會更大。

4.8.3 對失去追蹤跟非依順／非順從的調整

失去追蹤與非順從對於所需樣本數的綜合影響可以藉由一個範圍的失去追蹤可能比例 r 以及非順從比例 p 和 q 來計算。這個影響先透過 4.8.2 節中所描述的做調整，然後再透過 4.8.1 節（等式 4.28）中所描述的來做調整。

4.8.4 對多重檢定的調整

多重假設檢定的問題可以以不同的形式出現，例如多個指標或目標、多個治療組、多個時間點，和多個（期間）分析。對於一個臨床試驗，特別是一個三期確認性試驗，US FDA、EMA（European Medicines Agency），和其他地區的衛生當局要求總體（族系）第一型誤差率最多可以維持在一個雙邊檢定的 5% 水準。雖然存在更有效的方法來處理數據分析中的問題，對於樣本數計算，Bonferroni 校正被認為是控制族系誤差率（family-wise error rate）的最簡單和最保守的方法。這就是，我們簡單地將上述公式中的第一型誤差率 α 替換為 α/k，其中 k 是藥物標籤上統計檢定需要顯著的數量。如果 k 很大，這種校正將大大增加樣本數。因此，對一個三期試驗建議設定一個有限的目標數量、療效指標數量，和治療組別數量。

4.9 使用模擬和靴拔重抽法估計樣本數

在某些情況下，當無法採用傳統方法推導出樣本數或檢定力函數公式時，我們可以使用計算機模擬來估計樣本數或繪製檢定力函數。作業 4.7 中使用 Wilcoxon 秩和檢定作為一個例子。當結果是一個類別數有限的順序時，該檢定是常用的非參數檢定。該檢定也常被用在一個具有非常偏斜分佈的連續結果，當數據轉換對於解釋是不合宜的，並且試驗樣本數不夠大以致中央極限定理（central limit theorem）無法套用在平均數上。使用模擬來估計樣本數，是在一個樣本數和檢定力估計的模擬研究中重複生成數據，並且在虛無和對立假設下，根據給定的模型來計算檢定統計量。如果有一個可靠的先前試驗數據集可用，我們可以使用靴拔重抽法（重複抽樣和替換）根據該可靠的試驗性數據集來預測試驗結果。在臨床試驗，模擬和靴拔重抽法對於設計、方法的發展，和分析方法是非常有用的工具。請見 Tsodikove, Hasenclever, 與 Loeffler（1998）對於慢性骨髓性白血病試驗的一個例子，以及 Walters 與 Campbell（2005）對於健康相關的生活質量結果試驗。

附錄 4.1：存活數據分析的基礎知識

存活分佈（survival distribution）是指個體沒有被觀察到事件 (如死亡)，而「存活」

到某個時間 t 的機率：

$$S(t)=Pr(T>t)=1-Pr(T\leq t)=1-F(t)$$

如果事件發生時間的隨機變數 T 具有參數 λ>0 的指數分佈，那麼（圖 4.4）

$$S(t)=\int_{T=t}^{\infty} f(T)dT=\int_{t}^{\infty} \lambda e^{-\lambda T}dT=e^{-\lambda t}$$

風險函數（hazard function）是瞬間事件發生率，當個體已經存活到該時間點：

$$\lambda(t)=\lim_{\delta\to 0}\frac{Pr(t<T<t+\delta|T>t)}{\delta}=\frac{f(t)}{S(t)}$$

對於指數分佈 T，λ(t)=λ，並且個體的事件發生期望時間值是

$$E(T)=\int_{t=0}^{\infty} tf(t)dt=\int_{0}^{\infty} t\lambda e^{-\lambda t}dt=\frac{1}{\lambda}$$

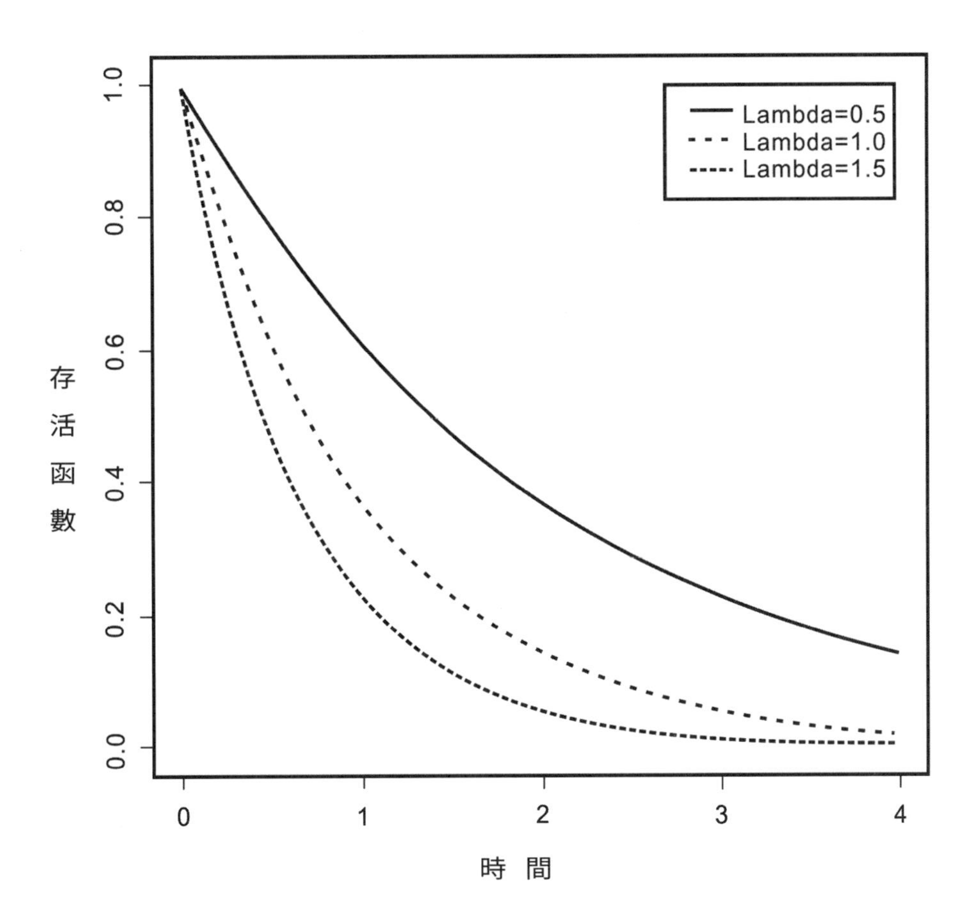

圖 4.4
具有指數分佈模型的存活函數

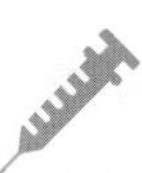

附錄 4.2：指數分佈模型

在下面，我們繼續使用簡單的指數分佈 $f(t)=\lambda e^{-\lambda t}$ 作為基本概念的摘要。

概似函數：

$$L(\lambda;\ t_1, \dots, t_n) = \prod_{i=1}^{n} f(t_i) = \prod_{i=1}^{n} \lambda e^{-\lambda t_i} = \lambda^n \prod_{i=1}^{n} e^{-\lambda t_i}$$

對數概似：

$$l(\lambda) = n\log\lambda - \lambda \sum_{i=1}^{n} t_i$$

MLE 最大化（對數）概似。它是透過對數概似對於 λ 的導數得出的，將得到的計分函數設為 0 並求解 λ。

對數概似的導數稱為「計分」：$\frac{n}{\lambda} - \sum_{i=1}^{n} t_i$

MLE：計分函數的解是最大概似估計量，$\hat{\lambda} = \frac{n}{\sum_{i=1}^{n} t_i} = \frac{1}{\bar{t}}$

MLE 的變異數估計為費雪訊息（Fisher information）的倒數：

$$I(\lambda) = -E_\lambda\left[\frac{\partial^2}{\partial\lambda^2} l(\lambda)\right]$$

費雪訊息

$$I(\lambda) = -E_\lambda\left[\frac{\partial^2}{\partial\lambda^2} l(\lambda)\right] = E_\lambda\left[\frac{n}{\lambda^2}\right] = \frac{n}{\lambda^2}$$

因此，$Var[\hat{\lambda}] = \frac{\lambda^2}{n}$

統計理論說明，對於所有實際目的，當具有適當大的樣本數，MLE 通常是常態分佈且無偏差的。因此，

$$\hat{\lambda} = \frac{1}{\bar{t}} \sim AN\left(\lambda, \frac{\lambda^2}{n}\right)$$

符號 AN 代表漸近常態分佈。

例 4.3

假設在胰腺癌患者的化療研究中，20 例患者的平均存活時間為 15.1 個月。 我們得到死亡的風險的點估計值（$\hat{\lambda}$）為每月 1/15.1（= 0.066），並可以計算它的 95% 信賴區間。

$$\left(\hat{\lambda} - z_{1-\alpha/2} \times \frac{\hat{\lambda}}{\sqrt{n}}, \hat{\lambda} + z_{1-\alpha/2} \times \frac{\hat{\lambda}}{\sqrt{n}}\right)$$

$$= \left(\frac{1}{15.1} - 1.96 \times \frac{1}{15.1\sqrt{20}}, \frac{1}{15.1} + 1.96 \times \frac{1}{15.1\sqrt{20}}\right)$$

$$=(0.037, 0.095)$$

Delta 方法：如果 $X \sim AN(\mu, V(X))$，則 $g(X) \sim AN(g(\mu), g'(X)^2 V(X))$，對於連續和可微分函數 g。

對於 $\hat{\lambda} \sim AN\left(\lambda, \frac{\lambda^2}{n}\right)$，則 $\frac{1}{n}\sum_{i=1}^{n} t_i = \frac{1}{\hat{\lambda}} \sim AN\left(\frac{1}{\lambda}, (-\lambda^{-2})^2 \frac{\lambda^2}{n}\right) = AN\left(\frac{1}{\lambda}, \frac{1}{n\lambda^2}\right)$ 以及 $\log(\hat{\lambda}) \sim AN\left(\log(\lambda), \left(\frac{1}{\lambda}\right)^2 \frac{\lambda^2}{n}\right) = AN\left(\log(\lambda), \frac{1}{n}\right)$。

附錄 4.3：具有獨立設限的存活

應將一個設限事件與結果事件區分開來。結果事件是主要感興趣的。設限事件可能是一些競爭風險，它會在結果事件發生之前截斷（設限）結果事件的時間。如果沒有競爭風險，固定的有限研究持續時間也可以設限結果事件。因為時間尺度從原點（時間零點）開始並向右延伸，所以由於一個固定的研究結束時間而導致的設限通常稱為「右方設限」。

右方設限可能以兩種可能的方式發生：(1) 所有患者同時進入研究並在同一日曆時間完成研究；或者更有可能 (2) 患者在不同的日曆時間進入和結束研究，但被追蹤的時間相同。在最後一位患者完成研究後，該研究完全結束。如果他或她的研究結束時間之前沒有發生事件，我們只能說他或她的事件發生時間大於觀察到的追蹤時間。

符號

Y_i= 受試者 i 的事件發生時間

C_i= 受試者 i 的設限時間

$T_i=\min(Y_i, C_i)$

$\delta_i=1$ 如果觀察到事件（亦即 $C_i>Y_i$）

$=0$ 如果設限在時間 C_i 在事件被觀察到之前（即 $C_i<Y_i$）

觀察到的數據：T_i 和 δ_i

附錄 4.4：在指數模型下具有設限的 MLE（最大概似估計量）

概似函數：

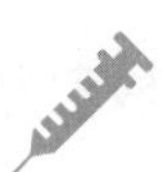

$$L(\lambda;\ t_1,\dots,t_n)=\prod_{i:\ \delta_i=1}^{n} f(t_i)\prod_{i:\ \delta_i=0}^{n} S(t_i)$$

$$=\prod_{i=1}^{n}\left[\lambda e^{-\lambda t_i}\right]^{\delta_i}\left[e^{-\lambda t_i}\right]^{1-\delta_i}$$

$$=\prod_{i=1}^{n}\lambda^{\delta_i}e^{-\lambda t_i}$$

對數概似：

$$l(\lambda)=\left(\sum_{i=1}^{n}\delta_i\right)\log\lambda-\lambda\sum_{i=1}^{n}t_i=D\log\lambda-\lambda\sum_{i=1}^{n}t_i.$$

計分函數:

$$\frac{D}{\lambda}-\sum_{i=1}^{n}t_i=0$$

其中 D 是總結果事件，$\sum_{i=1}^{n}t_i$ 是總追蹤時間。

最大概似估計量：$\hat{\lambda}=\frac{D}{\sum_{i=1}^{n}t_i}$

費雪訊息：

$$I(\lambda)=-E_\lambda\left[\frac{\partial^2}{\partial\lambda^2}l(\lambda)\right]=E_\lambda\left[\frac{D}{\lambda^2}\right]=\frac{n\left(1-e^{-\lambda C}\right)}{\lambda^2}$$

因為 $E(D)=nP(\delta_i=1)=nP(Y_i<C_i)=n(1-e^{-\lambda C})$ 當所有 $C_i=C$ 時（亦即，所有患者都具有相同的研究持續時間 C）。

因此，

$$Var(\hat{\lambda})=\frac{\lambda^2}{n(1-e^{-\lambda C})}=\frac{\lambda^2}{E(D)}$$

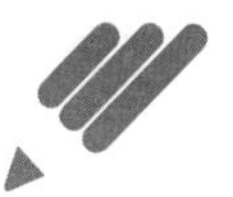

作業 4.1

閱讀論文「A Randomized, Placebo-Controlled, Preoperative Trial of Allopurinol in Subjects with Colorectal Adenoma」（Puntoni, M., et al., Cancer Prevention Research, 2003, 6: 74-81）並完成以下：

1. 找到主要指標。根據我們在第 2 章中的討論，對論文中的表 1 進行評論。
2. 為這個研究進行自己的樣本數計算：設置虛無和對立假設；定義你的符號、阿法，和檢定力；並列出所有必要的參數，就好像你是該項目的統計師並正在編寫計劃書中研究設計一樣。該論文可能沒有明確寫出所有必要的訊息。你應該根據需要獲取訊息。將你的結果與他們的計算進行比較。
3. 假設脫落率為 15%，以及兩組的非順從率分別為 5% 和 3%。那麼你總共需要為該研究招募多少患者？
4. 為上述樣本數計算編寫 SAS 或 R 程序，為你自己選擇的三種不同樣本大小繪製「檢定力曲線圖」（即檢定力與可檢測的 Δ/ 治療效果），以顯示檢定力對 n 的敏感度，如圖 4.2 所示。
5. 請注意，上述練習就像「扮演偵探」一樣，從原稿中猜測「計劃研究時發生了什麼」。另外注意，這項研究不是一個成功的研究。假設在這試驗完成之後，研究人員希望進行另一項此類研究，並要求你將本研究中的結果作為計劃新研究的參考。你對這項新研究的（修改的）樣本數有什麼建議？（提示：你需要從表 2 中的 95% 信賴區間中找到有關 σ 的資訊。）

作業 4.2

從線性迴歸教科書中回顧多元線性迴歸公式 $\sigma_e^2=(1-R^2)\,\sigma_Y^2$。解釋 R^2。

作業 4.3

二元結果的相對治療效果也可以通過兩個治療組中事件機率的比率來衡量：$\Delta=\pi_1/\pi_2$。從假設檢定中，使用對數轉換和 delta 方法獲得每組的樣本數。

作業 4.4

使用指數模型，$S(t)=\exp(-\lambda t)$。證明中位存活時間 $m=\log(2)/\lambda$。使用 Weibull(λ, γ) 模型，證明中位存活時間是 $m=[\log(2)]^{1/\gamma}/\lambda$。

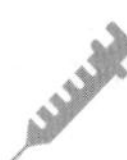

作業 4.5

計劃進行一項隨機臨床試驗，以檢測 glucocorticoid prednisone(一種荷爾蒙) 是否能延長相對於組織學證實的肝硬化患者的非活性安慰劑治療的壽命。歷史數據建議，在未經治療的情況下，50% 的肝硬化患者在 4.2 年內死亡。當治療可以將中位存活時間增加 0.5 年、1 年、1.5 年、2 年，或 2.5 年時，在 0.05 顯著水準上檢定荷爾蒙無效的虛無假設，估計需要多少患者才能達到 90% 的檢定力（五種情況）。

1. 上述問題中，假設沒有設限的指數模型，並使用 log(HR) 作為感興趣的療效大小。將所有計算出所需要的樣本數，全部彙整在一個表格中，並對這些樣本數進行評論。
2. 考慮在對每個人進行 4 年、6 年、10 年（三種不同情況）的追蹤後終止觀察。使用 log(HR) 作為療效大小或感興趣的估計。在一個表格中列出所需的樣本數，包含在沒有設限的情況下所有的樣本數，並對這些樣本數結果進行解釋和評論。如果考慮設限，樣本數會膨脹多少？

作業 4.6

參考課堂上進行的「想象中的 2 英吋有多長」實驗（第 4.5 章節）：

1. 簡要討論如何透過等式 4.20 對實驗數據建立模型。模型參數是什麼？什麼程序當生成數據時可以確保假設成立？
2. 將從 n=15 名學生收集的數據輸入 SAS；獲得我們試圖估計的組內變異數、組間變異數，和母體真實值的估計值（這裡，我們知道真實值 =2 英寸）; 以及計算受試者第一和第二重複測量之間的相關性。
3. 驗證從等式 4.21 獲得的組內相關和來自 SAS 中 PRCO CORR 用於成對數據的皮爾森相關（Pearson correlation）匹配。證明這兩種相關的表示式是理論等價的。
4. 以上第 2 部分可以透過 SAS 中不同的程序進行：

   (1) 使用在 PROC VARCOMP 中的變異數組件模型

   (2) 使用在 PROC ANOVA 中的模型

   (3) 使用在 PROC GLM 中的模型

   (4) 使用在 PROC MIXED 中的隨機效應模型

   將該實驗作為用於獲得主要研究中對照組的訊息的前導研究，使用上面每一個 SAS 程序為具有相同的叢聚／相關測量的主要試驗找到樣本數計算時所需的正確變異數估計。
5. 將本班的數據收集後，與此 15 人 (以前班級) 的數據做分析，比較兩者之間是否有差異？由於都是估計同樣的 2 英吋，什麼虛無假設（H_0）與對立假設（H_A）是適當的？

資料

學生	序列	測量（英寸）	學生	序列	測量（英寸）
1	1	1.375	9	1	2.125
	2	1.375		2	2.0625
2	1	1.5625	10	1	1.625
	2	1.5		2	1.25
3	1	1.1875	11	1	2.28125
	2	1.175		2	2.4375
4	1	1.375	12	1	2
	2	1.25		2	2.375
5	1	2.46875	13	1	1.875
	2	2.34375		2	1.875
6	1	2.46875	14	1	1.5625
	2	2.3125		2	1.625
7	1	1.625	15	1	1.8125
	2	1.625		2	1.8125
8	1	2.0625			
	2	1.9375			

作業 4.7

進行模擬以計算 WMW 檢定的檢定力和樣本大小，對於檢定相同分佈的一般虛無假設，並將結果與具有比例勝算對立假設的等式 4.27 的結果進行比較。先介紹 WMW 檢定方法：

數據：令 $x_i(i=1, ..., n)$ 是來自母體 $F(x)$ 的隨機樣本和 y_i $(i=1, ..., m)$ 是來自母體 $G(y)$ 的隨機樣本。將所有的秩（rank）從 1 到 $N=n+m$ 分配給它們。令 $R(x_i)$ 表示分配給 x_i 的秩，以及 $R(y_i)$ 表示分配給 y_i 的秩。

WMW 檢定統計量和臨界值：如果沒有同分值或只有幾個同分值，所有分配給治療組 X 的秩的總和可以用作為檢定統計量：

$$T = \sum_{i}^{n} R(x_i)$$

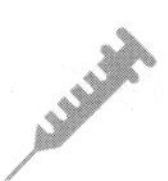

對於大於 20 的 n 或 m，T 的第 p 個分位數 w_p 由

$$w_p = n(N+1)/2 + z_p\sqrt{nm(N+1)/12}$$

近似。

因此，如果 $T>w_{1-\alpha}$，我們在阿法水準（α）拒絕相同分佈的虛無假設。如果有很多同分值，那麼我們就用

$$T_1 = \frac{\sum_i^n R(x_i) - n(N+1)/2}{\sqrt{\frac{nm}{N(N-1)}\sum_i^N R_i^2 - \frac{nm(N+1)^2}{4(N-1)}}}$$

其中 $\sum_{i=1}^N R_i^2$ 指的是兩個樣本中實際使用的所有 N 個秩或平均秩的平方和。對於 n 或 m 大於 20，在相同分佈的虛無假設下，T_1 近似 N(0, 1)。

模擬 WMW 檢定的檢定力如下：

1. 我們應該首先驗證檢定是否給出了正確的第一型誤差水準。從兩個相同的順序分佈（具有四個類別 c1、c2、c4，和 c6）生成 n=m=50 個觀測值：

   P(X=c1)=P(Y=c1)=0.05、P(X=c2)=P(Y=c2)=0.30、P(X=c4)=P(Y=c4)=0.25，和 P(X=c6)=P(Y=c6)=0.40

   計算檢定 T_1 並將其與 z=1.96 進行比較。如果 $T_1<-1.96$，那麼我們拒絕虛無假設，否則，我們不拒絕它。這樣做了 100,000 次。計算拒絕虛無假設的次數。檢查拒絕的比例是否接近 0.025。根據此比例構建 95% 信賴區間。這個信賴區間是否包含 0.025 ？

2. 然後我們檢定一個特定的對立假設：從以下兩個不同的順序分佈中生成 n=m=50 個觀測值：

   F(x) 仍與上述相同。但對於 G(y)，它現在是：

   P(Y=c1)=0.01、P(Y=c2)=0.25、P(Y=c4)=0.30，和 P(Y=c6)=0.44。

   再一次，如上進行 WMW 檢定。

   這樣做 10,000 次。找出虛無假設被拒絕的次數的比例。這是 WMW 檢定對於此特定的對立假設的估計檢定力。

3. 如果上述檢定力遠低於 80%（合理的二期或三期研究的一般目標），則使用更大的樣本數 n 和 m，再次進行模擬。如果檢定力遠高於 80%，則使用較小的樣本數 n 和 m，再次進行模擬。記錄這些結果並且製作一個表格，(n, m) 對上檢定力。

4. 上面第 2 部分中的對立假設是否符合比例勝算的假設？設想我們現在根據比例勝算比指定一個對立假設。首先，相應地構造 G(y)。然後，進行模擬找到具有 80%

檢定力在單邊 α=0.025 檢測 OR=2 的樣本數 (n=m)。將結果與等式 4.27 的結果進行比較。

參考文獻

Collett D. (1994). *Modelling Survival Data in Medical Research*. New York: Chapman & Hall.

CDER and CBER (US Department of Health and Human Services Food and Drug Administration Center for Drug Evaluation and Research and Center for Biologics Evaluation and Research). (2005). *Guidance for Industry: Clinical Trial Endpoints for the Approval of Cancer Drugs and Biologics*. Rockville, MD.

Fayers PM and Machin D. (2000). *Quality of Life Assessment, Analysis and Interpretation*. Chichester, UK: Wiley.

Jones B, Jarvis P, Lewis JA, and Ebbutt AF. (1996). Trials to assess equivalence: the importance of rigorous methods. *British Medical Journal* 313: 36-39.

Mann HB and Whitney DR. (1947). On a test of whether one of two random variables is stochastically larger than the other. *Annals of Mathematical Statistics* 18: 50-60.

McCullagh P. (1980). Regression models for ordinal data (with discussion). *Journal of the Royal Statistical Society*, Series B 42: 109-142.

Puntoni M, Branchi D, Argusti A, et al. (2013). A randomized, placebo-controlled, preoperative trial of allopurinol in subjects with colorectal adenoma. *Cancer Prevention Research* 6: 74-81.

Tsodikove A, Hasenclever D, and Loeffler M. (1998). Regression with bounded outcome score: evaluation of power by bootstrap and simulation in a chronic myelogenous leukaemia clinical trial. *Statistics in Medicine* 17: 1909-1922.

Walters SJ and Campbell MJ. (2005). The use of bootstrap methods for estimating sample size and analyzing health-related quality of life outcomes. *Statistics in Medicine* 24: 1075-1102.

Weisberg S. (1985). *Applied Linear Regression*. New York: Wiley.

Wilcoxon F. (1945). Individual comparisons by ranking methods. *Biometrics* 1: 80-83.

Whitehead J. (1993). Sample size calculation for ordered categorical data. *Statistics in Medicine* 12: 2257-2271.

5

共變異分析與分層分析

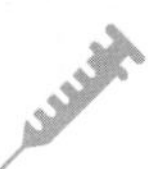

5.1 資料分析的原則

數據分析應將研究設計，特別是研究目標聯結在一起，從而對結果進行適當的解釋。對於正式的數據分析，兩種常見的推論類型是「假設檢定」和「估計伴隨著信賴區間」。（其他的機率包括預測、後驗機率等；一些基本的貝氏方法會在第7章介紹。）假設檢定的架構曾用於第4章中的樣本數計算。檢定和估計都用於數據分析的兩個層面：組內和組間比較。我們將在本章中檢視這些比較。

解釋結果的關鍵概念是「統計的顯著」對上「臨床的顯著」。前者提出問題：「觀察到的差異在多大程度上可歸因於隨機變異？」後者問：「觀察到的差異在數值上是否具有臨床意義？」統計的顯著透過機率論評估。臨床的顯著是判斷性的，和基於臨床界的共識或專家意見。

對於統計的顯著，「在多大程度上……」一詞通常由「沒有差異」的虛無假設下的尾端機率來衡量。這種尾端機率稱為 p 值。為了幫助正確解釋結果與臨床的顯著，我們通常除了提供 p 值，也提供治療效果的點估計值以及其 90% 或 95% 信賴區間。

正如我們在討論樣本量計算時所提到的，數據分析的方法取決於結果變量（指標）的類型；在一個迴歸的框架下，結果變量也稱為反應變量或應變量：

◎連續反應－例如血壓、血清膽固醇水準、骨質密度、體重等。通常使用變異數分析（analysis of variance, ANOVA）或共變異分析（analysis of covariance, ANCOVA）對基線值的變化、基線值的百分比變化，或基線值調整後的治療結果進行分析。

◎分類反應－二元和順序分類反應。對於二元反應，通常使用帶有共變量的 logistic 迴歸進行分析。對於順序分類反應使用累積 logistic 模型也是如此。 當治療組是唯一的共變量且樣本量不大時，費雪精準檢定（Fisher's exact test）通常用於 2×2 表格。當涉及其他預後共變量並且也是分類時，將進行分層分析。Cochran-Mantel-Haenszel 檢定（Cochran 1954, 1965; Mantel & Haenszel 1959; Mantel 1963）是一種常用的分層方法，用於結合來自分類預後變量形成的每個分層的彙總統計量。

◎具有設限的存活反應（事件發生時間）－此指標介於二元和連續之間。 通常使用假設風險成比例的 Cox 迴歸和分層對數秩檢定（stratified log-rank test）。

在討論交叉設計、基線值可比性，和所有樣本數計算時，我們在前幾章中已經看到了一些變異數分析與共變異分析模型及其角色。在本章中，我們將進一步研究共變異分析和分層分析作為臨床試驗中數據分析的常用工具，以調整所有預後因子（共變量）。我們還使用一個簡單形式的共變異分析（與治療組別一起使用的連續反應和一個連續共變量）和分層分析（除治療組之外的二元反應和二元共變量）；將分析與一些關鍵設計方法聯繫在一起，例如分層以及前幾章中介紹的隨機分派。

在臨床試驗中，可能收集了許多共變量，許多可能彼此相關。為避免因數據分析中可能存在不同共變量及其相互作用而導致的模稜兩可，從而可能導致推論的多重性和／或多重共線性，最好在該研究解盲進行治療比較前，在統計分析計劃中預先指定一組預測共變量。

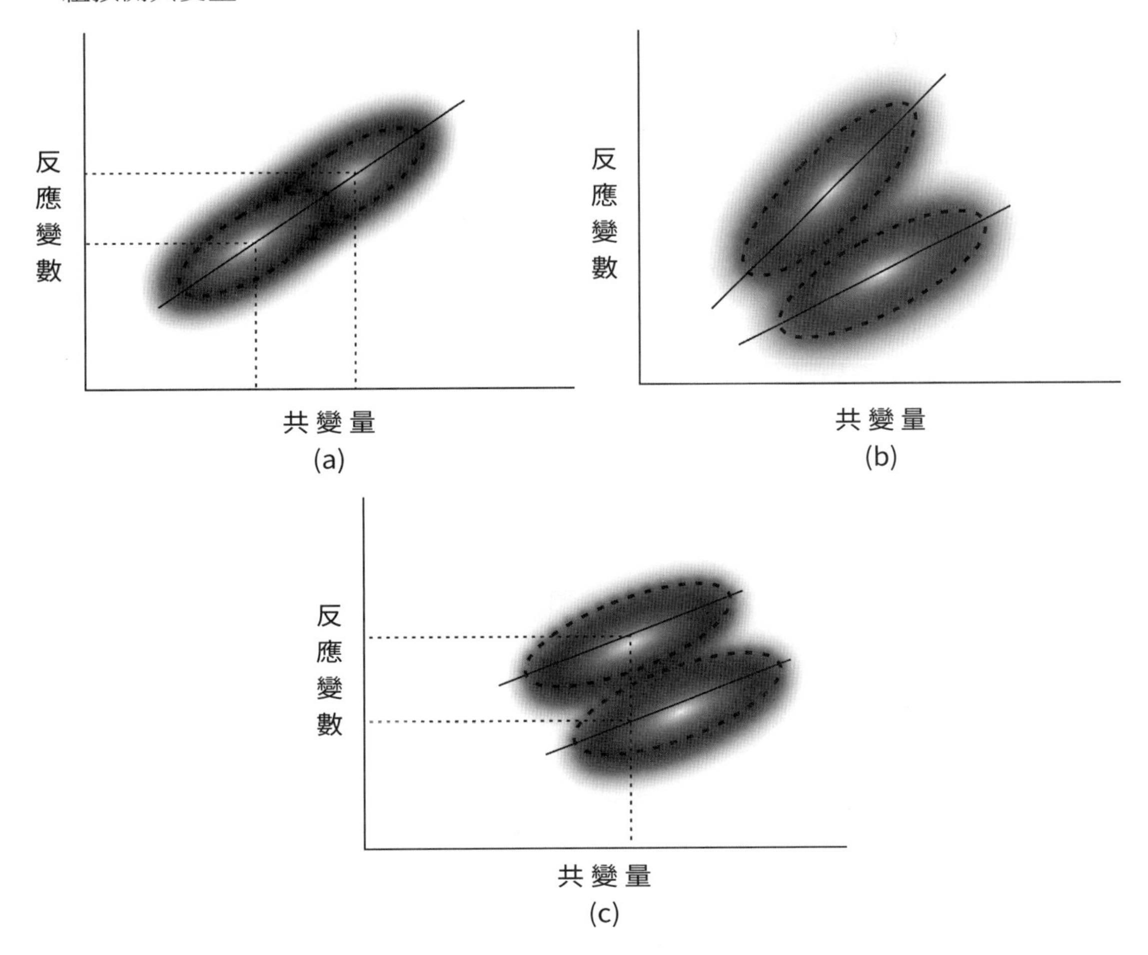

圖 5.1

(a) 由於共變量的差異，兩個治療組無法比較。

(b) 兩個治療組的反應和共變量之間具有不同的相關性。

(c) 兩個治療組大致可比，並且反應和共變量之間具有相似的相關性。

5.2 連續反應－變異數分析 (ANOVA) 與共變異分析 (ANCOVA)

ANCOVA 模型包含連續結果作為反應變量，以及共變量通常包括結果變量的基線值以及除治療組之外的其他連續或分類變量。例如受試者的基線年齡通常是需要考

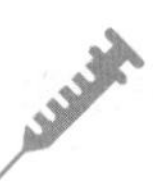

慮的有意義的共變量，因為在許多情況下，它與受試者的疾病狀態相關。 年齡可以被視為一個連續變量，或根據某些範圍被分組並成為一個分類變量。因此，ANCOVA是結合了 ANOVA 和線性迴歸分析的方法。所有這些方法都屬於廣義線性模型（general linear model, GLM）。ANCOVA 的基本想法可以藉由圖 5.1 來說明。

圖 5.1a 顯示，治療組之間觀察到的反應差異可能是預後因子（共變量）或所有因子組合失衡的結果。在這種情況下，可以說治療效果與預後因子混淆在一起。 因此，隨機分派對於減低這種可能性非常重要。但是，使用隨機分派仍然會偶然發生失衡，尤其是對於樣本數較小的試驗。

圖 5.1b 顯示，即使在預後因子中達到平衡，兩個治療組在反應和預後因子之間仍可能具有不同的關係（以斜率表示）。治療差異可能在不同的預後因子水準上有所不同。此時就透過斜率／相關性的差異來顯示治療效果。

圖 5.1c 顯示存在一些不平衡（即使有隨機情況也可能經常發生），並且也存在一些異質性。我們可以使用從合併數據中得出的一個共同斜率，然後認為治療差異在預後因子的某個範圍內是恆定的，從而簡化了治療比較的解釋。這就是 ANCOVA 的精髓。

在第 5.2.1–5.2.3 節中，我們使用 SAS 程序逐步進行 ANCOVA。

5.2.1 檢定相同斜率

用 T 來表示治療組，用 X 來表示基線預後因子，用 Y 來表示結果變量。用於評估斜率相等的 SAS 程序是

```
PROC GLM;
  Class T;
  Model Y = T X T*X;
Run;
```

透過共變量相互作用對治療組進行的 ANOVA 檢定，T*X 指出治療組之間的斜率是否相同。如果相互作用是顯著的（例如，在 5% 水準），我們需要謹慎地解釋 ANCOVA，因為這意味著所有的治療效果在預後因子的不同水準上變化。在這種情況下，我們可以說治療效果影響介於結果 Y 和基線預後因子 X 之間的關係，其藉由斜率來表示。

當交互不顯著時，我們會從 MODEL 語句中刪去 T*X：

```
PROC GLM;
  Class T;
  Model Y = T X;
```

Run;

在 SAS 中，MODEL 語句中效果的順序對於第一型平方和（sum of squares, SS）很重要，其中後者效果將依次透過前者的效果進行調整，而對於第三型平方和，順序無關緊要，也就是說，所有效果都會相互調整。在這種情況下，更有意義的是，對於共變量 X 調整治療效果 T。因此，如上面的 MODEL 語句中所看到的，在 X 之前寫入 T，應使用第三型平方和而不是第一型平方和。

當斜率相同時，治療比較是被共變量 X (基線預後因子) 調整過的；對於在任何水準上的基線預後因子，無論預後因子水準如何，比較將是相同的。一個有意義的比較是在所有治療組的預後因子的基線綜合平均水準。

當相互作用項處於顯著邊緣時，我們仍然可以強制使用一個共同的斜率（等同於合併所有組別，配適一條迴歸線）以簡化 ANCOVA 的解釋。

總結，對於 ANCOVA，應遵循以下步驟：

1. 對於單一因子，使用配適每個治療組的線性迴歸來製作一個散布圖。
2. 檢定相同斜率的假設。
3. 如果不拒絕相同斜率的假設，則使用共同斜率 ANCOVA 模型（即，沒有相互作用項的模型）來比較治療差異。
4. 如果斜率顯示顯著不相等，請停止 ANCOVA。斜率本身表達了治療效果。

注意，結果變量的基線測量總是個重要預後因子；我們透過研究設計中的分層和隨機分派方法來控制它在治療組之間的平衡或用 ANCOVA 中的迴歸方法來調節。我們還應該注意 SAS 輸出的解釋，如第 5.2.2 節所述。

5.2.2 具有一個共同斜度的共變異分析模型

令 y_{ij} 為治療後的結果，x_{ij} 為基線測量值，$d_{ij}=y_{ij}-x_{ij}$ 為第 i 治療組中第 j 位患者的變化；i=1, 2 且 j=1, ..., n。ANCOVA 的均值模型可以被表示為

$$\begin{aligned} E(y_{ij}|x_{ij}) &= \mu+\tau_i+\beta(x_{ij}-\bar{x}_{..}) \\ &= \alpha_i+\beta(x_{ij}-\bar{x}_{..}) \\ &= \beta_0+\tau_i+\beta x_{ij} \end{aligned} \quad (5.1)$$

μ（或 $\beta_0=\mu-\beta\bar{x}_{..}$）是總平均數，$\tau_i$（或 $\alpha_i=\mu+\tau_i$）表示由於治療 i 的效果，β 反映了 Y 和 X 之間的共同線性關係，其獨立於治療組。上面所有的表達式是等價的，都在這裡提出，以便在不同的情境下更容易解釋。例如，我們之前提到的，儘管在具有共同斜率的 ANCOVA 模型中，治療間的比較在 X 的任何水平上都是相同的，等式 5.1 的第一行或第二行清楚地表示，在 X 的綜合平均值（$=\bar{X}_{..}$）上的比較通常比在 X=0 上的

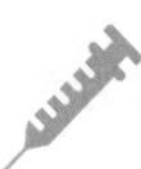

比較更有意義。

透過最小平方（least squares, LS）法，我們得到所有參數的最小平方估計：

$$\hat{\mu} = \bar{y}_{..}$$

$$\hat{\alpha}_i = \bar{y}_{i.} - \hat{\beta}(\bar{x}_{i.} - \bar{x}_{..})$$

$$\hat{\beta} = \frac{\sum_{i=1}^{2}\sum_{j=1}^{n_i}(y_{ij} - \bar{y}_{..})(x_{ij} - \bar{x}_{..})}{\sum_{i=1}^{2}\sum_{j=1}^{n_i}(x_{ij} - \bar{x}_{..})^2} = \frac{\sum_{i=1}^{2}\sum_{j=1}^{n_i} y_{ij}x_{ij} - \sum_{i=1}^{2} n_i\bar{y}_{i.}\bar{x}_{i.}}{\sum_{i=1}^{2}\sum_{j=1}^{n_i} x_{ij}^2 - \sum_{i=1}^{2} n_i\bar{x}_{i.}^2} \qquad (5.2)$$

（此時，如果你覺得你對線性迴歸分析的記憶生疏了，你應該立即回顧這個主題；參考 Weisberg [1985]）。以上 $\hat{\beta}$ 式子的分子有時表示為 SS_{YX}，分母表示為 SS_{XX}。因此，簡而言之，$\hat{\beta}=SS_{YX}/SS_{XX}$。

在等式 5.2 中，$\bar{y}_{i.}$ 是治療組 i 的原始（未調整）平均值，$\hat{\alpha}_i$ 是治療組 i 的 調整後平均值（LS 平均值），根據基線共變量 X 進行調整。調整量取決於兩個因子的乘積：x 與 y 的相關性（用 $\hat{\beta}$ 表示），以及組平均值與總體平均值的距離（即基線不平衡的程度）。這很有啟發性。在第 2 章第 2.8 節中，我們討論了基線可比性的概念。首先，使用 p 值來表示基線的可比性，如醫學出版物中時有所見，並不如 LS 平均值調整那樣有意義。如果我們確定隨機分派已經正確執行，則 p 值僅反映第一型誤差率。比起與結果指標具有非常弱相關性的基線特徵的一個大差異，一個高度相關的預後因子的小且統計上不顯著的基線差異（其為第一型誤差）仍然可以導致一個更大的調整。其次，分層（對於分類共變量）和隨機分派的設計方法可以增加基線平衡的機會，盲瞞可以保護評估偏差，使結果和基線共變量之間的相關性獨立於治療組（因此導致一個共同的斜率）。

5.2.3 使用 SAS 執行共變異分析

除了等式 5.1 中的平均值模型，ANCOVA 模型還具有一個額外的誤差項。當這個誤差項是常態分佈時，該 LS 估計量（等式 5.2）也是最大概似估計量（maximum likelihood estimator, MLE）。然後我們可以執行統計檢定和信賴區間估計。注意，透過檢視

$$\hat{\alpha}_1 = \bar{y}_{1.} - \hat{\beta}(\bar{x}_{1.} - \bar{x}_{..}), \quad \hat{\alpha}_2 = \bar{y}_{2.} - \hat{\beta}(\bar{x}_{2.} - \bar{x}_{..})$$

$$\hat{\alpha}_1 - \hat{\alpha}_2 = (\bar{y}_{1.} - \bar{y}_{2.}) - \hat{\beta}(\bar{x}_{1.} - \bar{x}_{2.}) \qquad (5.3)$$

可以看出在每一個組 i 中檢定調整後的平均值，$\alpha_i=0$，是沒有意義的。而組間檢定，$\alpha_1=\alpha_2$，才是有意義的。

上面等式 5.3 中清楚地顯示基線平均值差的調整。如果隨機分派是公平的，那麼 $\bar{x}_1.-\bar{x}_2.\approx 0$，組間比較的調整幾乎可以忽略不計。因此，在一個適當隨機試驗的背景下，特別是對於一個樣本數大的隨機試驗，ANCOVA 的主要目的是研究共變量，而不是調整偏差。共變量的研究是了解疾病和治療機制以及發現所有關係的一個方法，它也許有助於研究者計劃未來的研究。在比較治療效果時，納入共變量也可以減少變異數。我們在 5.3 節討論這一點。

如果我們在 ANCOVA 模型中使用 d_{ij}（它是改變量，即 $d_{ij}=y_{ij}-x_{ij}$），而不是 y_{ij}，那麼斜率（與上述 β 相關）是什麼？檢定這個新的斜率等於 0 是否仍然有意義？治療比較是否與使用 y_{ij} 相同？以下等式檢視這些疑問。

改變量 d 與基線 X 的回歸斜率用 $\tilde{\beta}$ 表示。

$$\tilde{\beta}=\rho_{dx}\frac{\sigma_d}{\sigma_x}=\frac{\sigma_{dx}}{\sigma_d\sigma_x}\frac{\sigma_d}{\sigma_x}=\frac{\mathrm{cov}(y-x,x)}{\sqrt{\mathrm{var}(x)}\sqrt{\mathrm{var}(x)}}=\frac{\mathrm{cov}(y,x)-\mathrm{var}(x)}{\mathrm{var}(x)}=\beta-1$$

因此，檢定 $\tilde{\beta}=0$ 相當於檢定 $\beta=1$，這通常沒有意義，除非 $\sigma_y=\sigma_x$。當 $\sigma_y=\sigma_x$ 時，$\beta=\rho$。 所以，檢定 $\tilde{\beta}=0$ 相當於檢定一個完全相關性 $\rho=1$。

現在，讓我們來看看治療組的比較。使用之前的估計符號，i 組的 LS 平均值是

$$\begin{aligned}\tilde{\alpha}_i &= \bar{d}_{i\cdot}-\hat{\tilde{\beta}}(\bar{x}_{i\cdot}-\bar{x}_{\cdot\cdot})\\ &= \bar{d}_{i\cdot}-\left(\hat{\beta}-1\right)(\bar{x}_{i\cdot}-\bar{x}_{\cdot\cdot})\\ &= (\bar{y}_{i\cdot}-\bar{x}_{i\cdot})-\hat{\beta}(\bar{x}_{i\cdot}-\bar{x}_{\cdot\cdot})+(\bar{x}_{i\cdot}-\bar{x}_{\cdot\cdot})\\ &= \bar{y}_{i\cdot}-\hat{\beta}(\bar{x}_{i\cdot}-\bar{x}_{\cdot\cdot})-\bar{x}_{\cdot\cdot}\\ &= \hat{\alpha}_i-\bar{x}_{\cdot\cdot}\end{aligned}$$

因此，基於 y 的 LS 平均值和基於 d 的 LS 平均值僅相差一個常數，即 x 的總體平均值。無論是使用 y 還是 d，組間比較都是相同的。再者，從等式 5.4 可以看出另個有趣的事實：

$$\tilde{\alpha}_i=\bar{d}_{i\cdot}-\hat{\tilde{\beta}}(\bar{x}_{i\cdot}-\bar{x}_{\cdot\cdot}) \tag{5.4}$$

即，使用差值 d_{ij} 檢定每一個 $\alpha_i=0$ 現在是有意義的，因為在這種情況下，它現在是從基線值開始的組內變化，針對回歸至平均值效應進行調整（等式 5.4 的第二項）。請注意，相反地，之前成對 t 檢定僅使用等式 5.4 的第一項 $\bar{d}_{i\cdot}$，而不考慮歸因於回歸至平均值的任何變化。當迴歸至平均值的效應很大時，對於組內變化，比起之前的成對 t 檢定，我們更偏好等式 5.4。

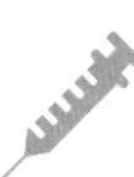

5.3 透過共變因子減少變異量

利用平均數模型（等式 5.1），加上假設誤差項服從平均數為 0 且條件變異數為 $Var(Y|X)=\sigma_{y|x}^2$ 的常態分佈，我們可以將療效的未經調整估計量與等式 5.3 中調整後的估計量進行比較。將 Y 的邊際變異數表示為 $Var(Y)=\sigma_y^2$，並假設每一組的樣本數為 n。

如果等式 5.1 中的模型正確，則治療效果的未經調整的估計量為 $(\bar{y}_{1}.-\bar{y}_{2}.)$。

$$E(\bar{y}_{1}.-\bar{y}_{2}.)=(\tau_1-\tau_2)+\beta(\bar{x}_{1}.-\bar{x}_{2}.)$$

所以，未經調整的 $(\bar{y}_{1}.-\bar{y}_{2}.)$ 在估計 $\tau_1-\tau_2$ 時，有了 $\beta(\bar{x}_{1}.-\bar{x}_{2}.)$ 的偏差。$(\bar{y}_{1}.-\bar{y}_{2}.)$ 的變異數為 $2\sigma_y^2/n$。因此，未經調整的估計量的均方誤差為

$$\beta^2(\bar{x}_{1}.-\bar{x}_{2}.)^2+2\sigma_y^2/n \tag{5.5}$$

治療效果的調整估計量為 $\hat{\alpha}_1-\hat{\alpha}_2=\bar{y}_{1}.-\bar{y}_{2}.-\hat{\beta}(\bar{x}_{1}.-\bar{x}_{2}.)$。

因為 $\hat{\beta}$ 是 β 的不偏估計，所以 $E(\hat{\alpha}_1-\hat{\alpha}_2)=\tau_1-\tau_2$。$\hat{\alpha}_1-\hat{\alpha}_2$ 的變異數涉及 $\hat{\beta}$ 的變異數，或更確切地說，給定 X，$\hat{\beta}$ 的條件變異數：

$$Var(\hat{\beta}|X)=(\sigma_{y|x}^2)/SS_{XX}$$

因此

$$Var(\hat{\alpha}_1-\hat{\alpha}_2|X)=\sigma_{y|x}^2\left[\frac{2}{n}+\frac{(\bar{x}_{1}.-\bar{x}_{2}.)^2}{SS_{XX}}\right] \tag{5.6}$$

因為 $\hat{\alpha}_1-\hat{\alpha}_2$ 是不偏的，所以等式 5.6 也是均方誤差。

當我們比較等式 5.5 和 5.6 時，針對給定數據調整共變量的可取性取決於 $\sigma_{y|x}^2$、σ_y^2，和 β；而這些都是未知的。實際應用時，我們可以使用數據得到的相應估計值替換它們。如果均方誤差（等式 5.5）較小，則使用未經調整的估計量；否則，我們使用調整後的估計量。Abeyasekera（1984）進行的一些模擬研究顯示，在大多數情況下，當反應變量和共變量之間的相關性至少中等時（大於 0.15），此策略優於「始終調整」或「始終不調整」的規則。當只有兩個治療組且僅考慮一個共變量時，此過程很容易做到。對於一個以上的共變量和兩個以上的治療組，實施起來就更加複雜。

5.4 分層分析

對於二元或順序分類反應以及一些連續和分類共變量，經常使用 logistic 和累積 logistic 迴歸模型來分析針對共變量調整的治療效果。由於 logistic 迴歸涉及一種迭代方法來獲得迴歸係數的最大概似估計值（McCullagh & Nelder, 1989），因此與 ANCOVA 在連續反應情況下相比，了解共變量分佈的影響並不那麼顯而易見。但是，我們可以

透過比較兩個治療組（T=A、B）關於二元反應（R=1、0），以二元共變量（X=「+」、「–」）分層的一個簡單案例來說明。表 5.1 顯示了這種分層分析。

表 5.1(A) 的「配置分佈」部分指出 $P(T=A)=P(T=B)=1/2$，即兩組平均配置。因為 $P(T=A, X="+")=\pi_A$ 和 $P(T=B, X="+")=\pi_B$，所以 $P(X="+")=\pi_A+\pi_B$，並且 $P(X="-")=1-(\pi_A+\pi_B)$。因此，根據 X 的分層隨機分派，$P(T=A|X="+")=\pi_A/(\pi_A+\pi_B)$，$P(T=B|X="+")=\pi_B/(\pi_A+\pi_B)$。$P(T=A|X="+")=P(T=B|X="+")$ 若且唯若 $\pi_A=\pi_B$。

表 5.1(B) 的「反應率」部分指出

$$P(R=1|T=A, X="-")=\alpha，P(R=1|T=A, X="+")=\varphi\alpha，$$

$$P(R=1|T=B, X="-")=\beta，P(R=1|T=B, X="+")=\varphi\beta。$$

因此

$$P(R=1|T=A, X="+")/P(R=1|T=A, X="-")=$$

$$P(R=1|T=B, X="+")/P(R=1|T=B, X="-")=\varphi$$

正因子 X，即 X 等於「+」，透過一個 φ 的乘數影響反應率對上負因子 X，即 X 等於「–」，其與治療組無關。這類似於 ANCOVA 模型中的平行斜率。

從表 5.1 中，我們可以結合 X 等於「+」和 X 等於「–」的分層來計算每個治療組的期望反應率，如下所示：

$$\begin{aligned}
P_A = P(R=1|T=A) &= \frac{P(R=1, T=A)}{P(T=A)} \\
&= 2[P(R=1, T=A, X="+") \\
&\quad + P(R=1, T=A, X="-")] \\
&= 2[P(R=1|T=A, X="+")P(T=A, X="+") \\
&\quad + P(R=1|T=A, X="-")P(T=A, X \\
&= "-")] \\
&= 2[(\varphi\alpha)\pi_A + \alpha(1/2-\pi_A)] \\
&= \alpha[1+2\pi_A(\varphi-1)]
\end{aligned} \quad (5.7)$$

相同地，

$$\begin{aligned}
P_B = P(R=1|T=B) &= \frac{P(R=1, T=B)}{P(T=B)} \\
&= 2[(\varphi\beta)\pi_B + \beta(1/2-\pi_B)] \\
&= \beta[1+2\pi_B(\varphi-1)]
\end{aligned} \quad (5.8)$$

為了解當 $\pi_A=\pi_B=\pi$ 時，具有已平衡因子 X 的治療比較，與具有未平衡因子的治療比較，兩者之間的關係，我們讓等式 5.7 和 5.8 中的 $\pi_A=\pi_B=\pi$，分別得到

$$\begin{aligned} P_A^* &= \alpha[1 + 2\pi(\varphi - 1)] \\ &= P_A \frac{[1 + 2\pi(\varphi - 1)]}{[1 + 2\pi_A(\varphi - 1)]} \end{aligned} \tag{5.9}$$

$$\begin{aligned} P_B^* &= \beta[1 + 2\pi(\varphi - 1)] \\ &= P_B \frac{[1 + 2\pi(\varphi - 1)]}{[1 + 2\pi_B(\varphi - 1)]} \end{aligned} \tag{5.10}$$

因為 X 對 R 的影響是用乘數 φ 表示的，所以我們按照反應率的比率來檢視 X 的分佈的影響，如下所示

$$\frac{P_A}{P_B} = \frac{\alpha}{\beta}\frac{[1 + 2\pi_A(\varphi - 1)]}{[1 + 2\pi_B(\varphi - 1)]} = \frac{P_A^*}{P_B^*}\frac{[1 + 2\pi_A(\varphi - 1)]}{[1 + 2\pi_B(\varphi - 1)]} \tag{5.11}$$

X 因子的不平衡透過一個因子 $\frac{[1 + 2\pi_A(\varphi - 1)]}{[1 + 2\pi_B(\varphi - 1)]}$ 將反應率的比率改變，這不僅涉及 X 在治療組中的分佈（π_A 和 π_B），還涉及 φ，其中 φ 是因子 X 對反應的影響。此調整與等式 5.1 中針對 ANCOVA 的額外調整 $\beta(x_{ij}-\bar{x}_{..})$ 相類似。

表 5.1

分層分析

		治療組別（T）	
		A	B
(A) 配置分佈			
因子（X）	「+」	π_A	π_B
	「−」	$1/2-\pi_A$	$1/2-\pi_B$
加總		1/2	1/2
(B) 反應率			
因子（X）	「+」	φα	φβ
	「−」	α	β
比例		φ	φ

附錄 5.1：每週平均疼痛評分數據

Obs	WK_0	WK_7	Age	Sex	SubjID	TRT
1	6.8571	4.5714	62	M	30007	Control
2	4.8571	2.8571	64	M	30009	Control
3	5.8571	7.0000	48	M	40003	Control
4	7.7143	5.5714	58	M	60002	Control
5	6.6000	2.0000	59	F	60007	Control
6	5.7143	6.5714	65	F	70004	Control
7	7.5714	2.2857	58	M	70012	Control
8	2.8333	0.5714	67	F	70023	Control
9	8.8571	8.7143	68	M	70037	Control
10	6.0000	1.4000	40	M	90015	Control
11	6.2857	6.0000	56	M	90025	Control
12	8.7143	7.0000	67	M	90031	Control
13	6.1429	6.1429	50	F	110001	Control
14	8.2857	8.5714	67	F	110004	Control
15	9.8000	7.8571	63	F	140014	Control
16	7.1429	5.1429	62	M	170008	Control
17	7.2857	3.8571	69	M	190004	Control
18	4.8571	2.0000	73	M	190010	Control
19	7.0000	7.0000	71	F	190015	Control
20	6.0000	1.0000	65	F	190025	Control
21	7.5714	4.8571	70	F	190036	Control
22	4.4286	2.2857	73	F	190042	Control
23	9.7143	10.0000	44	F	190046	Control
24	5.0000	3.0000	52	M	190055	Control
25	7.2857	3.8333	36	F	200002	Control
26	5.2857	2.0000	51	F	210002	Control
27	9.7143	9.0000	50	M	210009	Control
28	5.4286	3.2857	55	F	210013	Control
29	9.7143	9.3333	48	F	210014	Control
30	9.7143	10.0000	55	F	230011	Control
31	7.7143	5.0000	58	M	240001	Control
32	5.8571	5.5714	60	F	240004	Control
33	8.5714	7.7143	50	F	240012	Control
34	7.7143	8.0000	75	M	240017	Control
35	7.5714	6.0000	60	F	240023	Control
36	9.5714	9.4286	73	F	280003	Control

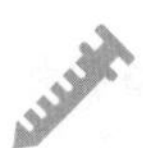

37	6.7143	5.1429	77	M	280010	Control
38	8.0000	5.2857	75	F	280012	Control
39	8.8571	7.2857	62	F	280015	Control
40	10.0000	0.0000	55	F	280016	Control
41	6.2500	5.1429	52	M	60011	Active
42	8.0000	4.4286	68	M	70010	Active
43	8.4286	9.0000	67	F	70038	Active
44	7.3333	6.8571	54	M	90004	Active
45	6.2857	4.1667	60	F	90026	Active
46	8.7500	3.2857	53	F	130001	Active
47	10.0000	1.5714	57	M	140011	Active
48	7.2857	6.3333	55	F	190054	Active
49	7.0000	5.7143	65	F	190056	Active
50	4.1429	1.1429	28	F	210008	Active
51	7.83333	4.28571	52	F	220001	Active
52	4.14286	3.42857	55	F	230001	Active
53	6.85714	4.80000	63	M	230009	Active
54	7.85714	2.57143	62	F	240005	Active
55	5.28571	5.00000	64	F	290011	Active
56	8.71429	6.00000	63	F	290046	Active
57	5.58714	3.00000	58	F	310005	Active
58	7.00000	6.57143	51	M	310033	Active
59	7.16667	8.20000	54	M	330003	Active
60	7.28571	7.42857	55	F	340004	Active
61	5.16667	4.00000	72	F	360019	Active
62	7.42857	6.28571	60	F	360023	Active
63	4.20000	6.85714	75	M	360033	Active
64	6.20000	2.42857	37	F	360046	Active
65	4.14286	2.00000	61	M	480003	Active
66	7.42857	6.14286	57	F	480008	Active
67	7.28571	8.14286	61	M	520002	Active
68	6.60000	5.85714	51	M	570009	Active
69	7.00000	7.14286	56	M	580001	Active
70	6.42857	3.00000	48	F	640003	Active
71	9.00000	7.85714	59	M	670002	Active
72	5.85714	5.00000	62	M	760002	Active
73	4.71429	0.00000	73	M	760012	Active
74	6.28571	6.00000	74	M	780004	Active

75	7.00000	6.83333	56	M	780009	Active
76	6.57143	5.66667	65	M	790010	Active
77	6.14286	0.00000	50	M	790021	Active
78	6.80000	2.85714	69	M	800003	Active
79	5.28571	5.42857	68	F	800005	Active
80	8.28571	7.00000	54	M	800014	Active
81	7.00000	1.14286	78	M	820007	Active

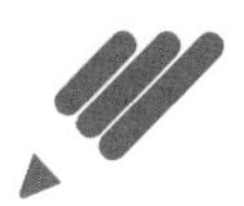

作業 5.1

附錄 5.1 列出了來自一項隨機臨床試驗的數據集，以評估治療對每周平均疼痛評分（weekly average pain score, WAPS）的影響。有兩個治療組，控制組和活性組，以及 WAPS 的兩個測量，在基線（WK_0）和第 7 週（WK_7）。患者的年齡（Age）和性別（Sex）也包括在列表中。

1. 將第 7 週的 WAPS 作為反應變量，將基線值作為共變量。進行 ANCOVA。平行斜率的假設是否滿足？檢定對於共變量調整後的治療效果。獲得每一個治療組的調整後平均值和相對應的 95% 信賴區間。
2. 創建一個變量，WAPS 的改變，並將其作為反應變量。包括 WAPS 基線值、年齡，和性別作為進行 ANCOVA 的共變量。報告結果並給出結論。

作業 5.2

分層分析（Altman, 1985）

1. 遵循第 5.4 節中的表示法，假設我們透過分層隨機分派設計了一個均衡的設計，並獲得了以下結果（表 5.2）：
   (1) 根據表 5.1 中的表示法，φ 的值是多少？
   (2) 首先透過合併的結果（100/200 對上 80/200）檢定總體治療效果，然後透過 Cochran-Mantel-Haenszel（CMH）檢定。比較並發表評論。（你可能需要創建兩個 2×2 表格來進行 CMH 檢定，或者可能需要使用 SAS 中的 PROC FREQ 選項。）
2. 在不顯著地改變每一個階層的反應率（A 對上 B）的情況下，假設治療組中因子 X 的分佈不平衡（A 相對於 B 有比較多的 X 等於「+」，並且比較少 X 等於「-」），如表 5.3 所示。

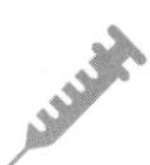

(1) φ 改變了嗎？

(2) 使用卡方檢定來檢查 X 在治療組之間的分佈。p 值是多少？這個 p 值代表什麼？

(3) 首先透過合併的結果（103/200 對上 77/200）檢定總體治療效果，然後透過 CMH 檢定。比較並發表評論。

3. 在不顯著地改變每一個階層的反應率（A 對上 B）的情況下，假設治療組中因子 X 的分佈不平衡（B 相對於 A 有比較多的 X 等於「+」，並且比較少 X 等於「–」），如表 5.4 所示。

(1) φ 改變了嗎？

(2) 使用卡方檢定來檢查 X 在治療組之間的分佈。p 值是多少？這個 p 值代表什麼？

(3) 首先透過合併的結果（97/200 對上 83/200）檢定總體治療效果，然後透過 CMH 檢定。比較並發表評論。

表 5.2

作業 5.2.1：分層分析

		治療組別（T）		加總	反應率 A 對上 B	
		A	B			
因子（X）	「+」	40/50	32/50	72/100	80%	64%
	「–」	60/150	48/150	108/300	40%	32%
加總		100/200	80/200	180/400	50%	40%

來源：Altman, D. G., The Statistician, 34, 125, 1985。經許可

表 5.3

作業 5.2.2：分層分析

		治療組別（T）		加總	反應率 A 對上 B	
		A	B			
因子（X）	「+」	47/59	26/41	73/100	80%	63%
	「–」	56/141	51/159	107/300	40%	32%
加總		103/200	77/200	180/400	51.5%	38.5%

來源：Altman, D. G., The Statistician, 34, 125, 1985。經許可

表 5.4

作業 5.2.3：分層分析

		治療組別（T）		加總	反應率 A 對上 B	
		A	B			
因子（X）	「+」	33/41	38/59	71/100	80%	64%
	「−」	64/159	45/141	109/300	40%	32%
加總		97/200	83/200	180/400	48.5%	41.5%

來源：Altman, D. G., The Statistician, 34, 125, 1985。經許可

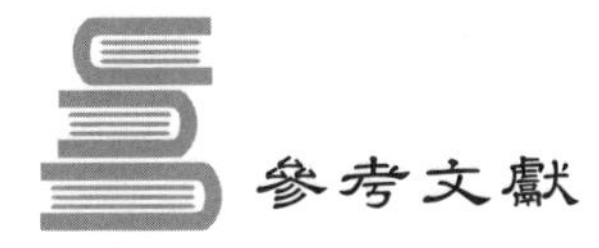

參考文獻

Abeyasekera S. (1984). The desirability of covariance adjustments. *Journal of the Royal Statistical Society. Series C (Applied Statistics)* 33: 33-37.

Altman DG. (1985). Comparability of randomized groups. *The Statistician* 34: 125-136.

Cochran WG. (1954). Some methods for strengthening the common chi-square tests. *Biometrics* 21: 86-98.

Cochran WG. (1954). Analysis of covariance. Its nature and uses. *Biometrics* 13: 261-281.

Mantel N and Haenszel W. (1959). Statistical aspects of the analysis of data from retrospective studies. *Journal of the National Cancer Institute* 2: 719-748.

Mantel N. (1963). Chi-square tests with one-degree of freedom: extensions of the Mantel-Haenszel procedure. *Journal of the American Statistical Association* 58: 690-700.

McCullagh P and Nelder JA. (1989). *Generalized Linear Models*. London: Chapman & Hall.

Weisberg S. (1985). *Applied Linear Regression*. New York: Wiley.

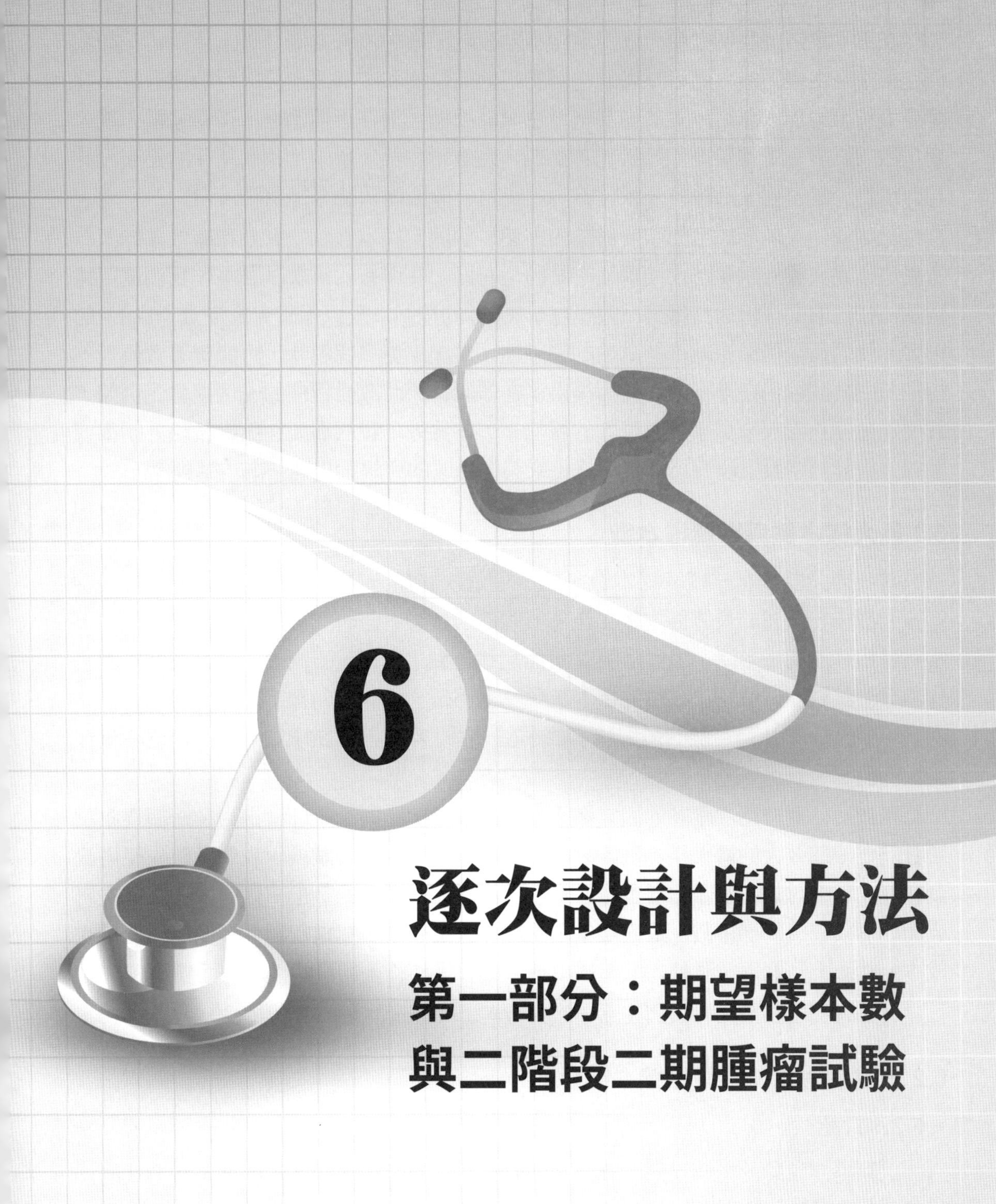

逐次設計與方法

第一部分：期望樣本數與二階段二期腫瘤試驗

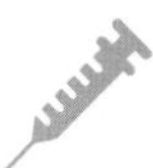

在第 4 章中，我們主要考慮固定樣本數設計，當中沒有期間分析。然而，正如我們在第 1 章中提到的，臨床試驗通常需要定期的監測和在期間階段進行數據分析，同時患者持續地加入試驗。對於涉及威脅生命的疾病、潛在毒性治療、長期追蹤，或大樣本數的試驗，這種監測和分析尤為必要。在本章和第 7 章中，我們將探討逐次設計和方法對於具有期間階段的臨床試驗，並使用一個腫瘤試驗進行說明。

正如我們在前面的章節中所討論的，使一個固定樣本數試驗有效和有效率的所有考量也與逐次設計試驗（或簡稱逐次試驗）有關。在所有的逐次試驗中，我們需要特別關注任何期間分析對整體第一型誤差率（α）的控制以及目標研究檢定力（1–β）的影響。我們還需要周密地維持試驗的完整性，當出現更多問題時，可能會導致偏差，特別是由於試驗仍在進行中，從而提供了在監測結果時改變程序的一個機會（例如，我們不會停止看起來似乎較差療效的醫院。）。另外，我們需要在臨床試驗計劃書或數據分析計劃中設置研究可能提前終止或其他修改的「決策規則」或「準則」。

6.1 最大樣本數與期望樣本數

當我們設計具有一個總樣本數 N 的一個逐次試驗，這個 N 實際上是，如果試驗持續到最後，預測的最終樣本數。作為一個逐次試驗，該研究可能提前終止，例如，當病患招募達到一半時，因此這個 N 可能無法達到。所以，不同於一個非逐次（固定樣本數）試驗，一個逐次試驗的樣本數實際上不是一個固定的數字。對於研究，在逐次試驗中設計的 N 是可能的最大樣本數。在一個逐次設計的試驗中，還有一個期望樣本數的概念。

相較於一個非逐次設計的固定樣本數，為了達到相同的統計檢定力，一個逐次試驗會需要一個較大的最大樣本數。因此，為了計劃一個逐次試驗，我們應首先使用我們在第 4 章中討論和學習的樣本數公式，然後增加樣本數的數量，以獲得相應逐次研究的一個校正後的樣本數。最大樣本數的增加也反映了研究進行額外監測的一個潛在成本。然而，一個逐次試驗的期望樣本數會隨著提前終止的可能性增加而變小。

為了說明這些要點，我們在下一節中考慮二期癌症試驗的獨特特徵。

6.2 一階段對比二階段癌症二期試驗

6.2.1 介紹

二期癌症試驗的主要目的是確定一個新療法（通常是藥物或治療方案和方式的一個組合）是否具有足夠的效力對抗一個特定類型的腫瘤，以進行下一步（三期）發展。癌症二期試驗與涉及許多其他疾病的試驗之間的主要區別在於，前者通常被設計為單臂試驗而沒有一個同步對照組。（廣泛的流行病學資料、文獻綜述、統合分析對於使用歷史對照的二期癌症試驗的立案至關重要。）癌症二期試驗的主要療效指標通常是臨床上定義的腫瘤反應率，基於減少腫瘤大小的一個組合和／或生化標記的改變，以及在一個固定時間點的最近無事件（例如，無惡化）存活。例如，在 2000 年，一個國際委員會對「固體腫瘤的療效評估標準（Response Evaluation Criteria in Solid Tumors, RECIST）」的規則進行了標準化，該規則用於使用 X 射線（X-ray）、電腦斷層（CT）和磁共振成像（MRI）技術所測量的實體腫瘤反應。對於大多數美國聯邦癌症研究院（NCI）贊助的試驗，建議使用 RECIST。當計算單個（總體）反應率時，通常將完整反應（complete response, CR）和部分反應（partial response, PR）合併在一起，與疾病惡化（progressive disease, PD）和穩定疾病（stable disease, SD）比較。有時研究者也會收集存活資料，但因為小的樣本數，信賴區間通常很寬。

二期試驗的假設檢定通常基於反應率，因為反應率有助於決定是否進行一個三期試驗。如果真實反應率（p）不超過某一水平（p_0），則該治療將被認為不值得研究，如果真實反應率大於某一目標水平（p_1），則會在較大的患者群體中進一步研究（如，三期研究）。不值得研究的反應率水平（p_0）很可能來自關於標準治療的文獻。反應率的目標水準（即，對立假設，p_1）通常是根據研究者對新治療的期望進行設定的，以便進一步研究，但它也應該是切合實際的，並且基於早期或臨床前的數據。通常，出於道德和實際考量，這些二期試驗使用一個兩階段或三階段設計，以便在第一階段結束時可以提早捨棄無效的治療。在 20 世紀 60 年代早期，當抗癌藥物顯示低的治療效果，Gehan（1961）的兩階段設計被廣泛使用，其中 p_0 設定為零。後來，Simon（1989）推廣了 p_0 並引入了優化和大中取小設計。優化設計最小化了虛無假設下的期望樣本數，而大中取小設計最小化了總樣本數的最大值。

6.2.2 用 R 函數重新探討單樣本之下的二項分佈和樣本數估計

回想一下，當我們在作業 3.2（第 3 章）中應用「符號檢定（sign test）」分析來自一個交叉研究的成對數據時，使用了基礎統計教科書中的「二項分佈表」。我們現在使用 R 套件中的函數來執行計算。首先，二項分佈密度函數是

$$b(x; n, p) = \binom{n}{x} p^x (1-p)^{n-x}$$

當各個的反應的機率為 p（prob）時，可以透過使用 R 函數獲得 n 位患者（size）中有 x 個反應的機率：

```
dbinom(x, size, prob)
```

其次，「二項分佈累積機率」為

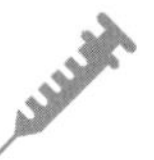

$$B(r; n, p) = \sum_{x=0}^{r} b(x; n, p)$$

藉由使用 R 的函數，可以獲得當反應的機會為 p 時，n 位患者中最多有 r 個反應（≤r）的機率：

```
pbinom(r, size, prob)
```

在一個單臂試驗中的虛無與對立假設分別是 $H_0{:}p=p_0$ 和 $H_A{:}p=p_1$，並且具有第一型誤差率（α）和第二型誤差率（β）的相關樣本數是

$$n = \frac{\left[z_\alpha\sqrt{p_0(1-p_0)} + z_\beta\sqrt{p_1(1-p_1)}\right]^2}{(p_1-p_0)^2} \tag{6.1}$$

上面的符號最好用一個例子來說明。難治的霍奇金疾病（Hodgkin's disease）的標準治療的反應率為 50%（p_0）。一個新的實驗性聯合治療將進行測試；研究者預期新治療的反應率為 80%（p_1）。假設在 n=10 名患者的情況下進行一個固定樣本數設計。設 X 為該 10 名患者中的反應人數。假設我們設計試驗具有下面的決策規則：如果 X≤7（即接受 H_0），捨棄藥物。如果 X≥8，則聲稱藥物值得進一步研究。我們需要了解此規則的「操作特徵」。

第一型誤差率為 $\alpha = Pr(X\geq 8|n=10, p=p_0=0.5)=1-Pr(X\leq 7|n=10, p=p_0=0.5)$。用 R 我們可以得到

```
1–pbinom(7, 10, p = 0.5)
[1] 0.0546875
```

第二型誤差率為 $\beta=Pr(X\leq 7|n=10, p=p_1=0.8)$。檢定力為 $1-\beta=1-Pr(X\leq 7|n=10, p=p_1= 0.8)$。對於檢定力，我們用 R 可以得到

```
1–pbinom(7, 10, p = 0.8)
[1] 0.6777995
```

研究者經常監測正在進行的癌症試驗。例如，在上述試驗中，假設在前五位患者中僅有三個反應。那麼一個有趣的問題是，這試驗應該繼續進行嗎？就我們在下一節討論這個問題之前，我們應該牢記在心，不應該對固定樣本數設計的試驗進行無預先計劃的逐次監測。如果這樣做，那麼誤差率將不再被控制在名目水準。當需要進行一個期間分析時，研究小組應在試驗計劃書中預先考慮一個兩階段設計。

6.2.3 一個兩階段設計的例子

假設我們稍微改變上面的例子，如下。

第一階段：$n_1=5$ 位患者加入試驗。如果觀察到 $X_1 \le 3$ 個反應，則停止研究並捨棄藥物。否則，繼續下一階段。

第二階段：另外 $n_2=5$ 位患者加入試驗。在總共 $n=n_1+n_2=10$ 位患者中，如果觀察到 $X=X_1+X_2 \ge 8$ 個反應，則拒絕虛無假設並聲稱藥物值得進一步研究。

換句話說，我們現在增加一個期間階段來監測該研究。注意，第一階段僅因療效不彰停止試驗（即，當反應率差時）。這種方法用於節省資源，以及避免給予其它的患者一個無效的治療。當反應看來好像有療效時，這種方法不會在第一階段停止試驗，因為這只是一個小規模的二期研究。當我們成功通過期間目標水準時，我們將試驗繼續到它的所設計的最後部分。在該研究結束時，我們可以捨棄藥物免掉進一步（三期）測試（即，接受虛無假設）或允許藥物在進一步（三期）試驗中進行測試（即，拒絕虛無假設）。

如上述設計配置（$n_1=5$、$r_1=3$、$n=10$、$r=7$），我們會問：這個兩階段逐次設計的「操作特性」是什麼？特別地，我們計算第一型誤差率和第二型誤差率、提前終止機率（probability of early termination, PET），和期望樣本數。

以下基本機率規則將在一個逐次設計中重複應用：

$$\Pr(A \text{ 和 } B)=\Pr(B|A)\Pr(A)$$
$$=\sum_{a}\Pr(B|A=a)\Pr(A=a) \qquad (6.2)$$

◎首先，第一型誤差率 $\alpha=\Pr($ 拒絕 $H_0|H_0)=\Pr($ 通過第一階段，然後在 $n=10$ 名病患中觀察至少 $r=8$ 個反應 $|p=0.5)$；在通過第一階段時，我們需要從 $n_1=5$ 中獲得 $X_1 \ge 4$ 個反應。因此，$\alpha=\Pr($ 從 $n=10$ 名患者中得到 $X \ge 8$ 個反應 | 來自 $n_1=5$ 的 4 個反應, $p=0.5)\times\Pr($ 來自 $n_1=5$ 的 4 個反應, $p=0.5)+\Pr($ 從 $n=10$ 名患者中得到 $X \ge 8$ 個反應 | 來自 $n_1=5$ 的 5 個反應, $p=0.5)\times\Pr($ 來自 $n_1=5$ 的 5 個反應, $p=0.5)$

$=\Pr($ 從 $n_2=10-n_1=5$ 得到 $X_2 \ge 4$ 個反應, $p=0.5)\times 0.15625+\Pr($ 從 $n_2=5$ 得到 $X_2 \ge 3$ 個反應, $p=0.5)\times 0.03125=0.1875\times 0.15625+0.5\times 0.03125=0.0449$。

上述計算可以在 R 中進行：

```
> (1-pbinom(3, 5, 0.5))*dbinom(4, 5, 0.5)+(1-pbinom(2, 5, 0.5))*dbinom(5, 5, 0.5)
[1] 0.04492188
```

◎接下來，類似地獲得檢定力

$1-\beta=\Pr($ 拒絕 $H_0|H_A)=\Pr($ 通過第一階段，然後在 $n=10$ 名患者中觀察至少 $r=8$ 個反應 $|p=0.8)$

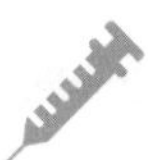

使用 R，

```
> (1 – pbinom(3, 5, 0.8)*dbinom(4, 5, 0.8) + (1 – pbinom(2, 5, 0.8)*dbinom(5, 5, 0.8)
[1] 0.6106907
```

◎第三，提前終止機率（PET）。當我們在第一階段觀察到 $n_1=5$ 名患者的 $X_1 \leq 3$ 個反應時，就會發生提前終止。實際上有兩個 PET 需要考慮。

在 H_0 下的 PET：$Pr(X_1 \leq 3; n_1=5, p=0.5)$

```
> pbinom(3, 5, 0.5)
[1] 0.8125
```

在 H_A 下的 PET：$Pr(X_1 \leq 3; n_1=5, p=0.8)$

```
> pbinom(3, 5, 0.8)
[1] 0.26272
```

注意，H_0 下的 PET 比 H_A 下的 PET 大得多。這個事實是直觀的，因為如果實驗性治療的療效不如預期（僅 $p=0.5$），我們希望提前終止該試驗。

◎期望樣本數。期望樣本數是階段樣本數的加權平均值。我們也計算在前面兩個提前終止機率之下的兩個期望樣本數。一般來說，

$$E(N) = \sum_k k \times p(N = k)$$

在我們的情況下，如果該試驗在第一階段之後停止，則總樣本數 $N=n_1=5$，或者如果在第一階段之後沒有停止，則 $N=10$。我們已經在 H_0 下計算出 PET= 0.8125，以及如果 H_A 為真，則 PET=0.2627。因此，

$$E(N|H_0)=5\times0.8125+10\times(1-0.8125)=5.94$$

$$E(N|H_A)=5\times0.2627+10\times(1-0.2627)=8.69$$

注意，如果治療不能有效地發揮作用（$p=0.5$），我們預期研究會提前終止，因此與治療能夠發揮作用相比，被檢測的病患較少（6 比 9）。 兩種情況下的期望樣本數都小於最大樣本數 $N=10$。

我們透過以下的比較來總結表 6.1 中的上述例子：一個兩階段設計需要配置四個參數（例如 $n_1=5$、$r_1=3$、$n=10$、$r=7$），而不是像一階段固定樣本數設計，其中僅需要兩個參數（例如，$n=10$、$r=7$）。在具有相同最大樣本數（$n=10$）之下來檢定相同的假設，我們已經看到，一階段設計具有一個更大的檢定力（0.678）和一個較高的第一型誤差率（0.055），在與兩階段設計相比之下（分別為 0.611 和 0.045）。這是

因為上述兩階段設計針對療效不彰執行了一個期間分析，以致增加了接受虛無假設的機會（即，增加第二型誤差率，因此降低了檢定力）。上述兩階段設計中，第一型誤差率的降低是因為虛無假設的拒絕只能發生最後階段，當期間資料已經通過了第一階段的要求。之後，當我們討論一般的逐次設計時，也允許在期間分析中提前拒絕虛無假設，我們將會發現第一型誤差率的增加。另外，注意兩階段設計具有較小的期望樣本數，這是逐次設計的一個主要優勢。

上述例子也說明如何由 (n_1, r_1, n, r) 所表示的一個配置來得到一個特定兩階段設計的統計特性。這些統計特性包括 α、$1-\beta$，和 $E(N)$（作業 6.1）。這個例子背後的一個自然衍生的問題是，當給定 (α, β) 用於檢定一個特定的 H_0 (p_0) 與 H_A (p_1)，我們如何找到一個設計的配置 (n_1, r_1, n, r)，與它賦有的最大樣本數、期間樣本數、決策規則、$E(N)$？這些議題將在第 6.3 節中討論。也提醒，人們也可能對計算放棄藥物的機率有興趣（作業 6.2）。

表 6.1

二階段設計對比一階段設計

	二階段	一階段
α	0.045	0.055
$1-\beta$	0.611	0.678
$E(N)$	5.94（在 H_0 之下）	10
	8.69（在 H_A 之下）	

注意：$H_0: p = p_0 = 0.5$ 和 $H_A: p = p_1 = 0.8$。

6.3 塞門（Simon）的二階段設計

Simon（1989）提出了兩種設計：(1) 優化設計，和 (2) 大中取小設計。優化設計是在所有可行設計中，虛無假設下的期望樣本數最小的設計。大中取小設計是所有可行設計中最大樣本數最小的設計。所謂一個設計是可行的，是指其配置滿足第一型誤差率和第二型誤差率的限制條件。搜尋和建構這兩種設計的演算法在 6.3.1 和 6.3.2 節中描述。

6.3.1 優化設計

對於所有指定值（p_0、p_1、α、β），固定一個大的 N（例如，N=55）。搜索 $n \le N$ 的所有配置。對於在 $(1, n-1)$ 範圍內的每一個 n_1，我們決定 (r_1, r) 整數值，其中 r_1 在 $(0, n_1)$ 中，r 在 (r_1, n) 中，以致於第一型誤差率被控制在 α 和第二型誤差率被控制在 β。

（我們在上一節中已展示了 α 和 β 的計算。）然後從所有可行的設計中，我們選擇具有最小 $E(N|p=p_0)$ 的可行設計。（我們也已在第 6.2 節中展示了 $E(N|p=p_0)$ 的計算。）注意，$E(N|p=p_0)$ 是被選擇來反映提前停止的目標，如果藥物無效（療效不彰）。

6.3.2 大中取小設計

我們從等式 6.1 給出的固定樣本數 n 開始。回想一下，一個逐次設計需要一個比固定樣本數設計更大的最大樣本數。因此，這個 n 會是我們的下限。如果我們找到一個可行設計，我們停下來並且獲得 (n_1, r_1, n, r)；否則，我們將 n 增加為 n+1，並重複找尋 (n_1, r_1, n, r) 的演算法。找尋一個可行設計的演算法類似於優化設計的演算法：對於範圍 $(1, n-1)$ 中的每一個 n_1，決定 (r_1, r) 的整數值，其中 r_1 在 $(0, n_1)$ 中和 r 在 (r_1, n) 中來滿足第一型誤差率和第二型誤差率（α、β）的限制。這樣做直到我們結束所有的 n_1 對於給定的 n。注意，因為我們從以 n 作為下限開始並且增加到下一個 n+1，當找到一個可行設計時我們停止。因此，這個過程是選擇一個具有最小 n 的可行設計，也是研究的最大樣本數。

6.4 討論

6.4.1 軟體

Simon（1989）的論文包含許多常用設計配置的表格。計算機程序也可用於計算 Simon 的兩階段設計。例如，美國國家癌症研究所（National Cancer Institute, NCI）的網站（http://linus.nci.nih.gov/brb/samplesize/otsd.html）和 NCSS/PASS 的網站（http://www.ncss.com）可用於此目的。另外，許多 NCI 指定的癌症中心也在其網站上提供可使用的計算機程序，例如 Vanderbilt-Ingram 癌症中心（http://www.vicc.org/biostatistics/ts/twostage.php）。另一個有用的資源是 Duke 癌症研究所的臨床試驗設計系統（Clinical Trial Design Systems, CTDSystems）（http://www.dukecancerinstitute.org/research/shared-resources/biostatistics/clinical-trial-design-systems）。CTDSystems 特別有用，因為它還提供了優化和大中取小設計的圖形顯示。

6.4.2 p 值

按照第 6.2.3 節中的符號，我們給出一個使用 Simon 的兩階段設計的研究的 p 值。（注意：p 值是在虛無假設下獲得與對立方向上的觀察值相同或更極端的結果的機率。）

對於由於療效不彰而在第一階段停止試驗的情況，也就是，$x_1 \le r_1$，p 值由下面給出：

$$\begin{aligned}&\Pr(X_1 \ge x_1 | n_1, p=p_0)\\ &=1-\Pr(X_1 \le x_1-1 | n_1, p=p_0)\\ &=1-B(x_1-1; n_1, p=p_0)\end{aligned} \quad (6.4)$$

使用 R 函數可以輕鬆獲得：1−pbinom(x_1−1, n_1, p=p_0)。

對於 $x_1>r_1$ 的情況，試驗繼續到第二階段，得到另外 n_2 位患者和 x_2 位反應。p 值由下面計算

$$\Pr(X_1>r_1, X_1+X_2 \ge x_1+x_2 \mid n_1, n_2, p=p_0)$$

$$\begin{aligned}&= \sum_{x=r_1+1}^{\min(n_1, x_1+x_2-1)} \Pr(X_1 = x | n_1, p = p_0)\Pr(X_1 + X_2 \ge x_1 + x_2 | X_1 = x, n_2, p = p_0)\\ &= \sum_{x=r_1+1}^{\min(n_1, x_1+x_2-1)} \Pr(X_1 = x | n_1, p = p_0)\Pr(X_2 \ge x_1 + x_2 - x | n_2, p = p_0)\\ &= \sum_{x=r_1+1}^{\min(n_1, x_1+x_2-1)} b(x; n_1, p_0)[1 - B(x_1 + x_2 - x - 1; n_2, p_0)]\end{aligned} \quad (6.5)$$

（因為 X_1 和 X_2 是獨立的病患群）。明顯地，$X_1=x \le n_1$，並且 $x_1+x_2-x-1 \ge 0$，所以 $x \le x_1+x_2-1$。因此，x 的上限是 $\min(n_1, x_1+x_2-1)$（作業 6.4）。

6.4.3 其它議題

與 Simon 的設計有關的一個常見問題是其嚴格的規則。在實踐中，試驗通常需要針對研究狀態的額外審視或最終與原始設計的偏差做解釋；由於招募不力而導致過少的患者加入試驗，或由於過度招募而導致過多的患者加入試驗。Koyama 與 Chen（2008）討論了當試驗偏差發生在第二階段時，適當的統計推論，包括 p 值調整、反應率的點估計，和信賴區間的計算。他們的軟體可在網路上獲得（作業 6.5）。Wu 與 Shih（2008）解決了當發生試驗中斷和試驗偏離時需要重新設計的問題。

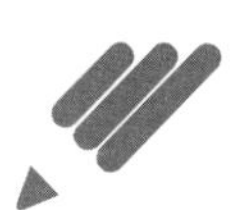

作業 6.1

在第一階段 n_1 和試驗結束時總共 $n=n_1+n_2$ 的兩階段設計中，期望樣本數 E(N) 與 PET（提前終止機率）有何關係？給出精確的數學表達式。

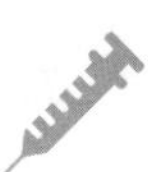

作業 6.2

考慮用於一個二期癌症試驗的單臂、兩階段設計。我們檢定 H_0:p=0.5 與 H_A:p=0.8，其中 p 是新化合物的反應率。兩階段設計如下：

第一階段：招募 n_1=5 名患者。如果觀察到 $X_1 \le 3$ 反應，停止研究並不予考慮該藥物。否則，繼續下一階段。

第二階段：招募另外 n_2=5 名患者。在總共 $n=n_1+n_2=10$ 名患者中，如果觀察到 $X \ge 8$ 反應，則拒絕虛無假設並聲稱該藥物值得進一步研究。

1. 如果真實反應率為 0.5，計算該化合物將被放棄／不予考慮進一步研究的機率。
2. 如果真實反應率為 0.8，計算放棄進一步研究的機率。

作業 6.3

閱讀以下論文：「A Phase II Study of Sorafenib in Patients with Platinum-Pretreated, Advanced (Stage IIIb or IV) Non-Small Cell Lung Cancer with a KRAS Mutation」（Dingemans, A. M., et al., *Clinical Cancer Research*, 2013, 19(3):743-51）。

1. 這項研究的主要指標是什麼？
2. 這項研究使用了 Simon 的兩階段優化設計。找出設計的假設參數。
3. 使用本章中給出的軟體檢查論文中設計的決策規則。
4. 如果使用 Simon 的大中取小設計，決策規則會是什麼？在這個例子下，討論優化設計與大中取小設計各自的優點。
5. 評論論文中報告的關於主要指標的研究結果，與該設計比較。
6. 如果使用具有相同的假設、第一型誤差率和檢定力的一階段固定樣本數設計，樣本數將會是多少？將其與研究使用的兩階段優化設計的最大樣本數和期望樣本數進行比較。

作業 6.4

1. 編寫 R 程式以計算等式（6.5）中的 p 值。
2. 計算一個假設情景的 p 值，其中 x_1=6 且 x_2=4 在 (n_1=7, r_1=4, n=20, r=13) 的設計之下對於檢定 H_0:p=p_0=0.5 與 H_A:p=p_1=0.8。

作業 6.5

進行二期臨床單臂試驗以確定在患有 IVB 期或復發型子宮頸癌的女性中 paclitaxel、13-cis retinoic acid，和 interferon alfa-2b 聯合治療的總體反應（CR+PR）。研究者預計聯合治療的反應率將高於單獨的 paclitaxel 在參考歷史研究中表現的 18% 的反應率。

如果聯合治療的反應率大於 30%，研究者則認為聯合療法在臨床上很有意義。應用 Simon 的兩階段優化設計，具有第一型誤差率 0.10、檢定力 0.80。

1. 驗證最優設計的參數是 $(n_1, r_1, n, r)=(27, 5, 66, 15)$，並說明此配置。
2. 結果，在第一階段有 x_1=9 位反應者（CR + PR），並且研究繼續到第二階段。然而，由於招募受試者緩慢，該計劃書在僅額外的 6 名患者被招募後終止。在第二階段，1/6 受試者有部分反應。使用 Koyama 與 Chen（2008）的方法和軟體去獲得 p 值、中位數估計值，和反應率（CR + PR）的 90% 信賴區間。評論 p 值和信賴區間是否給出相同的結論。

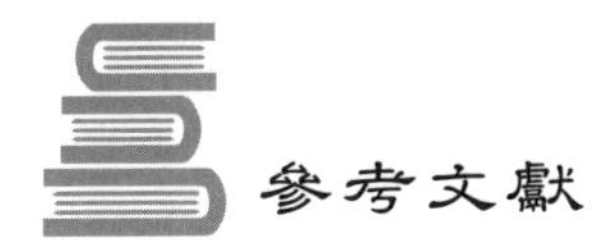

參考文獻

Dingemans AM, Mellema WW, Groen HJ, van Wijk A, Burgers SA, Kunst PW, Thunnissen E. (2013). A Phase II study of Sorafenib in patients with platinum-pretreated, advanced (Stage IIIb or IV) non-small cell lung cancer with a KRAS mutation. *Clinical Cancer Research* 19: 743-751.

Gehan, EA. (1961). The determination of the number of patients required in a preliminary and a follow-up of a new chemotherapeutic agent. *Journal of Chronic Disease* 13: 346-353.

Koyama T and Chen H. (2008). Proper inference from Simon's two-stage designs. *Statistics in Medicine* 27: 3145-3154.

Simon, RM. (1989) Optimal two-stage designs for Phase II clinical trials. *Controlled Clinical Trials* 10: 1-10.

Wu Y and Shih WJ. (2008). Approaches to handling data when a Phase II trial deviates from the pre-specified Simon's two-stage design. *Statistics in Medicine* 27: 6190-6208.

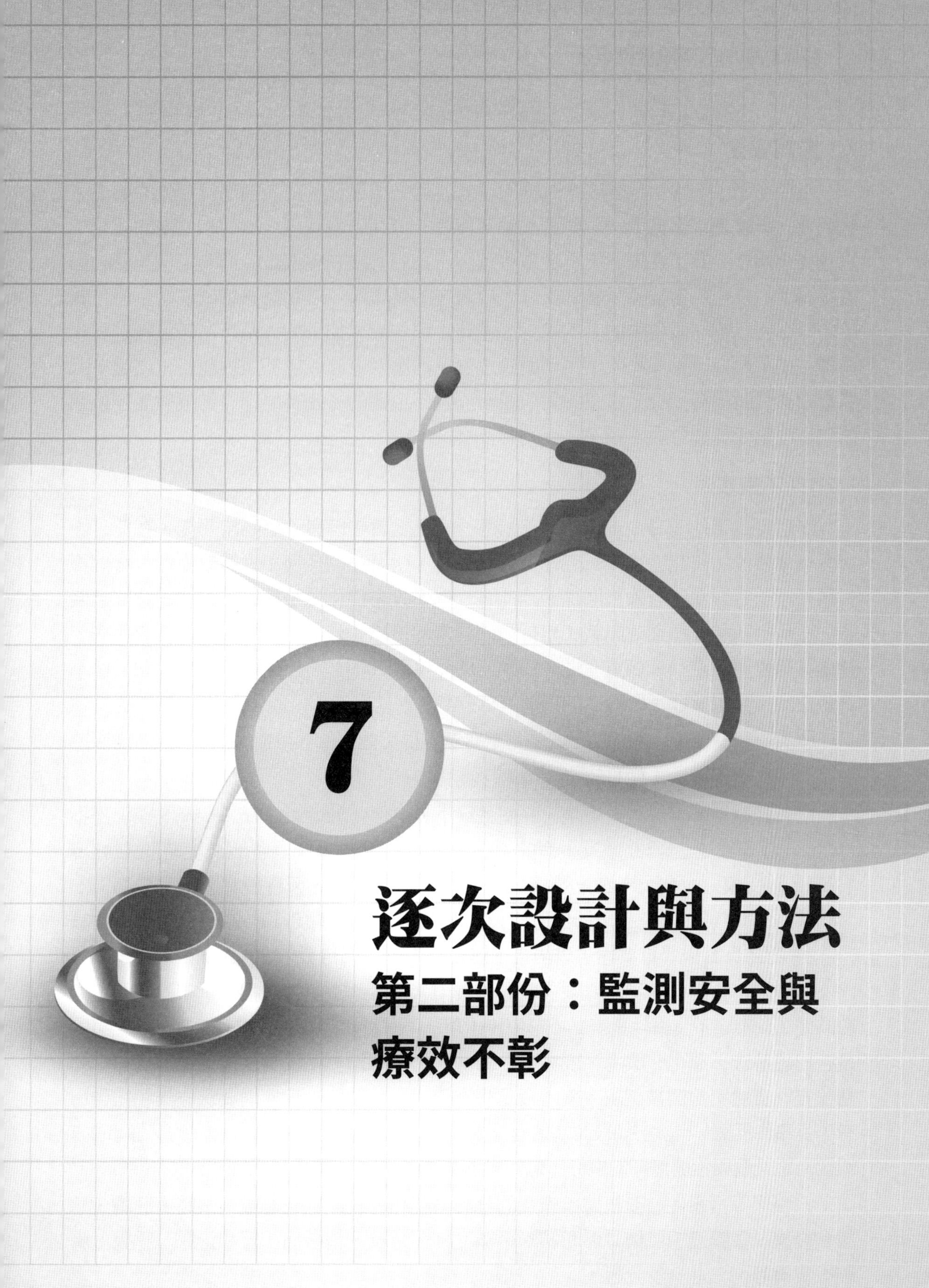

7

逐次設計與方法

第二部份：監測安全與療效不彰

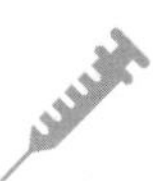

7.1 監測安全

我們從第 1 章開始定義臨床試驗的時候，就立即導致了對人類進行實驗的關注。我們進一步強調了道德與法規關於試驗參與者的權利到隱私權、風險和益處的資訊、以及安全保護。為了在道德上符合這些意圖，我們必須在整個試驗期間定期監測和保護受試者的安全。當繼續試驗的風險大於潛在的益處時，試驗應該修改或甚至停止試驗，以保護已經在試驗中的人的安全，並防止那些尚未加入的人暴露在該風險之下。同樣，如果早期優勢（療效）得到明確證實，則應考慮修改或甚至提前終止試驗，因為繼續讓受試者接受療效較差的對照組治療是不道德的。因為早期優勢療效而停止或修改會在第 8 章被討論。

7.1.1 不良事件

一個不良事件（adverse event, AE）是一位受試者在參與一個臨床研究，在他／她接受一個醫療（研究性或非研究性）的產品時，所發生的任何不良醫學事件。一個不良事件不一定與治療有因果關係。因此，一個不良事件可以是與產品的使用時間上關聯的任何不利和非預期的訊號（包括一個異常的檢驗報告）、症狀、事件，或疾病，無論其是否與該產品或裝置有關（EMA, 1995; NCI, 2009）。一個臨床試驗中的一個不良事件通常是根據以下研究者的判斷進行分類：

◎與研究藥物的「關係」，像是肯定有關、很可能有關、可能有關，或可能無關。

◎「嚴重程度」，像是輕度、中度，或強烈。

◎「嚴重性」，以是或不是。一個嚴重不良事件（serious adverse event, SAE）是指 (1) 導致死亡；(2) 危及生命的；(3) 必須住院治療或延長現有住院時間；(4) 導致持續、永久，或嚴重殘疾／喪失能力；(5) 一個先天性異常／出生缺陷；(6) 一個懷疑通過藥品傳播任何傳染病；或 (7) 在加速報告和／或緊急干預方面被認為具有醫學重要性，以防止上述結果之一（如自殺未遂）（EMA, 1995）。

所有的不良事件應被記錄在病歷報告表中。隨附的資訊還包括不良事件開始日期和時間（以確定不良事件是否為「治療後出現」）、持續時間、採取的行動，和結果－是否已經解決、惡化、改進，或在報告的當天仍然持續。不良事件透過臨床病史、體格檢查和實驗室檢測被確認。美國食品藥物管理局和其他監管機構要求收集和報告所有不良事件反應，無論它們被認為遙有關係。比如在治療後發生了（嚴重）的交通事故，或認為這是個與治療無關的事件，但如果以某種頻率看，實際上可能與治療有關係。

「臨床不良事件」要根據所涉及的身體系統和器官類別（心臟、眼睛、肝膽、感染和侵襲、胃腸道、肌肉骨骼和結締組織、神經系統、精神病、腎和泌尿、呼吸、胸腔、皮膚等。）進一步分組。

「化驗不良事件」要透過尿液和血液測驗來測量。心電圖，生命徵象（血壓、脈搏率、體重、身高、體溫，和對於某些肺部研究的呼吸頻率）和理學檢查結果也同樣會被分析。分析化驗數據和生命徵象，與基線值比較，並用正常範圍的變化來衡量才是比較有意義的方法，而不是計算平均值或中位數。對於多中心試驗，應使用一個化驗中心來標準化檢驗和確立正常範圍，特別是對於任何新的檢驗或實驗室認證機構（如美國病理學院）監測的標準化之外的檢驗。在數據分析中，檢驗值大致分三類：正常範圍之下、之內，或之上；有時是正常範圍上限或下限（分別為 ULN 和 LLN）的兩倍或三倍。例如，對於可能誘發肝損傷的藥物，Hy's 定律規定任何轉氨（AST 或 ALT）升高 >3×ULN，且鹼性磷酸 ALP<2×ULN，與膽紅素 ≥2×ULN 升高的受試者應特別注意檢查（FDA, 2007）。因此，對於統計學家來說，這可以成為一個 3×3 前後治療順序分類數據的分析問題，檢定每個治療組內的對稱性與不對稱性。

對於數據分析，當進行許多常規化驗和臨床檢查時，會出現多重檢定的問題。有些人對於安全性的檢定傾向保守，不做任何 p 值的調整。還有一些人提倡一個層級系統來劃分所有檢定的優先順序，以檢查一組預先指定的不良事件，它們是已知與同一類別的其他藥物常會發生的不良事件，例如非類固醇消炎藥（NSAIDs）引發胃腸道出血、COX-II 抑製劑引發的心臟事件、含磺胺的抗生素和抗癲癇症藥（如肝素）引發的血小板減少症、某些癌症治療引發的嘔吐和脫髮、抗糖尿病藥物引發的低血糖等。應特別注意這些預先指定的不良事件（稱為特別感興趣的不良事件）。其他常規化驗和檢查的分析就當視為探索目的。

7.1.2 使用貝氏方法監測嚴重不良事件

如上面所討論的，除了預先指定的治療類相關的不良事件之外，由於多重性的問題，通常不適合使用顯著性檢定來監測安全性指標。其他方法可能更適合用來回答臨床問題。本章即介紹一個基本的貝氏方法，該方法已用於化療試驗、免疫療法試驗、以及周邊幹細胞移植術在「多發性骨髓瘤」患者的試驗。

對於多發性骨髓瘤患者採用高劑量化療和自體幹細胞移殖，嚴重的骨髓毒性、粘膜炎、危及生命的感染，和早期死亡的風險都是顯著的併發症。而且，對於化學免疫治療後的異體移殖、早期異體移殖排斥，和治療後的嚴重移殖物對抗宿主疾病更是嚴重問題（Eastern Cooperative Oncology Group, 2001）。在這些情況下，希望對試驗中每一位被治療的患者有一個緊密的監測計劃。這稱為連續監測（與下一章討論的集群逐次監測不同），它僅適用於即時反應類型的指標。對於預先定義的嚴重事件，如果它達到了一個關鍵數量，則應停止研究。否則，研究會繼續下去。問題是，這個關鍵數量是多少？

7.1.3 貝他－二項模型

監測過程可以如下面所描述的來制定。我們用 θ 表示與測試治療相關的事件發生率。設 θ^* 是一個預先定義的門檻值（例如，0.15）。當觀察到 (x, n) 時，其中 x 是 n 位被治療患者中的事件數，我們計算事件率超過該門檻的「後驗機率（posterior probability）」：$p=Pr(\theta>\theta^*|n$ 中出現 $x)$。如果 p 是非常的高，例如，80%，研究就會停止。否則，研究可能會繼續。在一個貝氏的架構中，事件發生率 θ 被認為是具有一個機率分佈的一個隨機變數，而不是一個固定參數。對於任何給定的 θ，「n 中出現 x」服從二項分佈，也就是，X~binomial(n;θ)。回想，在第 6 章中我們在 R 中使用了二項分佈的機率密度函數和累積分佈函數：

```
dbinom(x, size, prob)
pbinom(x, size, prob, lower.tail = TRUE)
```

「貝氏定理」的基本原則是下面的機率關係：

$$Pr(A \mid B) = \frac{Pr(B \mid A)Pr(A)}{Pr(B)} \quad (7.1)$$

當我們想要知道 A 在給定 B 下的「條件或後驗機率」時，這個規則非常有幫助，注意我們所擁有的是 Pr(B|A)，即 B 在給定 A 下的條件機率。然而，我們還需要 A 的「邊際機率」，即在貝氏架構中的「先驗（prior）」機率。分母 Pr(B) 是一個常態化常數，與 A 無關，因為我們是在給定 B 之下。

順便一提，貝氏定理也是計算診斷疾病信息的基礎。在這種情況下，貝氏規則表達了

$$Pr(\text{真實疾病狀態} \mid \text{症狀被觀察到}) = \frac{Pr(\text{症狀} \mid \text{疾病})Pr(\text{疾病})}{Pr(\text{症狀})}$$

其中 Pr(真實疾病狀態 | 症狀被觀察到) 通常被稱為「後驗預測值（posterior predictive value, PPV）」，Pr(症狀 | 疾病) 是診斷裝置的敏感度，Pr(疾病) 是疾病的流行率。這些是公共衛生領域下熟悉的術語。

當有 n 名患者接受治療時，我們評估

$$Pr(\theta>\theta^*|n \text{ 中出現 } x)=\int_{\theta^*}^{1} f(\theta \mid x, n)d\theta \quad (7.2)$$

透過將貝氏規則應用於後驗機率密度函數

$$f(\theta|x, n)=f(x|\theta, n)f(\theta)/f(x|n) \quad (7.3)$$

對於給定數據 (x, n)，後驗機率密度函數被視為一個 θ 的函數。分母中的邊際機率密度函數是後驗機率密度函數的常態化常數，它不包括 θ。為了容易找到帶有一個「共軛先驗（conjugate prior）」的後驗分佈，通常可以寫成

$$f(\theta|x, n) \propto f(x|\theta, n) f(\theta) \tag{7.4}$$

換句話說，「後驗概度」是與「數據概度」和「先驗概度」的乘積成比例。

貝他－二項（beta-binomial）關係是二元指標的一個方便模型，因為貝他分佈是二項分佈的共軛先驗。它的運作如下。用 f(x|θ, n) 作為給定 (θ, n) 的二項分佈機率密度函數 $binom(x, n, \theta) \propto \theta^x(1-\theta)^{n-x}$，對應的共軛分佈是 θ 的一個函數，它是具有形狀參數 (a, b) 的貝他分佈，其機率密度函數為 $beta(a, b) \propto \theta^{a-1}(1-\theta)^{b-1}$。按照等式 7.4，後驗 $f(x|\theta, n) \propto \theta^{a+x-1} (1-\theta)^{b+n-x-1}$ 具有貝他分佈的形式，其中參數為 (a+x, b+n−x)。在數據 (x, n) 的背景下，貝他分佈的（超）參數 (a, b) 可以被解釋為，在觀察數據之前，在 a+b 位假設的受試者中有 a 個事件。在獲得數據之後，一個具有參數 (a+x, b+n−x) 的貝他後驗的「貝他－二項模型」指出，受試者和事件的數量分別變為 a+b+n 和 a+x。當與數據配對時，可以看出事件前的分佈參數的選擇將決定「先驗知識」對最終（後驗）結果產生多大影響。具有範圍 (0, 1) 的「均勻分佈」是貝他分佈的一個特殊情況，a=b=1。在這種情況下，事前假定樣本數為 a+b=2，數據 (x, n) 將是後驗的控制因子，先驗模型在貝氏架構中被稱為平坦、模糊，或無資訊的先驗。我們將在 7.1.4 節中回顧貝他分佈的更多特性，以及在如何從研究者那裡引導出 (a, b) 超參數。

對於給定的一組形狀參數 (a, b)，等式 7.2 中的機率 $Pr(\theta>\theta^*|n$ 中出現 x) 可以透過使用 R 函數 pbeta(q, shape1, shape2) 獲得。要查詢用法和數值範例，只需簡單地在 R 中鍵入下面的指令：

```
> help(pbeta)
```

例 7.1

繼續以 7.1.2 節中的幹細胞移殖試驗作為一個例子，設 $\theta^*=0.15$ 為預先定義的門檻值。當有了早期死亡數據 (x, n) 時，我們想通過計算（後驗）機率 $p=Pr(\theta>0.15|(x, n))$，並且將該機率與一個門檻做比較，比如說 80%，來評估治療的早期死亡的風險。假設我們沒有關於測試幹細胞移殖療法的死亡率的先驗資訊。這表示是無資訊先驗，也就是 beta(1, 1)。如果在對 n=5 名患者進行試驗後，發生了 x=1 的早期死亡。後驗參數 $(\theta|x, n) \sim beta(a+x, b+ n-x)=beta(2, 5)$。使用 R 計算 $p=Pr(\theta>0.15|x=1, n=5)$：

```
> 1–pbeta(0.15, 2, 5)
[1] 0.7764843
```

由於這個答案低於 80%，我們不會在這個期間階段停止研究。（然而，假如門檻

為 0.75，我們會停止研究。對於安全性分析，是沒有一般的規則對於如何選擇一個門檻。）注意，對於一位非統計學家，5 名患者中有 1 人發生事件彷彿是高於 0.15 的一個比率。然而，機率的計算考慮了隨機變異和臨床醫師的先驗看法。當試驗繼續時，對於下次的評估，目前的「後驗分佈」beta(2, 5) 將變成具有 a=2 與 b=5 的先驗當不同病患群的 (x, n) 變成可用的時候。我們也可以使用累積的新數據 (x, n) 以及相同的無資訊先驗而不是 a=2 與 b=5。

圖 7.1 說明透過點質量數據（集中在點 1/5）修改無資訊先驗 beta(1, 1)=U(0, 1) 導致後驗 beta(2, 5)。

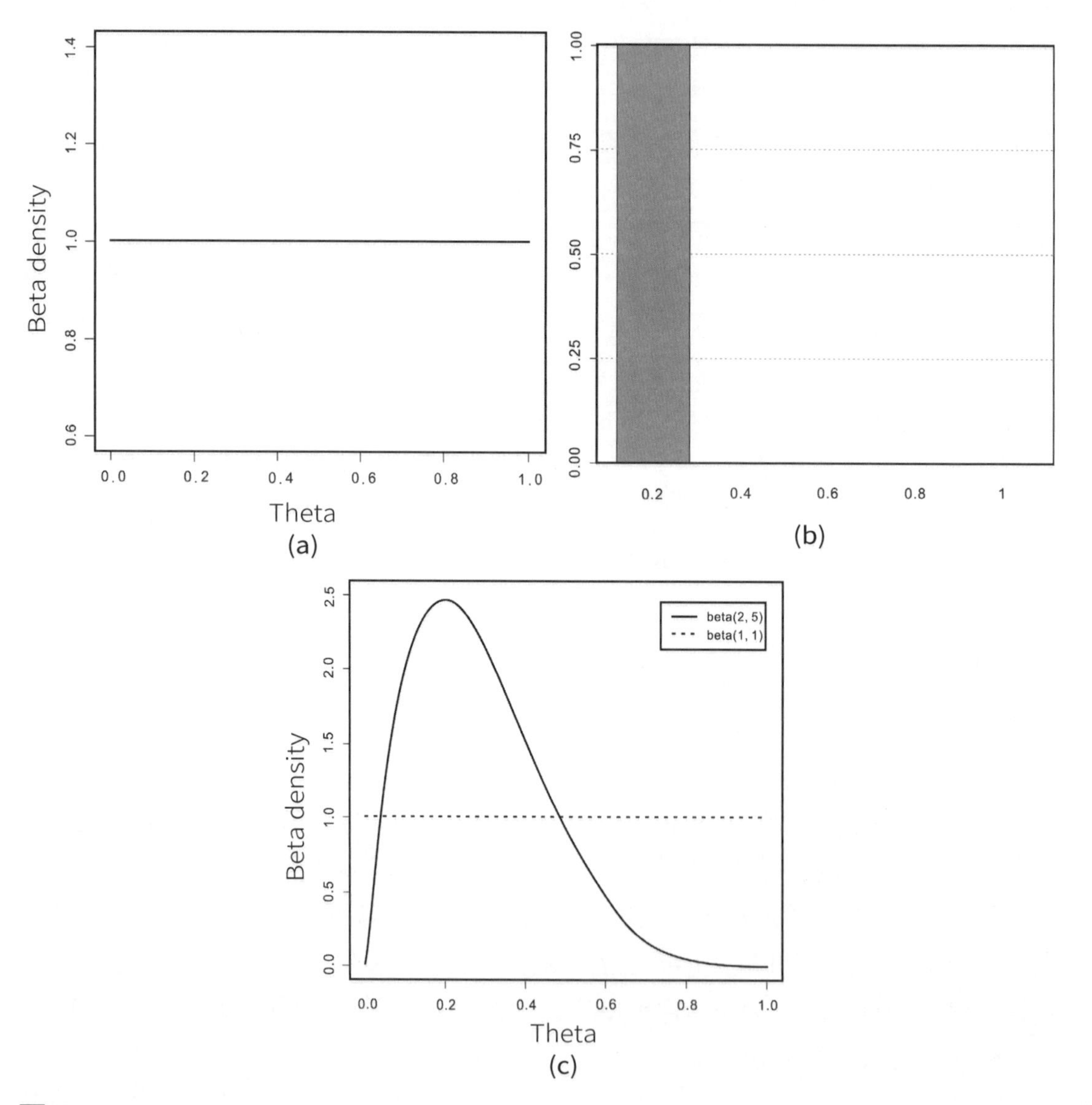

圖 7.1

後驗 (c) 是先驗 (a) 被數據 (b) 修改

7.1.4 誘出貝他分佈的形狀參數 (a, b)

當研究者從試驗開始時就有事件發生率的資訊時，無資訊先驗就不再適用。Wu, Shih 與 Moore（2008）給出了獲得適當超參數 (a, b) 的一些諮詢方法。對於 (a, b) 的幾個可能值，繪製對應的 beta(a, b) 的機率密度函數 f(θ;a, b) 是有幫助的，其中，$0 \leq \theta \leq 1$、$a>0$、$b>0$，並使用它們在與研究者的諮詢討論中。例如，beta(a, b) 的機率密度函數 f(θ;a, b)，其中 a=5、b=11，可以很容易地使用 R 繪製，透過輸入

```
t <– seq(0, 1, by = 0.01)
pdf <–dbeta(t, 5, 11)
plot(t, pdf, type = "l", xlab = "Theta", ylab = "Beta density", lwd = 2)
```

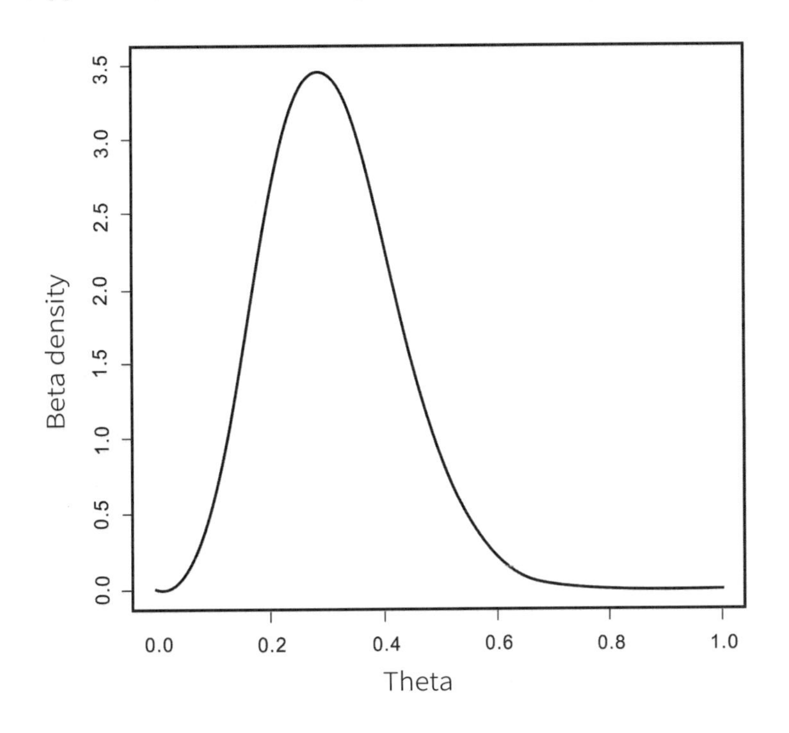

圖 7.2
貝他分佈的密度函數

注意，beta(a, b) 的平均值是 a/ (a+b)，眾數是 m=(a–1)/(a+b–2)。對於 1<a<b，機率密度函數向左傾斜，使得眾數小於平均數，並且兩者都小於 0.5（見圖 7.2 中的範例圖）。

Wu, Shih 與 Moore（2008）推薦了兩種諮詢方法來獲得適當的超參數 (a, b)：方法 A 是「位置和區間」方法，方法 B 是「僅百分位數」方法。對於這兩種方法，當在試驗前與研究者討論他／她的看法時（或可用的先驗數據），我們可以繪製一些粗略的

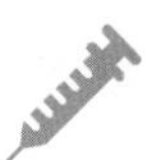

貝他分佈。

◎方法 A；先從詢問研究者「什麼是最可能的發生率？」中引出眾數 m（位置）；再選擇最高密度區間 (r_1, r_2)，並向研究者詢問 (r_1, r_2) 之間的機率密度函數曲線下的覆蓋機率 u。

給定上面的資訊，我們可以透過求解以下兩個方程來確定貝他先驗的參數 (a, b)，

$$\frac{a-1}{a+b-2}=m$$

和

$$\int_{r_1}^{r_2} f(r;a,b)dr=u \qquad (7.5)$$

其中 $f(r;a,b)=\frac{\Gamma(a+b)}{\Gamma(a)\Gamma(b)}r^{a-1}(1-r)^{b-1}$ 是 beta(a, b) 的機率密度函數。 對於方法 A（眾數和區間），a>1、b>1，和 $r_1<m<r_2$。附錄 7.1 中提供了一個 R 函數 M1(m, r1, r2, u) 用以獲得參數 (a, b)。

◎方法 B：給予一個較低百分位數 K_1（$100\mu_1\%$）和一個較高百分位數 K_2（$100\mu_2\%$），並從研究者中分別獲得 μ_1 跟 μ_2 的值。利用兩個百分位數 K_1 和 K_2 的資訊，伴隨相應的機率，μ_1 跟 μ_2，可以從數值解得到貝他參數。

$$\int_{0}^{K_1} f(r;a,b)dr=\mu_1$$

和

$$\int_{0}^{K_2} f(r;a,b)dr=\mu_2 \qquad (7.6)$$

對於方法 B（僅百分位數），a≥1。附錄 7.2 中提供了一個 R 函數 PO(K1, u1, K2, u2) 用以獲得參數 (a, b)。

Wu, Shih 與 Moore（2008）發現，當研究者判斷眾數的誤差是輕微的時候，方法 A 優於方法 B。反之當誤差嚴重時，方法 B 優於方法 A。

7.1.5 討論

使用後驗機率是一種貝氏方法，它使我們能夠在做出推論和決策時納入專家意見（或先驗數據）。當然，這種能力不僅限於監測嚴重不良事件反應。該方法還可用於

監測其他類型的事件，包括療效事件（見作業 7.1）。

一些試驗包含了先驗資訊，但以不同的方式利用它。例如，一項多發性骨髓瘤試驗（Montefiore-Einstein Cancer Center, 2011）在它的臨床試驗計劃書（第 49 頁）中描述了下面的監測設計：「基於先前的研究，所提出的方案的預期治療相關死亡率小於 5%……。我們認為 30 天的死亡率超過 5% 是不可接受的。在前 20 名患者加入後，將評估 30 天死亡率。如果不超過 1 名患者在 30 天內死亡……我們將繼續招募……如果在治療後 30 天內有 2 名或更多患者死亡，我們將暫停招募……」顯然地，與基於文獻用於監測研究的門檻相比，本研究設定了 1/20=0.05 的停止規則，而不是使用文獻來構建一個先驗分佈。因此，監測設計未能考量與觀察到的數據相關的任何變化。進一步，在考慮一個不良事件反應，例如 30 天死亡率，一個連續監測計劃，例如，每 5 名患者，似乎比當 n=20 時才做出一個決定更為理想。我們要求讀者使用貝氏方法制定一個連續安全監測計劃作為一個作業（作業 7.2）。

7.1.6 使用伽瑪－卜瓦松分佈監測不常發生的嚴重事件

上面所討論的，在一個多發性骨髓瘤試驗中（Montefiore-Einstein Cancer Center, 2011），治療相關的 30 天死亡率的監測也可能在另一個體系中被認為是一種不常發生但卻是嚴重的事件，比如事件發生率以「每患者月（per patient-month）」的方式來衡量（或其他連續時間尺度）。當針對一個不常發生事件而使用每患者時間（t_i）時，事件數量（x_i）的抽樣分佈將服從一個具有平均率參數（例如，λ）的卜瓦松（Possion）分佈，$\frac{e^{-(\lambda t_i)}(\lambda t_i)^{x_i}}{x_i!}$，而不是一個二項分佈。基於 n 位受試者數據的概似函數則是

$$\prod_{i=1}^{n}\frac{e^{-(\lambda t_i)}(\lambda t_i)^{x_i}}{x_i!} \propto \lambda^k e^{-\lambda T}\text{，}\lambda>0\text{，}T>0\text{，}k=0, 1, 2, \ldots$$

其中 $k=\sum_{i=1}^{n}x_i$ 是 n 位受試者中的總事件數，$T=\sum_{i=1}^{n}t_i$ 是 n 位受試者的總「患者時間」。在貝氏分析中 λ 的共軛先驗會是伽瑪分佈，gamma(a, b)。伽瑪分佈是連續機率分佈的雙參數族，具有形狀參數 a 和比率參數 b（兩者都大於 0），它的機率密度函數是：

$$f(\lambda; a, b) = \frac{b^a}{\Gamma(a)}\lambda^{a-1}e^{-\lambda b}\text{，}\lambda > 0$$

其中 Γ(a) 是伽瑪函數。例如，R 函數 dgamma 可以輕易地畫出伽瑪密度函數（圖 7.3）：

```
>t <- seq(0, 1, by = 0.01)
>pdf <- dgamma(t, shape = 5, rate = 100)
>plot(t, pdf, type = "l", xlab = "Lambda", ylab = "Gamma density", lwd = 2)
```

為了找到先驗參數，我們可以使用平均數和變異數的值來引導出先驗：

$$E(\lambda)=a/b$$

$$Var(\lambda)=a/b^2$$

或者透過類似於針對貝他分佈情況進行所討論的方法 A（「位置和間隔」方法）或方法 B（「僅百分位數」方法）。參數 a 表示總事件數，b 表示總患者時間。

因此，後驗分佈是 gamma(k+a, T+b) 分佈，其機率密度函數與下面成比例

$$\lambda^{k+a-1}e^{-\lambda(T+b)}$$

然後，我們可以設置一個門檻值 λ^*，當後驗機率達到嚴重不良事件率的一個門檻水準時停止試驗以確保安全性，例如，在 80% 時：

$$Pr(\lambda\geq\lambda^*|k, T, a, b)\geq 80\%$$

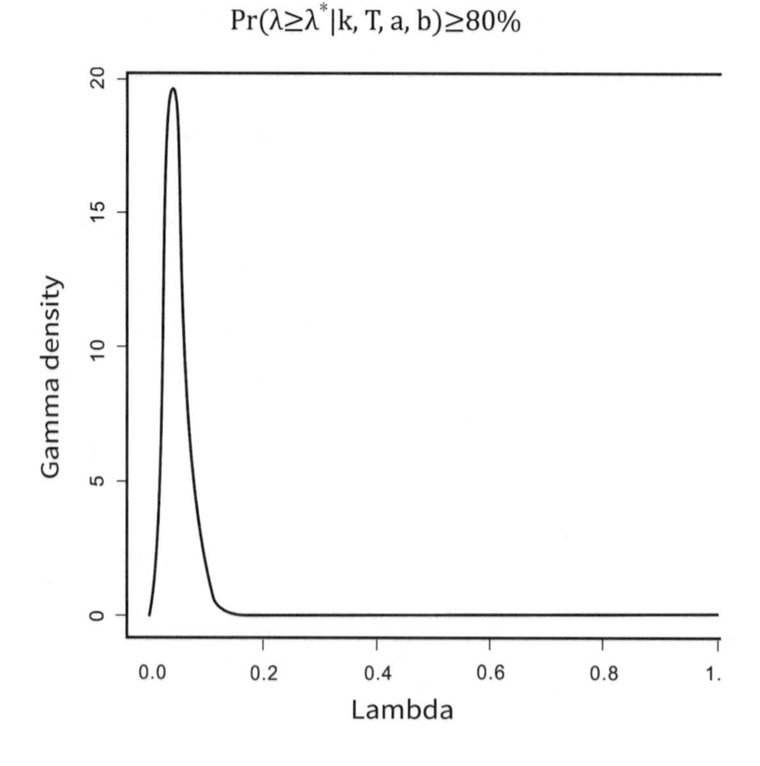

圖 7.3
伽瑪分佈的密度函數

例 7.2

患有嚴重抑鬱症的人群中的自殺事件發生率估計約為 2%。在進行類似人群的試驗時，如果研究治療組顯示（真實）自殺成功率大於 2%，研究者會想要停止研究。使用先前的一個研究的數據來決定先驗，該研究在 200 患者月（patient-months）中觀

察到有 4 個自殺事件。如果在目前正進行的試驗中，50 患者月中有兩個自殺事件。請問：這試驗應該停止嗎？

透過使用伽瑪－卜瓦松模型，先驗參數的估計值為 a=4，b=200；當下數據是 k=2 且 T=50。後驗是 gamma(λ;6, 250)。我們用 R 函數計算後驗機率 $Pr(\lambda \geq 0.02 | k+a=6, T+b=250)$

```
> 1– pgamma(0.02, shape = 6, rate = 250)
[1] 0.6159607
```

根據事先指定的門檻水準，研究也許應該被停止（例如，門檻為 60%）或不停止（例如，門檻為 80%）。

7.2 使用條件機率監測療效不彰

貝氏後驗機率是一個給定數據的條件機率。在一個先驗分佈的幫助下，我們使用貝氏方法來監測安全性，完全不使用任何有效檢定。在本節中，在完全沒有一個先驗分佈或一個 p 值，我們將討論如何使用條件機率來監測一個研究中可能的療效不彰的情況。

回想在第 6 章中，我們討論了兩階段 Simon 的設計，其中一個二期癌症試驗也許就在第一階段停止，如果期間結果是不如寄望的（即，不達標）。在那種情況下，我們接受了虛無假設並且捨棄了化合物進一步的測試，以節省資源並防止更多患者被無效地治療。這也被稱為「因療效不彰而停止試驗」。在 Simon 的設計中，考慮的是使用一個最小樣本數，同時維持第一型誤差率和第二型誤差率。下面的條件機率方法，是另一種監測工具，但它不一定控制第一型和第二型誤差率。

7.2.1 兩階段監測過程

監測療效不彰可以透過一個非貝氏方式的條件機率（conditional probability, CP）方法來執行。想法如下：假設我們的最終分析是基於總共 N 個觀察值的一個 z 檢定（由於相等配置，每一個治療組的樣本數為 $n = N/2$），其被表示為 Z_N。假設在試驗結束時，我們將 Z_N 與臨界值 1.96 比較，其中 1.96 是一個單邊 z 檢定對於 0.025 的顯著水準的臨界值。若在期間階段，我們總共有 $N_1=2n_1$ 個觀察值，並且獲得 Z_{N_1} 的訊息。然後我們（自然地）問，會得到最終檢定 $Z_N>1.96$ 的機率是多少？也就是說，我們想估計條件機率，$Pr(Z_N>1.96|Z_{N_1})$。如果這個機率很低，那麼我們可能會因為療效不彰而停止試驗。

例如，我們計劃一個總樣本數為 N=100 的試驗。假設當我們有 50 名患者的資料時，我們根據這 50 名患者的結果計算 z 檢定，並且得到 $Z_{50}=1.0$。

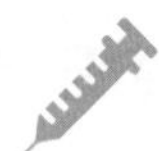

$Pr(Z_{100}>1.96|Z_{50}=1.0)$ 是多大？答案取決於某些因子，如下：

令訊息時間（比例）為 $t= N_1/N$。對於雙樣本的例子，依據第 4 章（第 4.2 節）中的設置，$H_0:\Delta=\mu_1-\mu_2=0$，並假設已知相等的組內變異數，可以直接推導出

$$Z_N = \sqrt{t}Z_{N_1} + \sqrt{1-t}Z_{N-N_1} \tag{7.7}$$

（見附錄 7.3.1）。也就是說，我們將最終的檢定統計量分解為兩部分，一個基於第一階段樣本的檢定統計量，和一個基於剩餘樣本的檢定統計量。注意，Z_N 是兩個獨立的常態隨機變數的一個加權平均。常態隨機變數的一個線性組合仍然是一個常態隨機變數。等式 7.7 中的權重是對應於每一個 Z 統計量中樣本數比例，t，的平方根。更詳細地，

$$Z_{N_1} = \sqrt{\frac{N_1}{4\sigma^2}}\hat{\Delta}= \frac{\sqrt{N_1}\hat{\Delta}}{2\sigma} \sim N\left(\frac{\sqrt{N_1}\Delta}{2\sigma}, 1\right) \tag{7.8}$$

$$Z_{N-N_1} \sim N\left(\frac{\sqrt{N-N_1}\Delta}{2\sigma}, 1\right)$$

和

$$Z_N \sim N\left(\frac{\sqrt{N}\Delta}{2\sigma}, 1\right) \tag{7.9}$$

$$\begin{aligned}
&Pr(Z_N>1.96 \mid Z_{N_1}) \\
&= Pr\left(\sqrt{t}Z_{N_1} + \sqrt{1-t}Z_{N-N_1} > 1.96\right) \\
&= Pr\left(Z_{N-N_1} > \frac{1.96-\sqrt{t}Z_{N_1}}{\sqrt{1-t}}\right) \\
&= Pr\left(Z_{N-N_1} - \frac{\sqrt{N-N_1}\Delta}{2\sigma} > \frac{1.96-\sqrt{t}Z_{N_1}}{\sqrt{1-t}} - \frac{\sqrt{N-N_1}\Delta}{2\sigma}\right)
\end{aligned}$$

我們使用分解式子（等式 7.7）來計算條件機率 CP：

$$CP = 1 - \Phi\left(\frac{1.96-\sqrt{t}Z_{N_1}}{\sqrt{1-t}} - \frac{\sqrt{N-N_1}\Delta}{2\sigma}\right) \tag{7.10}$$

從等式 7.10 我們可以看出，單邊最終檢定在 0.025 水平上是顯著的條件機率不僅取決於期間結果 Z_{N_1}，並且取決於何時進行期間分析（根據 t）和真實療效 Δ/σ。Δ 有很多種可能：悲觀估計是採用虛無假設，$\Delta=0$。一個樂觀的估計是採用對立假設，即研究者所期待看到的 Δ。另一個選擇是基於期間數據的 Δ 的點估計，以及當前趨勢將持續到試驗結束的假設。另一種 Δ 的估計可以是一個信賴區間的上限或下限。再者，

我們可以對上述選擇做一個加權平均。如果我們為 Δ 設置一個（先驗）分佈（例如，以點估計為中心具有一定程度的變異），並且根據這個分佈對等式 7.10 做平均，我們便可以獲得單邊最終檢定為顯著的一個預測機率。

常使用的是利用期間數據的 Δ 的點估計值。在等式 7.8 中看見：

$$\widehat{\Delta} = \frac{2\sigma}{\sqrt{N_1}} Z_{N_1} \tag{7.11}$$

因此，將 $\Delta=\widehat{\Delta}$ 代入（7.10），並且因為 $\frac{N-N_1}{N_1} = \frac{1-t}{t}$，我們得出

$$\begin{aligned} CP(Z_{N_1}, t, \Delta=\widehat{\Delta}) &= 1-\Phi\left(\frac{1.96-\sqrt{t}Z_{N_1}}{\sqrt{1-t}} - \sqrt{\frac{1-t}{t}}Z_{N_1}\right) \\ &= \Phi\left(\frac{Z_{N_1}}{\sqrt{t(1-t)}} - \frac{1.96}{\sqrt{1-t}}\right) \end{aligned} \tag{7.12}$$

等式 7.12 也可以從熟悉的一個二元常態分佈的迴歸公式推導出來；見附錄 7.3.3。繼續前面的例子，其中我們假設在 $t= 50/100=1/2$ 時 $Z_{N_1}=1.0$，在目前的趨勢下，$CP=\Phi(2-1.96\sqrt{2})=0.22$，透過 R 函數：

```
>pnorm(2 - 1.96*sqrt(2))
[1] 0.220991
```

在監測計劃中，如果條件機率的門檻被設置為 0.30，這個研究可能因療效不彰而停止。

課堂練習

1. 如果在一個更早或更晚的訊息時間比例（例如 $t= 1/3$ 或 $2/3$）觀察到相同的 Z 值 ($Z_{N_1}=1.0$)，那麼 CP 將是多少？
2. 假設當前趨勢將持續下去，那麼在期間分析中，Z 值應該多大，CP 才會至少有 50% ？答案應該是 t 的一個函數。

7.2.2 討論

關於提前終止的一些要點需要進一步闡述。首先，因為療效不彰而停止研究，這意味著化合物（或醫療概念）在這個研究中被捨棄於進一步檢測。這個舉動並不一定意味著出資（贊助、申辦）單位或研究者將完全放棄該化合物。該化合物可以針對其劑量範圍、給藥途徑、與其他化合物組合進行修正，或者針對其他人群的其他適應症

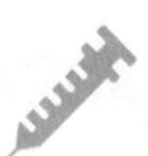

進行研究。

其次，執行一個期間分析會影響第一型誤差率。如同我們之前所提到的 Simon 的兩階段設計，當期間分析僅為了療效不彰而停止試驗時，第一型誤差率將被縮小，如同下面使用代數來表示：

$$\alpha=P_0\,(\text{拒絕 } H_0)$$
$$=P_0\,(\text{沒有在 } t<1 \text{ 時停止，然後在 } t=1 \text{ 時拒絕 } H_0)$$
$$<P_0\,(\text{在 } t=1 \text{ 時拒絕 } H_0)$$
$$=P_0\,(Z_N>1.96)=0.025$$

以上這個數學結果表示，我們可以將臨界值設置為小於 1.96，而保持最終分析在一個雙邊檢定 5% 的顯著水準或一個單邊檢定 2.5% 的顯著水準。若是可行，這是相當大的獲得。然而，實際上這並不是監管機構對於三期關鍵性研究試驗所允許的做法，因為監管機構認為療效不彰規則是不可能被強制執行的，也就是，對出資（贊助、申辦）單位無法約制。如果不是一個醫療安全問題，出資（贊助、申辦）單位有可能不遵守療效不彰的規則，仍然繼續研究，儘管面對低的條件機率。雖然這是不明智的，但仍然是一個商業決策。

附錄 7.1：根據方法 A 使用 R 函數獲得先驗分佈 Beta(a, b) 的參數

The R Function MI (Mode and Interval Method)

```
# programmed by Yujun Wu; see Wu, Shih and Moore (2008)
# r1 < m < r2
##########################################################################
# Method A: Location (mode) and Interval
# Elicitation information: (1) mode m
#                (2) Pr(r1<r<r2) = u
##########################################################################

MI <- function(m, r1, r2, u){
S <- function(x){
(pbeta(r2, x[1], x[2])-pbeta(r1, x[1], x[2])-u)^2+((x[1]-1)/(x[1]+x[2]-2)-m)^2
}
obj = constrOptim(c(2, 2), S, NULL, ui = rbind(c(1,0), c(0,1)), ci = c(1,1), mu = 1e-100, outer.eps = 1e-100)
obj$par
}
```

```
# Example
MI(0.05, 0.01, 0.10, 0.8)
```

附錄 7.2：根據方法 B 使用 R 函數獲得先驗分佈 Beta(a, b) 的參數

給予一個較低百分位數 $K_1(100\mu_1\%)$ 和一個較高百分位數 $K_2(100\mu_2\%)$。

The R Function PO (Percentiles Only Method)

```
# programmed by Yujun Wu; see Wu, Shih and Moore (2008)
# K1 < K2
#################################################################################
# Method B: percentiles only
# Elicitation information: (1) K1 : Pr(r<K1) = u1
#                          (2) K2 : Pr(r<K2) = u2
#################################################################################
PO <- function(K1, u1, K2, u2){
S <- function(x){
(pbeta(K1, x[1], x[2])-u1)^2+(pbeta(K2, x[1], x[2])-u2)^2
}
obj = constrOptim(c(2, 2), S, NULL, ui = rbind(c(1, 0), c(0, 1)), ci = c(1, 1), mu = 1e-100, outer.eps = 1e-100)
obj$par
}

# Example:
PO(0.05, 0.90, 0.15, 0.99)
```

附錄 7.3：關於兩階段監測過程的註釋

附錄 7.3.1

任何過程 S_m 它是一個 m 個獨立相同分佈（identically independently distributed，iid）的隨機變量 W_i 的和（i=1 到 i=m），$S_m=\sum_1^m W_i$ 也可以寫成兩個獨立的部分和的總和，$S_m=S_{m_1}+S_{m-m_1}$，對於 $m_1<m$。除此之外，在 W_i 具有限變異數的假設下，透過中央極限定理，$\sqrt{m}\,(S_m/m)$ 漸近常態分佈，對於具有樣本數 m_1 和 $m-m_1$ 的部分和也是相同。因此，在不失一般性的情況下，我們考慮 z 檢定統計量用於比較具有相同樣本數、相同組內變異數 σ^2，以及相同的招募率的兩個治療組，並且對於任何獨立的部分和過程顯示以下內容。設 $n=N/2$ 和 $n_1=N_1/2$。

具體來說，為了檢定平均值的差異，設 $\overline{X}_n\sim N(\mu_x, \sigma^2/n)$、$\overline{Y}_n\sim N(\mu_y, \sigma^2/n)$、$Z_N=$

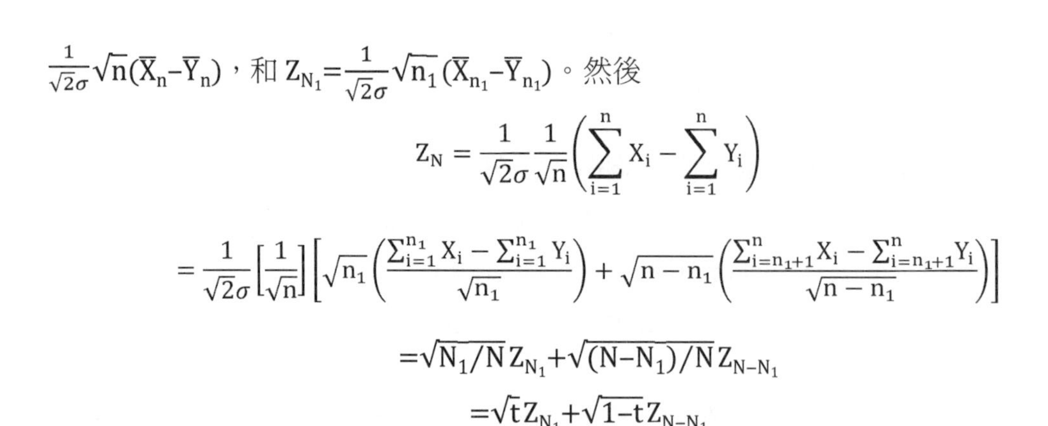

$\frac{1}{\sqrt{2}\sigma}\sqrt{n}(\overline{X}_n-\overline{Y}_n)$，和 $Z_{N_1}=\frac{1}{\sqrt{2}\sigma}\sqrt{n_1}(\overline{X}_{n_1}-\overline{Y}_{n_1})$。然後

$$Z_N=\frac{1}{\sqrt{2}\sigma}\frac{1}{\sqrt{n}}\left(\sum_{i=1}^{n}X_i-\sum_{i=1}^{n}Y_i\right)$$

$$=\frac{1}{\sqrt{2}\sigma}\left[\frac{1}{\sqrt{n}}\right]\left[\sqrt{n_1}\left(\frac{\sum_{i=1}^{n_1}X_i-\sum_{i=1}^{n_1}Y_i}{\sqrt{n_1}}\right)+\sqrt{n-n_1}\left(\frac{\sum_{i=n_1+1}^{n}X_i-\sum_{i=n_1+1}^{n}Y_i}{\sqrt{n-n_1}}\right)\right]$$

$$=\sqrt{N_1/N}\,Z_{N_1}+\sqrt{(N-N_1)/N}\,Z_{N-N_1}$$

$$=\sqrt{t}\,Z_{N_1}+\sqrt{1-t}\,Z_{N-N_1}$$

其中 $t=N_1/N=n_1/n$。（這是等式 7.7）

注　意，$E(Z_N)=\sqrt{n/2}\,\Delta/\sigma$，$E(Z_{N_1})=\sqrt{n_1/2}\,\Delta/\sigma$，$Var(Z_N)=Var(Z_{N_1})=1$　和 $Cov(Z_N, Z_{N_1})=Cov(\sqrt{t}Z_{N_1}+\sqrt{1-t}Z_{N-N_1}, Z_{N_1})=\sqrt{t}$。以上描繪了 (Z_N, Z_{N_1}) 的聯合分佈的特徵。

附錄 7.3.2

上述等式 $Z_N=\sqrt{t}Z_{N_1}+\sqrt{1-t}Z_{N-N_1}$，對於 $t=N_1/N=n_1/n$，可以推廣到 $Z_W=w_1Z_{N_1}+w_2Z_{N-N_1}$ 對於任何權重 $(w_1, w_2)>(0, 0)$，其中 $w_1^2+w_2^2=1$。我們還可以透過其對應的 p 值來表示 Z 值：$Z_W=\Phi^{-1}(1-p)=w_1\Phi^{-1}(1-p_1)+w_2\Phi^{-1}(1-p_2)$。因此，最終檢定的進一步擴展的是組合兩個階段的 p 值 (p_1, p_2)：$1-p=\Phi[w_1\Phi^{-1}(1-p_1)+w_2\Phi^{-1}(1-p_2)]$。這種擴展的優點是，當需要且合理時，兩個階段的 p 值可以透過不同的檢定獲得，或不同指標獲得。例如，期間分析的第一個指標可以是個替代指標，最終檢定可以是基於一個臨床指標。當存在多重比較情況時，兩個階段的 p 值也可以是調整後的 p 值。例如，如果第一階段涉及在幾個候選劑量中進行選擇，並且第二階段將選出的劑量與對照劑進行比較，則第一階段可以是一個調整後的 p 值來自逐步增加或逐步減少方法。對兩個以上階段的推廣也是輕易的。然而，如果權重過於隨意或與不同階段的觀察結果差異太大，則加權檢定 Z_W 會失去效率甚至變得奇怪。

附錄 7.3.3

在本節中，我們回顧了二變量常態分佈的基本公式、簡單線性迴歸，和條件機率推導的應用（等式（7.10））。設 (X, Y) 具有二變量常態分佈，其中 $E(Y)=\mu_Y$、$E(X)=\mu_X$、$Var(Y)=\sigma_Y^2$、$Var(X)=\sigma_X^2$，和 $Corr(Y, X)=\rho$ 其中 $0<|\rho|<1$。簡單線性迴歸具有 $E(Y|X)=\mu_Y-\rho\frac{\sigma_Y}{\sigma_X}(X-\mu_X)$，並且 $Var(Y|X)=\sigma_Y^2(1-\rho^2)$。因此，

$$E(Z_N|Z_{N_1})=E(Z_N)-\sqrt{t}\,(Z_{N_1}-E(Z_{N_1}))$$

$$=\sqrt{n/2}\Delta/\sigma-\sqrt{t}\,(Z_{N_1}-\sqrt{n_1/2}\Delta/\sigma)$$

和 $Var(Z_N|Z_{N_1})=1-t$。

當我們用估計值$\hat{\Delta}=\frac{2\sigma}{\sqrt{N_1}}Z_{N_1}=\frac{\sqrt{2}\sigma}{\sqrt{n_1}}Z_{N_1}$替代，如等式（7.7），我們得到

$$E(Z_N|Z_{N_1})=\sqrt{n/n_1}\,Z_{N_1}-\sqrt{t}\,(Z_{N_1}-Z_{N_1})=\sqrt{1/t}\,Z_{N_1}$$

因此，

$$P(Z_N>1.96|Z_{N_1},\Delta=\hat{\Delta})$$

$$=1-\Phi\left(\frac{1.96-\sqrt{1/t}\,Z_{N_1}}{\sqrt{1-t}}\right)$$

$$=\Phi\left(\frac{Z_{N_1}}{\sqrt{t(1-t)}}-\frac{1.96}{\sqrt{1-t}}\right)$$

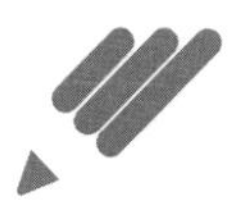

作業 7.1

一項初步研究被執行以評估綠茶提取物對未接受細胞毒性治療的慢性淋巴細胞白血病（chronic lymphocytic leukemia, CLL）或低惰性非霍奇金淋巴瘤（indolent non-Hodgkin's lymphoma, indolent NHL）患者的影響（Strair 等, 2005）。主要指標是毒性和疾病影響。該計劃書描述了以下監測計劃：對所有服用綠茶提取物的患者每四個月進行監測，並且每一個臨床評估將被記為穩定疾病、臨床改善（完全反應＋部分反應），或疾病惡化。該研究將最多招募 24 名患者。如果研究團隊認識到至少 80% 確定會有不到 15% 的患者具臨床上改善的反應（療效不彰），或者如果至少 90% 確定會有超過 30% 的患者將在 1 年內惡化，則將停止使用（毒性和療效不彰）。當研究期間逐次觀察患者時，系統會要求您制定一個統計策略以設置停止規則。

請制定兩個展示停止規則的後驗機率表。可以使用試算表程式製作表格：列是患者的人數（監測時的樣本數）和欄是具有事件的患者的人數。表格內部顯示後驗機率。使用無信息的先驗分佈。（編寫 SAS 或 R 程式將使您的工作變得更加容易。）

構建表格後，製作清晰的說明並使用顏色來強調表格（例如，使用陰影或其他顏色）以指導團隊關於停止規則。

請注意，這兩個表格應該只用於第一次監測。之後的監測應使用基於先前階段的觀察結果更新後的貝他先驗。

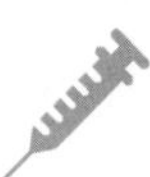

作業 7.2

對於多發性骨髓瘤試驗（Montefiore-Einstein Cancer Center, 2011），使用貝氏方法制定一個連續安全監測計劃。為了找出與治療相關的 30 天死亡率的貝他先驗分佈，令眾數為 0.05，並且死亡率在 0.01 和 0.15 之間的機率為 80%。使用附錄 7.1 中的 R 程式找到貝他參數。構建一個後驗機率表，顯示最多 n=40 的停止規則。如果我們將該死亡率的區間縮小到 0.01 和 0.10 之間有 80% 的覆蓋機率，重複相同的練習。

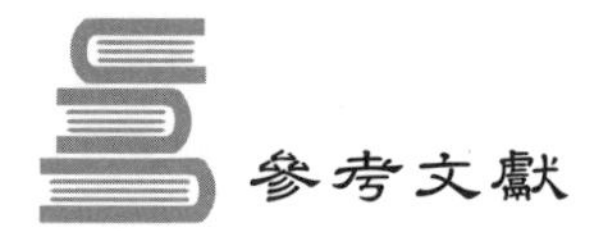

參考文獻

Eastern Cooperative Oncology Group. (2001). Chemotherapy and Peripheral Stem Cell Transplantation in Treating Patients with Multiple Myeloma. Clinical Trials. Gov Identifier: NCT00014508.

EMA (European Medicines Agency). (1995). ICH Topic E 3 A: Clinical Safety Data Management: Definitions and Standards for Expedited Reporting. http://www/ema.europa.eu/docs/en_GB/document_library/Scientific_guideline/2009/09/WC500002749.pdf

FDA (US Department of Health and Human Services Food and Drug Administration). (2007). *Guidance for Industry, Drug-Induced Liver Injury: Premarketing Clinical Evaluation Oct 2007*.

Montefiore-Einstein Cancer Center. (2011). A Phase II Study Assessing the Efficacy and Toxicity of PK-Directed Intravenous Busulfan in Combination with High-Dose Melphalan and Bortezomib as Conditioning Regimen for First-Line Autologous Hematopoietic Stem Cell Transplantation in Patients with Multiple Myeloma, Albert Einstein Cancer Center, NY. https://clinicaltrials.gov/identifier:NCT01605032

NCI (National Cancer Institute). (2009). Common Terminology Criteria for Adverse Events. http://evs.nci.nih.gov/ftp1/CTCAE/CTCAE_4.03_2010-06-14_QuickReference_5x7.pdf (accessed March 18, 2014)

Strair R, Rubin A, Bertino J, Schaar D, Gharibo M, Goodin S, Krimmel T, et al. (2005). Green Tea for Patients with Indolent Non-Hodgkin's Lymphoma or Chronic Lymphocytic Leukemia not Receiving Cytotoxic Therapy. The Cancer Institute of New Jersey, New Brunswick, NJ.

Wu Y, Shih WJ, and Moore DF. (2008). Elicitation of a beta prior for Bayesian inference in clinical trials. *Biometrical Journal* 50: 212-223.

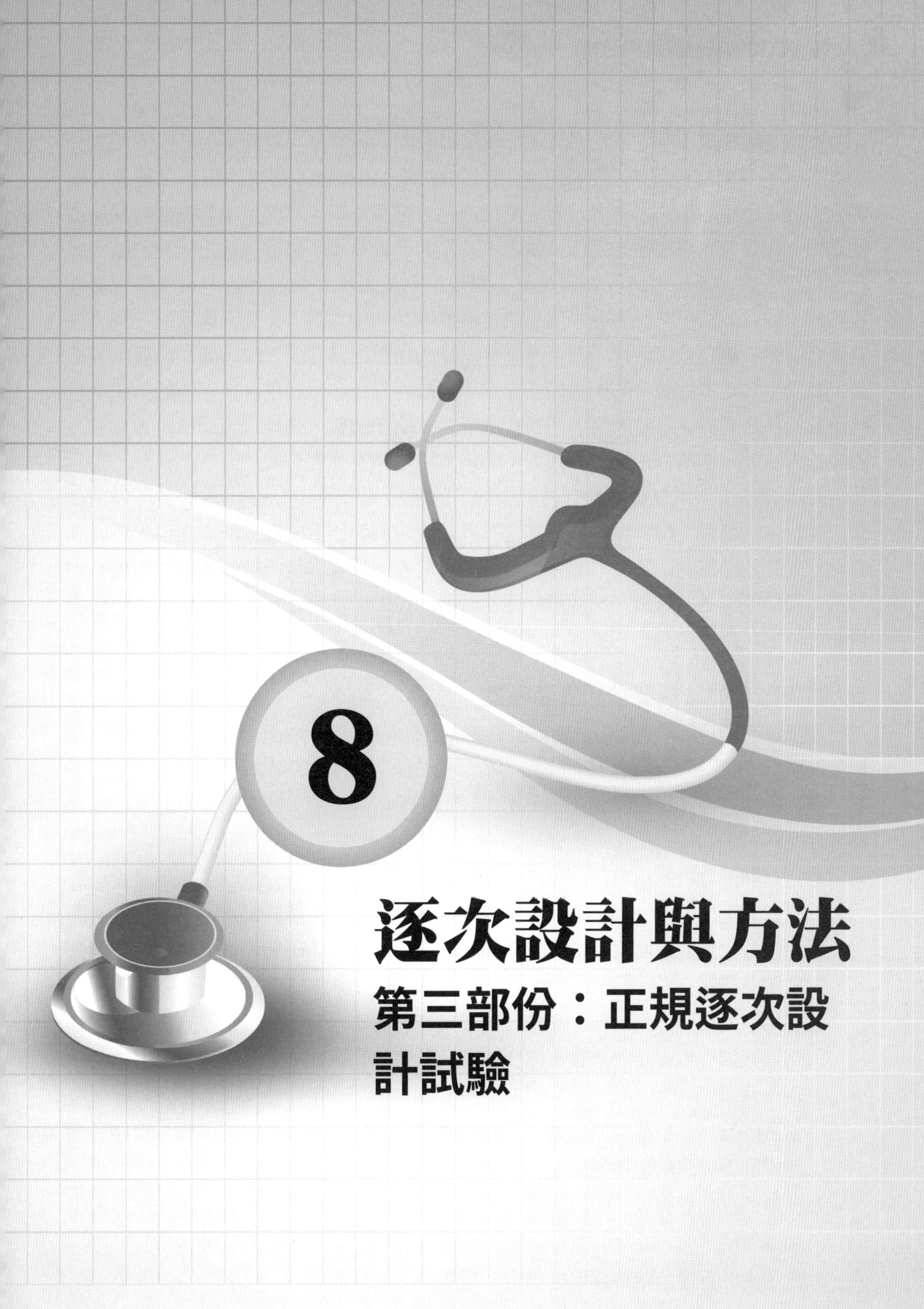

8

逐次設計與方法

第三部份：正規逐次設計試驗

在第 6 章和第 7 章中，我們討論了兩階段設計。集群逐次設計是對於多階段設計的推廣。正規的集群逐次程序（包括設計、監測，和分析）是幫助臨床試驗進行期間分析最常應用的方法，特別是對使用死亡率、嚴重或不可逆轉病率為主要終點指標的試驗。在具有此類指標的臨床試驗中，基本的考量是儘早修改或終止研究的道德義務，以防止對其他患者施行沒有益處（療效不彰或毒性太強）的治療。分階段進行這些臨床試驗，按照某個時間表預先決定群體評估的樣本數，比完全連續的逐次方法在執行試驗上更具有可行性，因為在這些試驗的指標通常需要一段時間才能發生。然而，減少平均樣本數數字的優點仍然存在。集群逐次程序可採用許多不同的方法，包括不同的停止邊界、不同的第一型誤差率消耗／使用函數、條件或預測檢定力方法，和貝氏方法等。這些程序是以一個固定的最大樣本數為基礎。我們將它們稱為「正規集群逐次方法」，用以區別最近發展中的「適應性集群逐次方法」。 後者可以在試驗正進行中擴展最大樣本數或修改其他設計規範，例如修改研究族群或指標。對於具有更大的彈性地監測期間資料而導致偏差的可能性，監管當局已經制定嚴格的規範，特別是對於集群逐次試驗。一個集群逐次試驗的後勤與執行工作也很複雜，需要仔細規劃和謹慎執行。

8.1 試驗監測的法規要求和後勤考量

國際醫藥法規協和會（International Conference on Harmonisation Guidelines for Industry, ICH 1998）討論了關於期間分析（E3，第 11.4.2.3 節）和集群逐次程序的法規要求，尤其是關於數據監測和早期停止（E9，第 3.4 節和第 4.1–4.6 節）的規範。下面是一個總結（Shih WJ, 2000）：

◎所有期間分析應事先仔細規劃並在臨床試驗計劃書中充分說明。應盡量避免計劃外的期間分析。如果進行了計劃外的期間分析，一個計劃書修正方案描述該期間分析應該在解盲治療比較數據之前完成。另外，研究報告還應說明期間分析的必要性、解盲的程度，和評估潛在偏差的大小，以及對結果的詮釋的影響。

◎在第一次期間分析之前，應在計劃書或修正方案中說明分析時程表，或至少是駕馭期間分析發生的方程；停止準則及其特性也應在計劃書或修正方案中明確地說明。

◎當試驗有一個數據監測委員會（Data Monitoring Committee, DMC）時，程序計劃應由該 DMC 撰寫或同意。

◎試驗的任何變更以及統計程序的任何後續變更都應儘早在計劃書的修正方案中明確說明。

◎所選定的程序應始終確保控制第一型誤差的總體機率。

◎期間分析的執行必須是一個完全保密的過程，尤其是當可能涉及解盲資料與結果的時候。參與試驗的所有工作人員都應被排除對這樣的分析結果知情之外。所有的研究者應僅被告知繼續或停止試驗的決定，或對試驗程序進行修改的部分。

◎僅為行政目的而規劃的任何期間分析也應在計劃書中說明並隨後報告。 例子包括加速招募病患、對利益相關者報告試驗進度等。應明確說明具體目的，並應明確地排除任何提前停止試驗的可能性。在這些情況下，盲態不應該破壞。

試驗執行和數據監測的組織是研究設計中一個重要的部分。圖 8.1 說明了一個此類組織的四個組成部分，包含試驗出資（贊助、申辦）單位（例如，業界、國家衛生研究院）；研究者；合同研究組織（contract research organization, CRO），負責管理數據資料庫並根據一個同意的時程表向 DMC 提供報告；和獨立委員會，包括一個 DMC，和必要時的一個指標裁決委員會（endpoint adjudication committee, EAC）等。這些組織的各自分離是專門被設計用來設置檢查和平衡，以防止潛在的操作偏差。

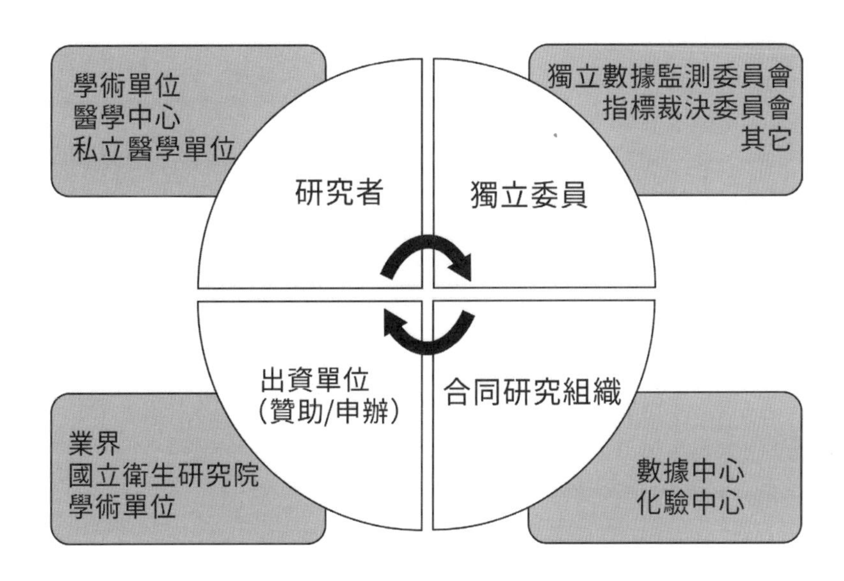

圖 8.1
一個試驗組織的四個組成部分

閱讀作業 8.1 中的文章，其中說明了關於一個試驗具有的組織與研究時間表。

DMC 的主要義務是保護試驗中患者的安全。在許多試驗中，DMC 還負責根據 DMC 章程監測研究藥物的療效。安全性必須根據風險與效益比來監測；因此，療效不能被忽視，在 DMC 功能的整體情況下。另外，DMC 作為一個幫助那些已經加入的試驗研究的受試者期待試驗能夠完成和回答研究問題，還經常關注正在進行的病患招募情況、試驗品質，和數據的完整性。通常 DMC 由出資（贊助、申辦）單位和研究

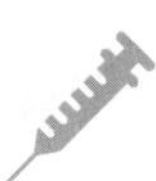

者以外的機構成員組成；它應該通過執行委員會或贊助委員會向廠商提出獨立建議，因此它或稱為獨立的 DMC（或稱 IDMC）。DMC 通常會包括至少一位統計學家，有時也會請一位提倡患者權益的工作者參與。DMC 的功能流程圖如圖 8.2 所示。想看更多關於 IDMC 的討論，請讀 Ellenberg（2001）。

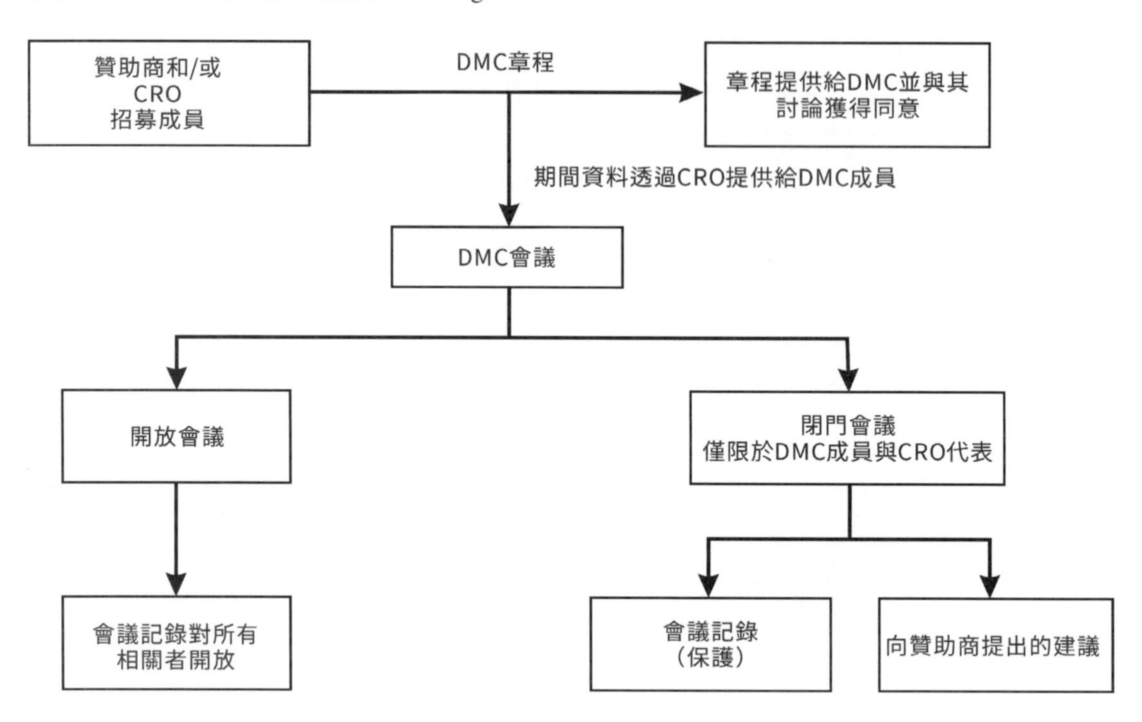

圖 8.2
IDMC 的程序

8.2 統計方法

8.2.1 基礎

讓我們首先考慮一個臨床試驗的設計，計劃在日曆時間 ct_1、ct_2、……、ct_K 監控實驗資料，其中 $K>1$ 是選定的。例如，一個試驗監測委員會可能在第一和第二年的 4 月 1 日和 10 月 1 日舉行會議，然後在接下來的試驗持續時間於每年的 6 月 15 日舉行會議。在日曆時間上由資料所提供的總訊息可以被視為一個「廣義樣本數」。在數學上，它指的是（觀察到的）「費雪訊息」，用於在「計分檢定」中以獲得檢定統計量。（見第 4 章的附錄 4.1 至 4.4）。在估計中，估計量的變異數是費雪訊息的倒數。對於連續和二元指標，訊息與受試者人數（之前我們所稱的樣本數。）成比例。

透過使用 $\overline{X}_n-\overline{Y}_n$ 來估計治療平均差異 Δ 可以看出這一點。對於 $Var(\overline{X}_n-\overline{Y}_n)=(2\sigma^2)/n$，訊息等於 $n/(2\sigma^2)$。第4章的附錄4.1至4.4也說明，對於事件發生時間（存活）

指標，訊息與事件數成正比。透過一個概似函數的類似推導，我們可以證明，對於一個縱向數據分析，訊息與訪視次數成比例（例如，以人－月（subject-months）為單位來計算藥物暴露量），縱向數據是一般相關（叢聚）資料的一個特例。從第 4 章，第 4.5 節，我們可以看到，對於叢聚資料，訊息與子單元和主單元數一起成正比。當我們在處理一個與時間相關的程序時，我們把在日曆時間 ct_i 的訊息表示為 I_i，以及把在日曆時間 ct_K 的固定總／最大訊息表示為 I_{max}。對應的 $t_i=I_i/I_{max}$ 是在 ct_i 的「訊息時間」（或訊息比例），其中 i=1, …, K。注意 $t_K=1$。當訊息與樣本數成比例時，則 $t_i=I_i/I_{max}=N_i/N_{max}$。這與我們之前在第 6 章使用的符號一致，那邊我們只考慮了兩個階段。由於訊息時間只是重新縮放的日曆時間，為方便起見，我們有時寫成 $I(t_i)=I_i$。

在訊息時間 t_i，i=1, ..., K，標準化後的 z 統計量，Z_{t_1}、Z_{t_2}、…、Z_{t_K}，依據累積的資料被計算出，用於檢定一個由參數 θ 所表示的治療效果的假設。集群逐次程序的焦點統計問題是去找到滿足某些所需操作特性的臨界值。這些臨界值被稱作「集群逐次邊界」。例如，對於一個單邊假設的決策選項是「在期間階段拒絕 H_0:θ=0 或繼續試驗」和「在最後階段拒絕或接受 H_0」，問題是找到 b_1、b_2、…、b_K 的值使得整體第一型誤差率 α 保持在一個事先指定的水準 α：

$$P_{H_0}(\text{拒絕 } H_0)=P_{H_0}(Z_{t_1}\geq b_1 \text{ 或 } Z_{t_2}\geq b_2 \text{ 或 } \ldots Z_{t_K}\geq b_K)=\alpha \quad (8.1)$$

找到臨界值 b_1、b_2、…、b_K 是必要的，因為，例如，Armitage, McPherson, 與 Rowe（1969）證明，對於 K>1，如果在全部期間階段所有的臨界值都維持在 1.96，那麼

$$P_{H_0}(Z_{t_1}\geq 1.96 \text{ 或 } Z_{t_2}\geq 1.96 \text{ 或 } \ldots Z_{t_K}\geq 1.96)>0.025$$

表 8.1 給了更多第一型誤差率膨脹的情況，由於使用相同的臨界值重複檢定 H_0 而沒有對誤差率在 α=0.01、0.02 或 0.05 的名目水準進行適當的調整。

表 8.1

第一型誤差率的膨脹發生因使用相同，沒有適當調整的臨界值重複檢定 H0。

K	名目水準 0.05	名目水準 0.02	名目水準 0.01
1	0.05	0.02	0.01
2	0.0831	0.0345	0.0177
3	0.1072	0.0456	0.0237
4	0.1262	0.0545	0.0286
5	0.1417	0.0620	0.0327
10	0.1933	0.0877	0.0474
20	0.2479	0.1163	0.0640

等式 8.1 使用一個單邊檢定用以便於說明。對於一個相對應的雙邊假設檢定，一個對稱邊界將用 $\alpha/2$ 替換 α，然後將單邊邊界對稱地用於下邊界。一些文獻也提出了不對稱邊界（DeMets 和 Ware, 1982），然而，它們很少用於一個新藥申請法規批准的設置。接下來，我們將考慮幾個常被引用的集群逐次邊界。

8.2.2 等間隔集群逐次邊界

假設所有訊息時間的間隔是相等：$t_1=1/K$、$t_2=2/K$、…、$t_K=K/K=1$。在 20 世紀 70 年代，Haybittle（1971）、Peto 等（1976）、Pocock（1977）、O'Brien 與 Fleming（1979）提出下面不同的邊界：

◎ Haybittle-Peto：找到 $b_i=c$ 對於 $i=1, ..., K-1$ 和 $b_K=z_{1-\alpha}$ 以至於

$$P_{H_0}(Z_{t_1}\geq c \text{ 或 } Z_{t_2}\geq c \text{ 或 } ... Z_{t_K}\geq z_{1-\alpha})=\alpha \quad (8.2)$$

例如，如果我們設置 $\alpha=0.025$ 且 $K=5$，則 $c=3.291$。邊界是 (3.291, 3.291, 3.291, 3.291, 1.960)。

Haybittle-Peto 邊界的基本想法是讓最終檢定的臨界值為 $z_{1-\alpha}$，如同一個固定樣本數試驗的臨界值，以減輕臨床同事對「α 懲罰」的看法。但是，當最終檢定與固定樣本數設計處於同一水準時，會因為期間階段的檢定，必定導致整體第一型誤差率膨脹。因此，上面的例子不能是完全正確。我們只能說最後一個臨界值類似固定樣本數設計。因此，Pocock（1977）提出了下面的一個校正後的解決方案。

◎ Pocock：找到 $b_i=c$，對於 $i=1, ..., K$ 以至於

$$P_{H_0}(Z_{t_1}\geq c \text{ 或 } Z_{t_2}\geq c \text{ 或 } ... Z_{t_K}\geq c)=\alpha \quad (8.3)$$

例如，如果我們設置 $\alpha=0.025$ 且 $K=5$，則 $c=2.413$。邊界是 (2.413, 2.413, 2.413, 2.413, 2.413)。

Pocock 邊界的想法是為所有檢定提供一個恆常（相同）的臨界值來簡化監測過程。然而，這種便利忽略了這樣的一個事實，即早期檢定使用的訊息比後來的檢定要少。我們經常希望保護試驗不要過早停止，除非資料中的證據非常有說服力。這導致了下面的 O'Brien-Fleming（OBF）邊界。

◎ OBF：找到 c 以至於

$$P_{H_0}(Z_{t_1}\sqrt{t_1}\geq c \text{ 或 } Z_{t_2}\sqrt{t_2}\geq c \text{ 或 } ... \text{ 或 } Z_{t_K}\sqrt{t_k}\geq z_{1-\alpha})=\alpha \quad (8.4)$$

對於 $\alpha=0.025$ 和 $K=5$，$c=2.04$。因此，$b_i=2.04/\sqrt{t_i}=2.04/\sqrt{i/5}$。邊界是 (4.562, 3.226, 2.634, 2.281, 2.040)。

注意，在等式 8.4 中，我們在整個研究中將 $Z_{t_i}\sqrt{t_i}$ 與相同的臨界值進行比較，而

不是 Z 統計量自己，以此說明資料集隨著時間的推移而增加累積的資訊。$Z_{t_i}\sqrt{t_i}$ 被 Lan 與 Wittes（1988）稱為 B 值（Brownian motion 的 B）。

圖 8.3 描繪上述對於一個雙邊假設的邊界。對於一個單邊假設 H_A:θ>0，下邊界不應存在，僅使用上邊界（具有 α=0.025）。如果我們仍然使用圖 8.3，那麼下邊界下面的區域將被解釋為接受 H_0:θ≤0 即表示用對稱邊界考慮療效不彰的情況。邊界形狀顯示 OBF 邊界具有臨界值在開始時高，然後隨時間而降低的特徵。因此，它是三者之間對早期的期間分析最嚴格的邊界。然而，邊界的選擇應取決於研究者對早期停止規則的目的或意圖。以上的邊界計算都需要使用迭代數值積分。

在試驗設計階段，在等距訊息時間裡計劃固定數量的 K 個分析是合理的。但是，當試驗正在進行並受到監測時，我們需要考慮通常會發生的操作變化。期間分析很可能不依照預先計劃的時間表和分析的頻率來執行。Slud 與 Wei（1982）以及 Lan 與 DeMets（1983）提出了第一型誤差率消費／使用函數方法來滿足這一需求。

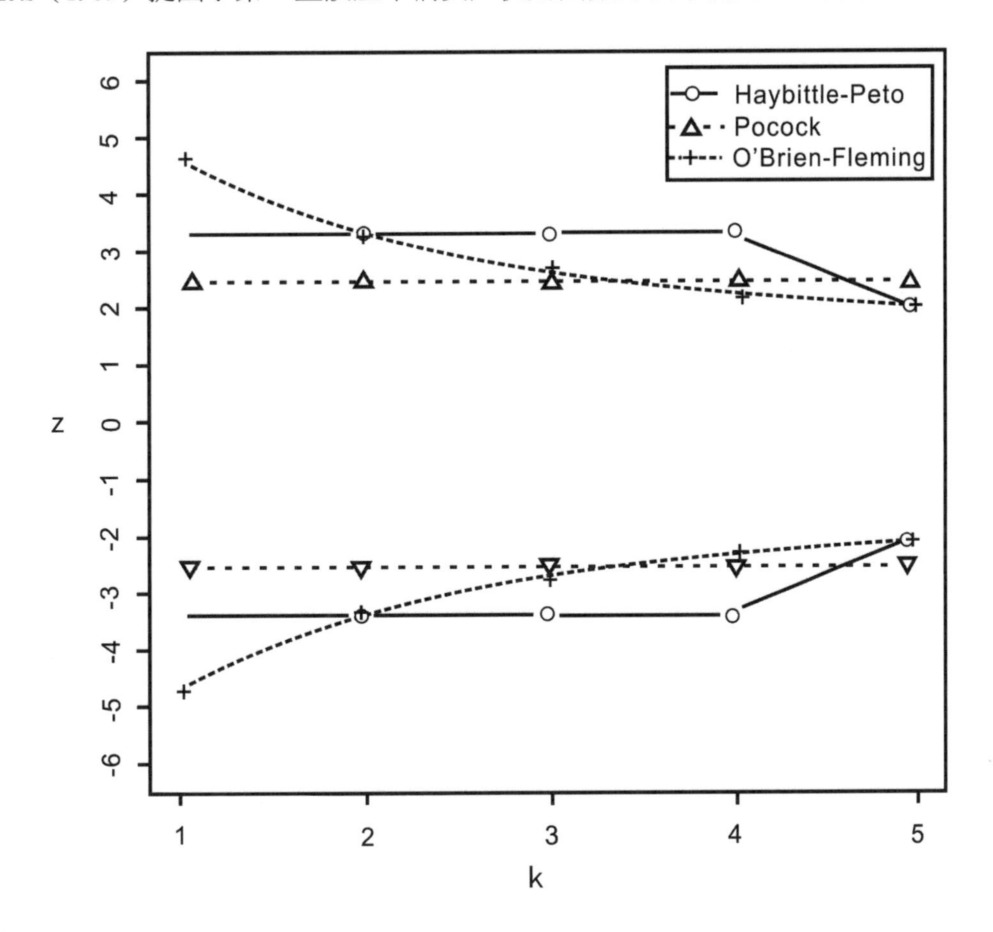

圖 8.3

三個具有相同間隔的五次分析的標準逐次邊界，雙邊阿法 =0.05

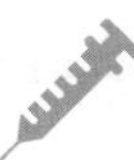

8.2.3 第一型誤差率消耗／使用函數方法

第一型誤差率消耗／使用函數作為一種方法的想法可以說明如下：我們首先在等式 8.1 的表達式中將固定的 K 解除，並且將拒絕區域，R，分解為不相交的區域，如下所示：

$$R=\{Z_{t_1}\geq b_1 \text{ 或 } Z_{t_2}\geq b_2 \text{ 或 } Z_{t_3}\geq b_3 \text{ 或 } \ldots\}$$

設 $R_1=\{Z_{t_1}\geq b_1\}$。因此，$\{Z_{t_1}\geq b_1 \text{ 或 } Z_{t_2}\geq b_2\}=\{Z_{t_1}\geq b_1\}\cup\{Z_{t_1}<b_1, Z_{t_2}\geq b_2\}\equiv R_1\cup R_2$，和 $\{Z_{t_1}\geq b_1 \text{ 或 } Z_{t_2}\geq b_2 \text{ 或 } Z_{t_3}\geq b_3\}=(R_1\cup R_2)\cup\{Z_{t_1}<b_1, Z_{t_2}<b_2, Z_{t_3}\geq b_3\}\equiv(R_1\cup R_2)\cup R_3$，依此類推。因此，

$$P_{H_0}(R)=P_{H_0}(R_1\cup R_2\cup R_3\cup\cdots)$$
$$=P_{H_0}(R_1)+P_{H_0}(R_2)+P_{H_0}(R_3)+\cdots=\alpha$$

在 t_1，我們指定 $\alpha(t_1)=P_{H_0}(R_1)$ 的值，並求解 b_1。在 t_2，指定

$$\alpha(t_2)=P_{H_0}(R_1\cup R_2)=P_{H_0}(R_1)+P_{H_0}(R_2)\text{（因為不相交的區域）}$$
$$=\alpha(t_1)+P_{H_0}(R_2)$$

這導致 $P_{H_0}(R_2)=\alpha(t_2)-\alpha(t_1)$，並且我們可以求解 b_2，因為 b_1 已經從第一步知道。同樣在 t_3，指定

$$\alpha(t_3)=P_{H_0}(R_1\cup R_2\cup R_3)=(P_{H_0}(R_1)+P_{H_0}(R_2))+P_{H_0}(R_3)$$
$$=\alpha(t_2)+P_{H_0}(R_3)$$

因此，$P_{H_0}(R_3)=\alpha(t_3)-\alpha(t_2)$。然後我們求解 b_3，因為 b_1 和 b_2 已經在前面的步驟中知道了。繼續這個過程，直到得到所有的臨界值。

注意，當求解 b_2 時，我們只需要 (Z_{t_1}, Z_{t_2}) 的聯合分佈。在第 7 章的附錄 7.3 中，我們介紹將一個求和過程分解為兩個獨立的部分合，並且推導用於計算條件機率的公式。在這裡，我們延伸這樣的想法去使用廣義樣本數，也就是，統計訊息。一般來講，對一個部分合過程具有獨立的增量，我們可以將計分檢定寫為 $Z_{t_i}=S(t_i)/\sqrt{I(t_i)}$，其中分子是觀察值的累積和（每個觀察值是相互獨立且服從相同分佈的變量，都以 θ 為期望值），分母是在時間 t_i 估計 θ 時的累積統計訊息的平方根。然後兩兩相關性是

$$\rho(t_1,t_2)=\text{Corr}=\text{Cov}\left(Z_{t_1},Z_{t_2}\right)=\text{Cov}\left(\frac{S(t_1)}{\sqrt{I(t_1)}},\frac{S(t_2)}{\sqrt{I(t_2)}}\right)$$
$$=\text{Cov}\left(\frac{S(t_1)}{\sqrt{I(t_1)}},\frac{S(t_1)+\left(S(t_2)-S(t_1)\right)}{\sqrt{I(t_2)}}\right)$$

$$=\frac{1}{\sqrt{I(t_1)I(t_2)}}\mathrm{Var}(S(t_1))=\sqrt{\frac{I(t_1)}{I(t_2)}}=\sqrt{\frac{I(t_1)/I(t_K)}{I(t_2)/I(t_K)}}=\sqrt{\frac{t_1}{t_2}}$$

其中 $t_i=I(t_i)/I(t_k)=I_i/I_{max}$ 如同前面第 8.2.1 節所提到的。

其他時間點邊界也類似。當訊息與樣本數成比例時，則 $\rho(t_1, t_2)=(N_1/N_2)^{1/2}=(t_1/t_2)^{1/2}$。因此，聯合分佈僅涉及當前階段的訊息和之前的訊息兩者的比例，而與之後所有時間點的訊息無關。這種方法在監測試驗時具有很大的彈性，因為沒有要求 K，分析的總次數，也沒有「相等間隔 t_i」限制。所需要的只是 $\alpha(t_1)<\alpha(t_2)<\cdots<\alpha(1)=\alpha$，一個嚴格遞增函數 $\alpha(t)$，稱為「第一型誤差率（α）消耗／使用函數」，事先指定在研究設計計劃書中。

例 8.1：具有對稱邊界的兩階段設計（一個期間分析和一個最終分析）

指定整體第一型誤差率 $\alpha=0.05$（雙邊檢定）和「線性（均勻）阿法消耗函數」為 $\alpha(t)=\alpha t$。若我們在 $t_1=1/2$ 時進行期間分析，則 $\alpha(t_1=1/2)=0.025$。在 $t_1=1/2$ 所對應的邊界值是 $b_1=2.241$。這樣留 $\alpha-\alpha(t_1=1/2)=0.025$ 在最後階段 $t_2=1$ 被消耗。給定相關性為 $\sqrt{t_1/t_2}=\sqrt{1/2}$ 的二變量常態分佈，求解 $\Pr(|Z_{t_1}|<2.241, |Z_{t_2}|\geq b_2)=0.025$，我們可以得到 $b_2=2.1251$。（進行此計算的 R 函數附在附錄 8.1 中）。注意，在最後階段 $\alpha_2\equiv\Pr(|Z|\geq 2.1251)=0.0336$。也就是說，使用這種線性／均匀消費函數，$\alpha(t)=\alpha t$，如果要在試驗中間進行一個期間檢定，則最後階段的 p 值要顯著就必須小於 0.034，而不是在 0.05 水準。對於一些臨床研究者來說，這種要求通常感覺像是「懲罰」。另一方面，由於期間分析使用了 $\alpha(t_1=1/2)=0.025$，因此最終分析可用的剩餘阿法為 $0.05-0.025=0.025$，但由於 Z_{t_1} 和 Z_{t_2} 的相關性，分析的拒絕域實際上對應 $0.0336>0.025$ 的阿法水準。

在這個例子之後，出現了一個自然的問題：在 8.2.2 節中，什麼樣的阿法消耗函數會描述 Pocock 邊界和 OBF 邊界？我們在下面的例子中尋找答案。

例 8.2

$K=5$、$\alpha=0.025$，和 Pocock 邊界：(2.413, 2.413, 2.413, 2.413, 2.413)

1. 使用第一個臨界值，我們可以找到在第一階段消耗的相應阿法，$P_{H_0}(Z_{t_1}\geq 2.413)=0.0079$。因此，$\alpha(t_1=1/5)=0.0079$。接下來，我們繼續計算第二階段。
2. 在第二階段，累積的阿法為 P_{H_0} ($Z_{t_1}\geq 2.413$ 或 $Z_{t_2}\geq 2.413$)

$=P_{H_0}(Z_{t_1}\geq 2.413)+P_{H_0}(Z_{t_1}<2.413, Z_{t_2}\geq 2.413)$

$=0.0079+0.0059$

$=0.0138$。

因此，$\alpha(t_2=2/5)=0.0138$。

3. 在第三階段，累積的阿法為 $P_{H_0}(Z_{t_1}\geq 2.413$ 或 $Z_{t_2}\geq 2.413$ 或 $Z_{t_3}\geq 2.413)$

$=P_{H_0}(Z_{t_1}\geq 2.413$ 或 $Z_{t_2}\geq 2.413)+P_{H_0}(Z_{t_1}<2.413, Z_{t_2}<2.413, Z_{t_3}\geq 2.413)$

$=0.0138+0.0045$

$=0.0183$。

因此，$\alpha(t_3=3/5)=0.0183$。 注意，我們增加 0.0045 的阿法到第二階段的阿法 0.0138。

4. 按照類似的步驟，我們得到對於第四階段累積的阿法：$P_{H_0}(Z_{t_1}\geq 2.413$ 或 $Z_{t_2}\geq 2.413$ 或 $Z_{t_3}\geq 2.413$ 或 $Z_{t_4}\geq 2.413)$

=……(相似的步驟)

$=0.0183+0.0036$

$=0.0219$。

因此，$\alpha(t_4=4/5)=0.0219$。

5. 最終階段阿法會是總阿法（=0.025 在這個例子裡），如所示：

$P_{H_0}(Z_{t_1}\geq 2.413$ 或 $Z_{t_2}\geq 2.413$ 或 $Z_{t_3}\geq 2.413$ 或 $Z_{t_4}\geq 2.413$ 或 $Z_{t_5}\geq 2.413)$

=……(相似的步驟)

$=0.0219+0.0031$

$=0.0250$。

因此，$\alpha(t_5=1)=0.0250$。

我們可以繪製累積的阿法 (0, 0.0079, 0.0138, 0.0183, 0.0219, 0.0250) 對上資訊時間 (0, 0.2, 0.4, 0.6, 0.8, 1) 來找到這個累積的第一型誤差率消耗函數。

例 8.3

$K=5$、$\alpha=0.025$，OBF 邊界：(4.562, 3.223, 2.634, 2.281, 2.040)。按照先前所做的類似所有步驟，我們可以得到（離散）第一型誤差率消耗函數 $\alpha(t_1=1/5)=0.0000$、$\alpha(t_2=2/5)=0.0006$、$\alpha(t_3=3/5)=0.0045$、$\alpha(t_4=4/5)=0.0128$，和 $\alpha(t_5=1)=0.0250$（作業 8.2）。

8.2.4 Pocock- 型、OBF- 型，以及其它連續的邊界

移除一個固定 K 和等間距 $t_i=i/K$ 的限制，對於一般的 Pocock- 型邊界，Lan 與 DeMets（1983）給出了連續的阿法消耗函數

$$\alpha_{Pocock}(t)=\alpha \ln[1+(e-1)t] \quad (8.5)$$

並且對於一般的 OBF－型邊界，其連續的阿法消耗函數為

$$\alpha_{OBF}(t) = 2\left[1 - \Phi\left(\frac{z_{\alpha/2}}{\sqrt{t}}\right)\right] \quad (8.6)$$

其中 $\Phi(\cdot)$ 是標準常態分佈的累積密度函數。

邊界對應連續的阿法消耗函數近似地接近原始的、離散的、等間隔的邊界。「x－型邊界」描述了這樣的事實，這些連續的邊界與原始 Pocock 邊界的特徵不同，但非常相近，即所有的邊界是平坦的，具有恆定的臨界值貫穿整個研究，而原始的 OBF 邊界在試驗的一開始是非常嚴格的，然後隨著資訊被收集而逐漸放寬。

在文獻中也提出了其它第一型誤差率連續消耗函數。Kim 與 DeMets（1987）研究了乘冪族的某些成員

$$\alpha(t)=\alpha t^c,\ c>0$$

乘冪 $c=1$ 對應於線性或均勻消耗（即，Pocock－型），並且 $c=3$ 非常類似於 OBF－型。

在這個具有歷史指標性的大型臨床試驗「Scandinavian Simvastatin Survival Study」（或稱 4S 試驗）（1993）（在第 2 章中提及）使用了由 Hwang, Shih, 與 DeCani（1990）所提出的「截略指數分佈族」（truncated exponential distribution family）的阿法消耗函數：

$$\alpha(\gamma, t) = \alpha\left[\frac{1 - e^{-\gamma t}}{1 - e^{-\gamma}}\right], \gamma \neq 0 \text{ 對於 } 0\le t\le 1 \quad (8.7)$$
$$=\alpha t, \qquad \gamma=0$$

我們在這裡可以看到 $\gamma=0$ 是第一型誤差率的均勻消耗，$\gamma>0$ 是第一型誤差率的凹消耗，$\gamma<0$ 是第一型誤差率的凸消耗。阿法的凹消耗適用於具有即時反應的短期試驗，例如單劑量止痛研究，在藥物開發的早期階段，需要加速提早停止；通常為 $1\le\gamma\le4$。阿法的凸消耗適用於慢性疾病的大型試驗，在這些慢性疾病的試驗中，患者的招募緩慢且交錯，以及追蹤時間長，因此在有限的樣本下，不鼓勵提早終止；通常，$-5\le\gamma\le-1$。例如，4S 試驗使用 $\gamma=-4$。

（連續）Pocock－型邊界也包含在等式 8.7 中，即當 $\gamma=1$ 時；（連續）OBF－型邊界也是等式 8.7 的成員，當 $\gamma=-4$ 或 -5 時近似；乘冪族成員 $\alpha(t)=\alpha t^{3/2}$ 與 $\gamma=-1$ 緊密近似，以及當 $\gamma=-4$ 可以近似 $\alpha(t)=\alpha t^2$。見 Hwang, Shih, 與 DeCani（1990）對於這樣一個阿法消耗函數的廣義族所提供的阿法消耗率的圖形以及邊界表格。

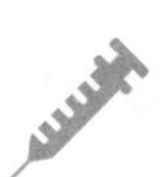

軟件與課堂練習：

邊界的計算需要迭代數值積分。SAS、R，和一些商業軟體可用來獲得邊界值。可以優先選擇 Wisconsin 大學提供的程式，該程式可以透過下面所提供的步驟獲得。該軟體的說明可以參考 Reboussin 等（2000）。

進入威斯康辛大學網頁，逐步將 Lan-DeMets 程式下載到你的計算機，並執行本章中的練習。

◎ https://biostat.wiscweb.wisc.edu/resources/software/

◎下載 WinLD.exe，或下載 MSDOS 可執行檔案 ld98.exe。解壓縮檔案並安裝。

◎ WinLD.chm 檔案是操作手冊；它包含一些很好的例子。

練習 8.1：執行 Lan-DeMets 軟體。在「Compute」下，選擇「Bounds」。

1. 設置邊界（設計一個試驗計劃書）

   計算 Pocock 和 OBF– 型的邊界，以及使用具有適當的乘冪參數的乘冪族的邊界以匹配具有適當參數的 Hwang, Shih, 與 DeCani 截略指數分佈族。將它們與 8.2.2 節中的離散等間隔 Pocock 和 OBF 邊界進行比較（對於 K=5）。

   例如，對於 K=5，雙邊 $\alpha=0.05$ 對稱、離散等間隔 Pocock 邊界的上邊界是 (2.413, 2.413, 2.413, 2.413, 2.413)。相應來看，基於等式 8.5 的 Pocock– 型邊界並不完全平坦，而是 (2.4380, 2.4268, 2.4101, 2.3966, 2.3859)。

2. 更新所有邊界當在監控一個試驗時。

   假設試驗最初使用 K=5，在設計中使用一個（連續）等間隔 OBF– 型邊界。考慮兩種情境：

   a. 在第一次期間分析中，實際訊息時間結果是 $t_1=0.3$（與計劃的 $t_1=0.2$ 不同），現在將試驗設計重新安排為 $t_2=0.75$ 和 $t_3=1$，用於下一次期間和最終分析。計算調整後的 OBF– 型邊界。

K=5 等間隔、上雙邊 $\alpha=0.05$ 對稱 OBF– 型邊界是 (4.8769, 3.3569, 2.6803, 2.2898, 2.0310)。修改後的時間表 (0.3, 0.75, 1.0) 導致不同的邊界 (3.9286, 2.3403, 2.0118)。

b. 第二種情境：在第一次期間分析（在 $t_1=0.2$）之後，試驗繼續，但後續的期間分析的時間表已經改變為 $t_2=3/5$，然後在 $t_3=1$ 時進行最終分析。修改後的時間表 (0.2, 0.6, 1.0) 導致邊界：(4.8769, 2.6686, 1.9809)。很明顯，第一個臨界值（4.8769）如同計劃保持不變，因為它已經在計劃時間 $t_1=0.2$ 的第一次期間分析中被使用。

在這兩種情境下，對於頻率和時間表的後續更改，我們必須確保這些更改是由於管理原因（例如，招募速度比預期更慢或更快），而不是由第一個期間分析結果觸發。因此，顯然地DMC需要獨立於試驗出資（贊助、申辦）單位，並且不應向試驗出資（贊助、申辦）單位提供期間非盲數據。

8.3 檢定力、資訊、漂移參數

在維持整體第一型誤差的要求下，集群逐次方法提供了一個藉由拒絕 H_0 來提前終止試驗的機會。然而，代價是一些檢定力的損失，因為早期階段的檢定使用了較小的樣本數，並且拒絕區域在後期階段變得更窄；兩者都導致檢定力降低。為了保持與固定樣本數設計具有相同的檢定力，一個集群逐次試驗將需要更大的最大訊息／樣本數，但平均（期望）訊息／樣本數將變小（在 H_A 下）。最大訊息／樣本數是第一型誤差率、第二型誤差率、分析次數，和消耗阿法的策略（即，期間和最終分析的邊界）的一個函數。

◎給定 b_1、b_2、……、b_K（由阿法消耗策略決定），

$$\text{檢定力} = 1-\beta = P_{H_A}(\text{拒絕 } H_0)$$
$$= P_{H_A}(Z_{t_1} \geq b_1 \text{ 或 } Z_{t_2} \geq b_2 \text{ 或 } \ldots Z_{t_K} \geq b_K)$$

是治療效果（在 H_A 中以「漂移參數」表示；請見下面的等式 8.8）的一個函數。

◎相反，給定檢定力（根據固定樣本數設計），我們可以透過「漂移」參數的計算來計算一個集群逐次設計（由邊界指定）的 N_{max}（或一般來講，I_{max}），如以下段落所述。

我們將從一個固定樣本數開始再調整它以獲得逐次設計的最大樣本數。對於一個固定樣本數設計（具有相同的治療組配置，每組 n 位受試者），從等式 4.3（第 4 章）的樣本數計算中，我們看到基本關係 $E(Z)=z_{\alpha/2}+z_\beta$，其中 $Z=\sqrt{\frac{n}{2}}\frac{\bar{X}_n-\bar{Y}_n}{\sigma}$，以及 $\varphi_f \equiv E(Z)=\sqrt{\frac{n}{2}}\frac{\Delta}{\sigma}$，它是在 H_A 下固定樣本 z 檢定的「非中心性參數」，其影響檢定的檢定力（見等式 4.5）。注意 $\varphi_f^2 \propto n$。

對於一個逐次設計，在一個給定的時間 $t=n/n_{max}$，期間階段樣本數是 $n=n_{max}t$，最終 $N_{max}=2n_{max}$ 是在 t=1 時的最大樣本數。期間分析的檢定統計量，Z(t)，是基於期間樣本數 n（每組）。固定樣本數設計的樣本數（沒有任何期間分析）對應於逐次設計的（最終）最大樣本數。因此，

$$EZ(t)=\sqrt{\frac{n}{2}}\frac{\Delta}{\sigma}=\sqrt{t}\sqrt{\frac{n_{max}}{2}}\frac{\Delta}{\sigma}=\sqrt{t}\varphi \qquad (8.8)$$

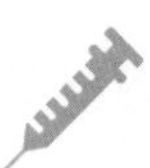

其中 $\varphi \equiv EZ(t=1)=\sqrt{\frac{n_{max}}{2}}\frac{\Delta}{\sigma}$ 在 Lan-DeMets 程式中稱為逐次設計的「漂移」參數。它對應於固定樣本數設計的非中心性參數 φ_f。

回想，當使用 $\bar{X}_n-\bar{Y}_n$ 來估計治療平均差 Δ 時，$Var(\bar{X}_n-\bar{Y}_n)=\frac{2\sigma^2}{n}$，$I_n=\frac{n}{2\sigma^2}$。因此，在一個逐次試驗中，等式 8.8 也可以寫成

$$EZ(t)=\sqrt{\frac{n}{2}}\frac{\Delta}{\sigma}=\sqrt{I_n}\Delta=\sqrt{tI_{max}}\Delta \tag{8.9}$$

因此，

$$\varphi=EZ(t=1)=\sqrt{I_{max}}\,\Delta \tag{8.10}$$

接下來，我們從對應的固定樣本數設計來建立一個逐次設計的最大訊息。我們從等式 8.10 中看到 $\varphi^2 \propto I_{max}$。回顧沒有期間分析時，對於 $Z\sim N(E(Z), 1)$，$\varphi_f \equiv E(Z)=z_\alpha+z_\beta$ 是固定樣本數設計的漂移參數。例如，$\alpha=0.025$，$1-\beta=0.9$，意味著 $\varphi_f=1.96+1.28=3.24$。對於 $K=5$ 個等間隔的期間分析，使用 OBF– 型邊界，我們可以從 Lan-DeMets 程式得到 $\varphi=3.2788$。因此，$(\varphi/\varphi_f)^2=(3.2788/3.24)^2=1.024$。一個逐次設計的最大訊息需要固定樣本數設計所對應的訊息的 1.024 倍。對於一個小型研究，2.4% 的膨脹數目可能不是很多，但對於一個較大型試驗而言，就可能意味著很多。一般來講，對於諸如 OBF– 型的邊界，當最終臨界值接近 $z_{\alpha/2}$ 時，樣本數膨脹因子並不大。對於 Pocock– 型邊界，它可能是明顯的大。但是，在所有情況下，由於可能提前終止，一個逐次試驗所需的期望訊息可能小於固定樣本數設計。

從計分（漸近）z 檢定用於比較兩個常態平均、兩個二項機率，和兩個存活分佈（使用對數秩檢定）得到的漂移參數列於表 8.2 中。

表 8.2

計分檢定的漂移參數

比較	漂移參數	注釋
常態平均	$\sqrt{n_{max}}\sqrt{1/2\sigma^2}\,(\mu_x-\mu_y)$	n= 每組樣本數
二項機率	$\sqrt{n_{max}}\sqrt{1/2\bar{p}\bar{q}}\,(p_x-p_y)$	n= 每組樣本數
		$\bar{p}=(1-\bar{q})=(p_x+p_y)/2$
存活分佈	$\sqrt{D_{max}}\sqrt{1/4}\log(HR)$	D= 總死亡
（對數秩檢定）		HR= 風險比

練習 8.2：對於雙邊 $\alpha=0.05$、$1-\beta=0.90$、K=5 等間隔期間分析，使用 OBF– 型邊界，並且使用 Lan-DeMets 程式（透過 Compute Drift）計算漂移參數得到 $\varphi=3.2788$ 以及計算樣本數膨脹因子。

8.4 當試驗停止時的 p 值

在每一個時間 t，我們計算 z 統計量，z(t)，和事先定義的邊界比較。當檢定統計量越過邊界時，我們得到停止時間 (τ)。當我們觀察到 (τ, z(τ)) 並停止試驗時，我們需要報告 p 值。p 值是獲得一個結果其至少與觀察到的結果一樣極端在虛無假設下的機率，觀察到的結果也就是 (τ, z(τ))。因此，我們需要一個體現二維彙總統計量 (t, z(t)) 的「順序」。在這個二維空間中有不同的排序方式，最常用的是下面的「分步式排序」：

$$(\tau_2, z(\tau_2)) \prec (\tau_1, z(\tau_1)) \quad \text{若且唯若 } \tau_2 \prec \tau_1 \text{ 或當 } \tau_2=\tau_1, z(\tau_1) \geq z(\tau_2) \qquad (8.11)$$

也就是說，我們首先比較停止時間。一個較早的停止時間比一個較晚的停止時間更加極端。在具有相同的停止時間，一個較大的檢定統計量是更加極端。因此，使用分步式排序，對於結果 $(\tau=t_j, z(t_j)=z_j)$，更極端的結果是那些對數在較早時間 t=1, ..., j–1 具有跨越邊界的檢定統計量，或者在 t=j 停止但具有比觀察到的 z_j 更大的統計量。因此，在虛無假設下透過下面的機率來計算 p 值

$$p = \Pr\left(\bigcup_{i=1}^{j-1} Z(t_i) \geq b_i \bigcup Z(t_j) \geq z_j\right) \qquad (8.12)$$

我們可以看到，期間分析調整的 p 值僅取決於之前和停止時間的邊界，而不是之後。（當使用 Lan-DeMets 程式時，可以在 j 之後放置任意邊界，因為累積結束機率的計算將最多到 j。）對於較大的邊界值 b_i，i< j，等式 8.12 中的調整後的 p 值會近似等於未調整的 p 值 $\Pr(Z(t_j) \geq z_j)$。大的邊界值使得早期停止更加困難，因此 p 值的調整可以忽略。例如，對於 OBF– 型 邊界，調整後的 p 值非常接近未調整的 p 值。

練習 8.3：我們正在監測一個具有五次等間隔期間分析的試驗，試驗使用 OBF – 型 邊 界 Z 值：4.88、3.36、2.68、2.29、2.03。 在 觀 察 到 (0.6, Z(0.6)=2.94) 後， 由於 2.94>2.68，試驗在 t=0.6 時停止。透過數值積分，p 值等於 Pr(Z(0.2)≥4.88 或 Z(0.4)≥3.36 或 Z(0.6)≥2.94)=0.00183。注意，未調整的 Pr(Z≥2.94)=0.00164。

◎在 Lan-DeMets 程式中，選擇 Compute Probabilities 和 User Input 以指定邊界。 輸入邊界（b_1, b_2, z_3）=(4.88, 3.36, 2.94) 和 2.94 之後的任意邊界。單擊「Calculate」後，

讀取「cumulative exit probabilities」直到 $\tau=0.6$。

8.5 療效的估計

試驗停止之後，我們不僅需要報告 p 值，我們還經常需要估計治療效果。在我們觀察到 (τ_{obs}, z_{obs}) 之後，漂移參數（見表 8.2）也被使用於估計（標準化）治療效果。例如，對於平均值的差異，我們從

$$P_{\varphi_L}\{(\tau, Z(\tau)) \succ (\tau_{obs}, z_{obs})\}=\alpha/2$$

和

$$P_{\varphi_U}\{(\tau, Z(\tau)) \prec (\tau_{obs}, z_{obs})\}=\alpha/2$$

計算 $100(1-\alpha)\%$ 信賴區間 (φ_L, φ_U)。

然後，透過關係 $\varphi=\sqrt{n_{max}}\sqrt{1/2\sigma^2}(\mu_x-\mu_y)$ 將 (φ_L, φ_U) 轉換為治療效果 $(\mu_x-\mu_y)/\sigma$。表 8.2 還給了其他的情境。

練習 8.4：這來自 Lan-DeMets 程式的操作手冊（WinLD.chm）。

選擇「Compute Confidence」；設定 K=6，訊息時間：0.23、0.33、0.44、0.58、0.71、0.83。（使用者輸入所有的訊息時間。請注意，最後一個時間點不需要是 1。）

使用線性消耗函數指定雙邊對稱邊界（使用 Function：Power family 具有 Phi=1）

標準化統計量：$z=2.82$

信賴水準：0.95

計算：$(\varphi_L, \varphi_U)=(0.19, 4.94)$ 和邊界

◎轉換至 $\mu_x-\mu_y$ 的 CI，其具有 n 與 σ 的值

◎轉換至 p_x-p_y 的 CI，其具有 n、$\bar{p}$ 的值

◎轉換至 log(HR) 的 CI，其具有 D 的值

上邊界為：2.527、2.616、2.562、2.473、2.426、2.388。（注意，邊界在第二個時間點有一個突出）。因為 $z=2.82$，其指出研究將在第一次期間分析時停止，其中 $t=0.23$。

練習 8.5：Proschan、Lan，和 Wittes（2006，129）中的研究總結如下：

◎ 3 個月的體重變化（kg），n=200（每組）。

◎計劃 K=4、等間隔、使用 OBF－型邊界。

◎實際 $t_1=0.22$、$t_2=0.55$（不是按計劃 0.25、0.5）。

◎在第三次檢視，兩組的平均體重減輕為 $\bar{x}_{152}=8.1$ kg 和 $\bar{y}_{144}=6.0$ kg（下標表示樣本平均值所基於的樣本數）。

◎因此，$t_3=(152+144)/400=0.74$。

◎綜合標準差 =4.8 kg，因此 z=3.76。

◎我們想要報告 $\mu_x-\mu_y$ 的 p 值和 95% CI。

答案：使用 Lan-DeMets 程式執行以下步驟：

1. 對於 p 值：選擇 Compute Probability

  ◎ K=4，使用者輸入 t：0.22、0.55、0.74、1。

  ◎雙邊 OBF- 型消耗函數（$\alpha=0.05$）。

  ◎計算以獲得 t_1（4.64）和 t_2（2.81）處的邊界。

  ◎更改 Determine Bounds 到 User Input，並輸入以下：

   4.64、2.81、3.76（=z）、1（任意）

  ◎計算以獲得結束機率 =0.005（雙邊 p 值）

   注意：未調整的 p 值是 $\Pr(|Z|>3.76)=0.0002$

2. 對於 CI：選擇 Compute Confidence Interval

  ◎ K=4，使用者輸入 t：0.22、0.55、0.74、1

  ◎雙邊對稱，更改 Determine Bounds 到 User Input，並輸入以下：

   4.64、2.81、3.76（=z）、1（任意）

  ◎標準化統計量：3.76

  ◎信賴水準：0.95

  ◎計算得到 $(\varphi_L, \varphi_U)=(1.106, 5.536)$

  ◎在 n=200、σ= 綜合標準差 =4.8，透過使用

   $\varphi=\sqrt{n_{max}}\sqrt{1/2\sigma^2}(\mu_x-\mu_y)$

轉換到 $\mu_x-\mu_y$ 的 CI，得到 $(\Delta_L, \Delta_U)=(0.531, 2.657)$

附錄 8.1：R 函數 qfind 用於計算第二（最終）分析的臨界值（邊界）

此函數適用於在第一（期間）階段，在任何信息時間 <1，具有阿法消耗 <0.05 的兩階段設計。無需指定阿法消耗函數。假設包括：總阿法等於 0.05，雙邊、對稱邊界。

```
# First install package 'mvtnorm'
library(mvtnorm)
# Input: p1 = interim alpha spent, p2 = 0.05-p1; tfrac = interim information fraction
# return: (c1, c2) = critical values of the two stages; alpha2 = nomial alpha for c2
```

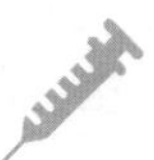

```
qfind <- function(p1 = 0.01, p2 = 0.04, tfrac = 0.5, tol = 1e-10)
{
c1 <- qnorm(1 - p1/2)
low <- 0
upp <- 4
mid <- (low + upp)/2
val <- pbvn(c1, mid, tfrac)
while(abs(val - p2) > tol){
if(val > p2)
low <- mid
else upp <- mid
mid <- (low + upp)/2
val <- pbvn(c1, mid, tfrac)
}
a2 <- 2 * pnorm( - mid)
out <- c(c1, mid, a2, val)
names(out) <- c("c1", "c2", "alpha2", "p2")
return(out)
}
pbvn <- function(x, y, tfrac = 0.5)
{
2*(pmvnorm(c(-x, -Inf), c(x, -y), corr = matrix(c(1, sqrt(tfrac), sqrt(tfrac), 1), nrow = 2))
[[1]])
}
# Try the default
qfind()
# Example – find the two-sided critical values from a one-sided alpha spent
>p1 = 0.002578977
>qfind(p1 = 0.002578977*2, p2 = (0.025-p1)*2, tfrac = 0.5)
```

附錄 8.2：關於具有獨立增量的部分和過程的進一步說明

對於立即反應，無論是連續反應還是二元反應，從一個時間進展到下一個時間，獨立隨機變數的累積可以輕易地看出具有獨立的增量。第 8.2.3 節說明了這種「具有獨立增量的部分和」屬性的有用性。Tsiatis（1981, 1982）做了一個重要的發展，他證明隨時間計算的對數秩統計量就像獨立常態隨機變量的部分和一樣。該結果將集群逐次方法的使用擴展到具有存活數據的臨床試驗。Jennison 與 Turnbull（1997）提供了一個統一的理論，解釋了在集群逐次統計中常見的「獨立增量」結構。Scharfstein, Tsiatis, 與 Robbins（1997）證明，基於有效估計量 (例如，感興趣的參數的 MLE) 的所有逐次計算的 Wald 統計量，在一般的廣義條件下具有類似於前述的漸近多變量常態分佈。因此，集群逐次程序可以擴展到更複雜的情況，例如「比例風險模型」（Sellke & Siegmund, 1983）和相關性觀察值，其包括用「隨機效應模型」（Wei, Su, & Lachin, 1990; Lee & DeMets, 1991）或「分佈不拘」方法（Lachin, 1997）來分析追蹤數據。

附錄 8.3：「訊息時間 (比例)」和「最大持續時間試驗」與「最大訊息試驗」

將參數估計的變異數的倒數作為統計訊息，Lan 與 Zucker（1993）將「訊息時間／比例」定義為按日曆時間累積的訊息量除以計劃的試驗結束時的總訊息。我們已經看到，訊息時間在第一型誤差率消耗函數方法中扮演一個至關重要的腳色。根據所使用的統計量（Lan, Reboussin, & DeMets, 1994），整個單位信息可以透過一位受試者（用於比較均值）或一個事件（用於比較存活分佈）來近似。無論哪種情況，都必須知道總訊息時間／比例。如果不知道，通常是這種情況，那麼只能估計訊息時間／比例。例如，在事件發生時間的情況下，Tsiatis（1981）證明，當按時間計算時，對數秩統計量的變異數與觀察到的事件數量成比例增長。因此，訊息時間等於研究結束時期望的最大事件數的比例，其中分子是在期間分析的（日曆）時間觀察到的事件數。對於一個「最大訊息試驗」，在給定其他設計參數的情況下，事先選擇研究結束時期望的最大事件數量以達到想要的檢定力。但是，對於一個「最大持續時間」的試驗，也就是，當最大試驗持續時間固定時，最大訊息是隨機的。在這樣的試驗中，可以在虛無或對立假設下估計訊息時間的分母，因此導致兩個訊息時間尺度。

克服訊息時間尺度不確定性的這種困難的合理妥協是首先選擇最大訊息的估計是在「虛無」或著「對立」的假設下。如果比例超過 1，或者當前分析是最後一次分析且比例尚未達到 1，則將訊息時間設置為 1。此妥協的結果是第一型誤差率消耗函數將會被改變，不同於原始在設計中事先指定的。在 Kim, Boucher, 與 Tsiatis（1995）中可以找到一個簡單的例子說明這一點。在實際應用中，我們只能希望阿法消耗函數不會被改變太大如下面的例子。

例 8.4

假設一個試驗計劃進行 K=2 分析，其中在計劃書中指定 0.05 的單邊顯著性水準。在設計階段，選擇均勻（線性）第一型誤差率消耗函數 $\alpha(t)=0.05t$ 進行監測

（圖 8.4）。在虛無假設下，期望的事件總數為 200，但在對立假設下為 100。假設在第一次分析中有 50 個事件。如果我們選擇了訊息時間尺度是基於虛無假設，那麼 $t_1=50/200=0.25$，並且 $\alpha(t_1)=0.0125$。集群逐次邊界 b_1 使得 $P[Z_{t_1}\geq b_1]=0.0125$ 以至於 $b_1=2.24$。假設在最終分析中，事件的數量確實是 200，正如在虛無假設下所期望的那樣，那麼 Z_{t_1} 和 Z_{t_2} 之間的相關性是 $(t_1/t_2)^{1/2}=(0.25)^{1/2}=0.5$。集群逐次邊界 b_2 使得 $P[Z_{t_1}<2.24, Z_{t_2}\geq b_2]=0.05-0.0125=0.0375$ 以至於 $b_2=1.74$.。

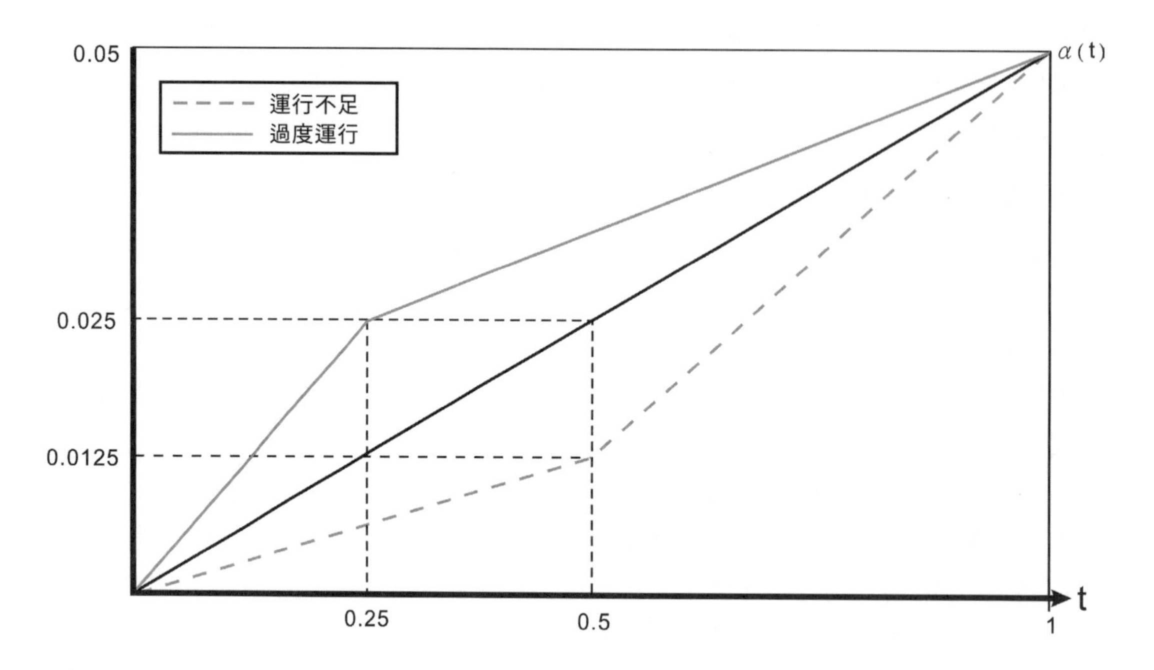

圖 8.4

阿法消耗函數被改變 – 當一個試驗出現過度運行（上面的實線）或著運行不足（下面的虛線）

但是，如果在最終分析中實現的事件數量變為 100（即，一個運行不足的情況），那麼「真實」t_1 應該是 $50/100=0.5$ 並且我們應該消耗 $\alpha(t_1)=0.025$。但是我們不能回到過去，因為在第一次分析時我們已經採用了 $b_1=2.24$ 進行檢定。我們能做的是認識到 (1) 在 $t_1=0.5$（不是 0.25）時，我們使用 $\alpha(t_1)=0.0125$ 和 (2) Z_{t_1} 和 Z_{t_2} 之間的相關是 $(t_1/t_2)^{1/2}=(0.5)^{1/2}$。因此，集群逐次邊界 b_2 使得 $P[Z_{t_1}<2.24, Z_{t_2}\geq b_2]=0.0375$ 導致 $b_2=1.70$。從 $\alpha(0.5)=0.0125<0.025$ 的事實可以看出，第一型誤差率消耗函數不再是均勻（線性）消耗函數。相反，它是一個凸函數，在均勻（線性）消耗函數底下的曲線，是運行不足。

過度運行的情況是相反的，當使用對立假設下的 100 個事件來被用來估計 t_1 時，但在最終分析中發生了 200 個事件。結果是線性消耗函數被改變為凹函數，在均勻（線性）消費函數上面的曲線運行。

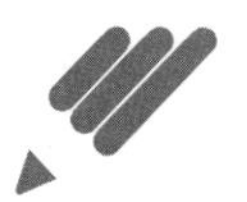

作業 8.1

閱 讀 文 章「Sorafenib in Advanced Hepatocellular Carcinoma」（Llovet J.M., et al., New England Journal of Medicine, 2008, 359(4): 378-390）並指出試驗組織和研究監測時間表。

作業 8.2

按照步驟建構等間隔 K=5 的 OBF 邊界的阿法消耗函數，並繪出與 Pocock 邊界的阿法消耗函數進行比較。

作業 8.3

對 於 論 文「Sorafenib in Advanced Hepatocellular Carcinoma」（Llovet J.M., et al., New England Journal of Medicine, 2008, 359(4): 378-390），執行以下操作：

1. 描述研究設計和試驗的指標。
2. 對於每一個指標，概估在每次分析（兩次期間和一次最終）時有多少阿法被「消耗」。（注意：可以假設任何特定時間的資訊比例大致與期望的死亡人數相近。）
3. 如果 Pocock 邊界被使用，把將會被「消耗」的第一型誤差率的數值與部分 2 的答案做比較。
4. 給出結果的簡短摘要，包括停止決定。
5. 基於本章節的表 8.2：
   a. 對於每一個指標，比較治療組在第 25、第 50，和第 75 百分位數的差異。
   b. 比較治療組之間的存活機率、症狀惡化的機率，以及 9 個月時的放射惡化的機率。

參考文獻

Armitage P, McPherson CK, and Rowe BC. (1969). Repeated significant tests on accumulating data. *Journal of the Royal Statistical Society. Series A* 132:235-244.

DeMets DL and Ware JH. (1982). Asymmetric group sequential boundaries for monitoring clinical trials. *Biometrika* 69: 661-663.

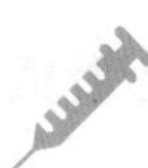

Ellenberg SS. (2001). Independent data monitoring committees: rationale, operations and controversies. *Statistics in Medicine* 20: 2573-2583.

FDA (US Department of Health and Human Services, Food and Drug Administration). (2006). *Guidance for Clinical Trials Sponsors: Establishment and Operation of Clinical Trial Data Monitoring Committees*. http://www.fda.gov/AboutFDA/CentersOffices/OfficeofMedicalProductandTobacco/CDER/ManualofPoliciesProcedures/ (accessed on 2/17/2014)

Haybittle JL. (1971). Repeated assessment of results in clinical trials of cancer treatment. *British Journal of Radiology* 44: 793-797.

Hwang IK, Shih WJ, and DeCani JS. (1990). Group sequential designs using a family of Type I error probability spending functions. *Statistics in Medicine* 9: 1439-1445.

ICH (international Conference on Harmonisation of Technical Requirements for Registration of Pharmaceuticals for Human Use). (1996). *Guidance for Industry: E3 Structure and Content of Clinical Study Reports*. http://www.fda.gov/downloads/drugs/guidancecomplianceregulatoryinformation/guidances/ucm073113.pfd (accessed on 4/20/2015).

ICH (1998). *Guidance for Industry: E9 Statistical Principles for Clinical Trials*. http://www.fda.gov/downloads/drugs/guidancecomplianceregulatoryinformation/guidances/ucm073137.pfd (accessed on 2/17/2014).

Jennison C and Turnbull BW. (1997). Group-sequential analysis incorporating covariate information. *Journal of the American Statistical Association* 92: 1330-1341.

Kim KM and DeMets DL. (1987). Design and analysis of group sequential testes based on Type I error spending rate function. *Biometrika* 74: 149-154.

Kim KM, Boucher H, and Tsiatis AA. (1995). Design and analysis of group sequential Logrank testes in maximum duration versus information trials. *Biometrics* 51: 988-1000.

Lachin JM (1997). Group sequential monitoring of distribution-free analyses of repeated measures. *Statistics in Medicine* 16: 653-668.

Lan KKG and DeMets DL. (1983). Discrete sequential boundaries for clinical trials. *Biometrika* 70: 659-663.

Lan KKG and Wittes J. (1988). The B-value: a tool for monitoring data. Biometrics 44: 579-585.

Lan KKG and Zucker D. (1988). Sequential monitoring for clinical trials: the role of information and Brownian motion. *Statistics in Medicine* 12: 753-765.

Lan KKG, Reboussin DM, and DeMets DL. (1994). Information and information fractions for designing sequential monitoring of clinical trials. *Communications in Statistics (A) -*

Theory and Methods 23: 403-420.

Lee JW and DeMets DL. (1991). Sequential comparison of changes with repeated measurements data. *Journal of American Statistical Association* 86: 757-762.

Llovet JM, Ricci S, Mazzaferro V, Hilgard P, Gane E, Blanc JF, de Oliveira AC et al. The SHARP Investigators Study Group. (2008). Sorafenib in advanced Hepatocellular Carcinoma. *New England Journal of Medicine* 359: 378-390.

O'Brien PC and Fleming TR. (1979). A multiple testing procedure for clinical trials. *Biometrics* 35: 549-556.

Peto R, Pike MC, Armitage P, Breslow NE, Cox DR, Howard SV, Mantel N, et al. (1976). Design and analysis if randomized clinical trials requiring prolonged observation of each patient. *British Journal of Cancer* 35: 585-611.

Pocock SJ. (1977). Group sequential method in the design and analysis of clinical trials. Biometrika 64: 191-199.

Proschan MA, Lan KKG, and Wittes JT. (2006). *Statistical Monitoring of Clinical Trials: A Unified Approach*. New YorkL Springer.

Reboussin DM, DeMets DL, Kim KM, and Lan KKG. (2000). Computations for group sequential boundaries using the Lan-DeMets spending function method. *Controlled Clinical Trials* 21: 190-207.

Scandinavian Simvastatin Survival Study Group. (1993). Design and baseline results of the Scandinavian Simvastatin survival study of patients with stable Angina and/or previous myocardial infarction. *The American Journal of Cardiology* 71: 393-400.

Scharfstein DO, Tsiatis AA, and Robbins JM. (1997). Semiparametric efficiency and its implication on the design and analysis of group sequential studies. *Journal of the American Statistical Association* 92: 1342-1350.

Sellke T and Siegmund D. (1983). Sequential analysis of the proportional hazards model. *Biometrika* 70: 315-326.

Shih WJ. (2000). Group sequential methods. In *Encyclopedia of Biopharmaceutical Statistics*, Chow SC (Ed.), New York: Marcel-Dekker.

Slud ER and Wei LJ. (1982). Two-sample repeated significant testes based on the modified Wilcoxon statistic. *Journal of the American Statistical Association* 77: 862-868.

Tsiatis AA. (1981) The asymptotic join distribution of the efficient scores test for the proportional hazards model calculated over time. *Biometrika* 68: 311-315.

Tsiatis AA. (1982). Repeated significance testing for a general class of statistics used in censored survival analysis. *Journal of the American Statistical Association* 77: 855-861.

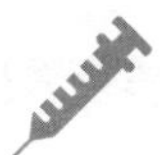

Wei LJ, Su JQ, and Lachin JM. (1990). Interim analyses with repeated measurements in a sequential clinical trial. *Biometrika* 77: 359-364.

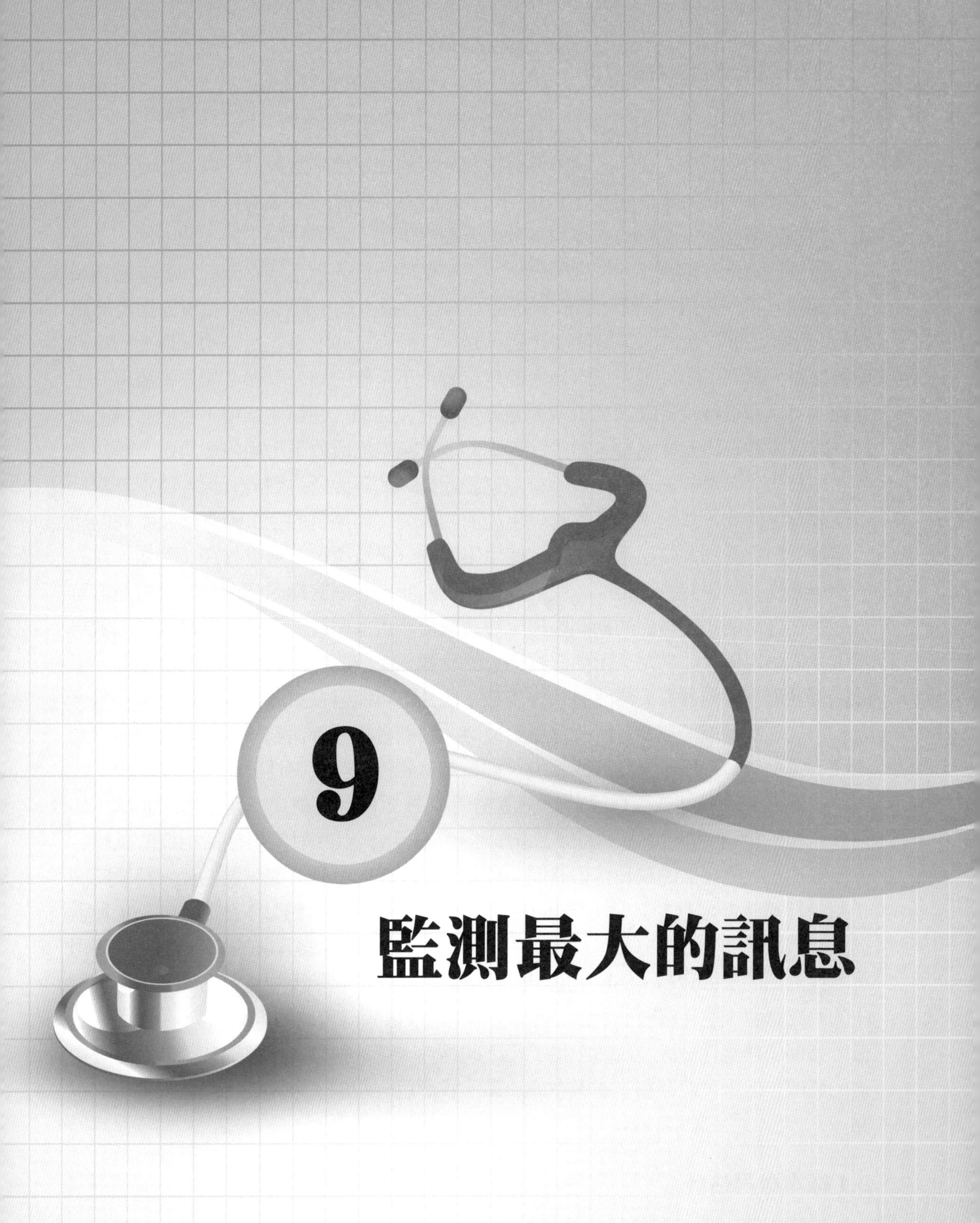

監測最大的訊息

在前面的章節中，我們討論了沒有期間分析的固定樣本數設計，以及具有期間分析的逐次設計。正規集群逐次（group sequentail, GS）設計的阿法消耗函數是特別的有用，它對於監測臨床試驗的安全和療效兩方面提供了一個彈性的工具。特別地，這種方法提供了彈性時程表和多個期間分析。沒有期間分析的固定樣本設計的基本結構和具有期間分析的正規 GS 程序都依靠研究計劃書中最大的、固定的，和事先指定的訊息數。用於期間分析的訊息時間（比例）是以這個固定的、事先指定的、最大的訊息數為基礎。試問：如果事先指定最大的訊息數是不正確的該怎麼辦？如果被發現其不適當，可以在以後被更改嗎？這些問題經常被問。回想，在第 4 章中，我們討論了如何計算樣本數、研究檢定力，和設計參數的值，像是治療效果、組內變異數、順從率等必須被假設，理想地基於先前具有類似設計條件的研究所得到的資料，特別是對於三期確認性研究。然而，我們經常發現先前的研究（如果有的話）通常涉及不同的病人族群（由符合和排除標準來定義，使用不同的分級技術）、醫療實踐（例如，允許的合併藥物）、研究持續時間，或治療方案。因此，一個有趣的想法是，看看是否可以從正在進行的研究得到的期間數據來驗證或更新這些假設。例如，在檢查期間資料後，我們發現擴大（初始）所估計的最大訊息數是必要的，以確保研究的檢定力。根據這個發現，我們會需要修改原始樣本數，並且也可能需要更改傳統的固定樣本數檢定或正規逐次過程。在執行所有這些更改時，我們會需要確保第一型誤差率仍然受到保護。這是個最近三十年發展的領域，被稱為適應性設計或彈性設計。在本章中，我們將討論關於適應性或彈性設計的三個主題：(1) 對使用連續或二元指標的試驗，如何做「樣本數再估計（sample size reestimation, SSR）」、(2) 對使用存活指標的試驗，如何監測最大訊息數的試驗持續時間（用於事件驅動的試驗）或試驗的最大持續時間（用於持續時間驅動的試驗），和 (3) 正規 GS 中阿法消費函數的改變。在 SSR 和監測試驗持續時間，這些方法可以僅使用盲態資料。改變阿法消耗函數，我們必須使用解盲後的期間數據資料。SSR 和監測試驗持續時間使用解盲後的資料仍然是一個進行中的研究議題，並且超出了本書的範圍(希望以後再版時可以加入討論)。總體而言，最近發展的適應性設計為試驗提供了極大的彈性，可以對最大訊息或持續時間進行中途的修改，但這可能存在一些潛在的缺點。我們用一些例子來說明一些值得警惕的重點。

9.1 樣本數再估計

為了保護一個正在進行的試驗的完整性，研究的盲態最好保持不變。基於此，對於使用連續主要指標的試驗，SSR 的一種簡單方法是檢查總變異數；對於使用二元指標的試驗，就是檢查綜合事件率；兩者均基於盲態期間數據。與原始假設相比，發現總變異數或綜合事件發生率分別高於或低於預期，則我們增加樣本數以達到想要的研究檢定力。否則，研究將繼續維持原始樣本數。使用盲態期間資料而不會縮小樣本數的 SSR 不會改變第一型誤差率，因為變異數和綜合事件率是「累贅參數（nuisance parameter）」（與治療差異 Δ 分離的參數）。檢定力和 SSR 仍然基於計劃書作者在原始對立假設中假設的治療效果（Δ）。由於增加正在進行的試驗的樣本數涉及許多行政和後勤事件，並可能推遲試驗，我們通常在研究過程中只進行一次 SSR。我們進行一個 SSR 的時間點也需要注意。我們需要足夠的資料來使期間分析可靠。另一方面，越晚的期間分析，我們就越難以對試驗進行行政改變，例如修改計劃書、送交人體試驗委員會審查、選擇新的醫療中心、與新研究者簽約、招募更多患者參與試驗等。

也有更複雜的 SSR 方法可以使用。例如，我們可以使用期望最大化（expectation-maximization, EM）的演算法，對於具有相同組內變異數的兩個常態分佈的混合數據的參數求解（Shih, 1992; Gould & Shih, 1992）。這是基於隱藏的治療組識別乃是「完全隨機缺失」（missing completely at random, MCAR）的情況的想法——見第 10 章關於缺失數據的主題。然而，大多數從業者更喜歡上述簡單方法（即，僅使用總變異數）。但是，如果與原始樣本數計算中使用的組內變異數相比，總變異數可能過大，我們也許可以考慮使用包含假設治療差異 Δ 的一個校正公式，如下所示：

設 S_T^2 為總變異數的樣本估計，以及 S_W^2 為組內變異數的（綜合）估計。我們可以證明

$$(2n_1-1)S_T^2=n_1\hat{\Delta}^2/2+2(n_1-1)S_W^2 \tag{9.1}$$

該證明可以做為作業（作業 9.1）。注意，在 ANOVA 設置中，等式 9.1 的左邊是「校正的總平方和（corrected total of sum of squares）」，右邊的第二項是「組內的平方和（within-group sum of squares）」，其中包含了每組樣本數 n_1 的乘數，即是對應的自由度。當然，由於是盲態數據，無論是療效的估計，$\hat{\Delta}$，還是組內變異數的估計，S_W^2，都沒有實際被觀察到。Gould 與 Shih（1992）建議使用原始的假設 Δ_0 去代替等式 9.1 中的 $\hat{\Delta}$，然後得到以下擬組內變異數（pseudo-within-group variance）的估計：

$$S^2=[(2n_1-1)S_T^2-n_1(\Delta_0^2)/2]/2(n_1-1) \tag{9.2}$$

另一種校正策略是使用迴歸模型的均方誤差，模型中包含（無法得到）治療組別以外的一些基線變數。當然，在任何一個校正中，我們都無法知道調整是否足夠或正確，對於第一種校正方式，那是取決於假設的 Δ，對於第二種校正方式，那是取決於變數與反應的相關性，關於真實的療效。

Proschan, Lan, 與 Wittes（2006）指出，基於等式 9.1，總變異數與組內變異數的比

例可被表示為

$$\frac{S_T^2}{S_W^2}=\frac{n_1\hat{\Delta}^2}{2(2n_1-1)S_W^2}+\frac{2(n_1-1)}{2n_1-1}\approx 1+\frac{1}{4}\left(\frac{\hat{\Delta}}{S_W}\right)^2$$

在一個典型的三期試驗中，療效大小 $\frac{\hat{\Delta}}{S_W}$ 約為 0.2 至 0.5（見章節 4.2）。當我們使用總變異數估計而不是（未觀察到的）組內變異數時，這個算式提供給我們一些膨脹範圍的訊息。

9.2 對使用存活指標的研究來監測其試驗持續時間

使用存活指標的臨床試驗通常需要很長時間才能招募到足夠的患者以致引發足夠的事件。當我們在臨床試驗計劃書中指定最大訊息（即，事件總數）以獲得想要的研究檢定力，試驗的持續時間就變成隨機變數。雖然我們在試驗的一開始指定了研究的預計時間長度，我們相信一個謹慎的，而且事實上常見的做法，就是對於資源需求負責的試驗出資（贊助、申辦）單位會在試驗進行中要求根據期間資料重新估計試驗結束的時間。下面是一個例子來說明這一點。

例 9.1

一個試驗在設計中要求需有 120 個主要事件，並計劃招募 230 位患者。在隨機分組第一位患者接受試驗的 18 個月之後，我們使用盲性資料做期間分析，顯示總共有 111 位受試者已經加入，並得到以下訊息：所有患者的曝露時間為 65 人年（person-years）、在 111 位已經加入的受試者中觀察到 16 個主要事件，和 10 名提前退出試驗的受試者在退出前均無主要事件的發生（即，失去追蹤）。

使用簡單或粗略估計，我們計算受試者招募率約為每月 111/18=6 位患者，事件發生率是每人年 16/65=0.25 次事件，以及患者提前退出率為每人年 10/65=0.15 件退出。我們接下來提出的問題是：如果試驗以相同的招募率、退出率和事件發生率繼續進行，那麼該研究需要多長時間才能夠達到所需要的 120 個事件？

我們首先推導出一般解，然後再回到上面這個特定的例子。設 T_j 為受試者 j 的潛在事件發生時間，U_j 為他／她的設限時間。每當 $T_j\le U_j$ 時，T_j 將被觀察到。令 $X_j=\min(T_j, U_j)$，和 $\delta_j=I\{T_j\le U_j\}$，其中 $I\{A\}$ 是事件 A 的指標函數。數據資料是集合 $\{X_j, \delta_j, j=1, ..., n\}$ 以及 $N_j(t)=I\{X_j\le t, \delta_j=1\}$ 是時間 t 的函數的一個計數過程。然後，我們推導出

$$EN_j(t)=Pr(X_j\le t, \delta_j=1)=Pr(X_j\le t, T_j\le U_j)$$

$$=Pr(\text{受試者 j 將在時間 t 之前，時間 0 之後發生事件})$$

(即，其事件發生期為 t)

$=E_T Pr(T_j \leq t, T_j \leq U_j | T_j)$

假設 T 和 U 是獨立的，我們發現

$$EN_j(t) = \int_0^t H(s)f(s)ds \qquad (9.3)$$

其中 H(s)=Pr(U>s)，以及 f 是 T 的密度函數。

上面的設限機制 U 可能是主要事件的一個競爭風險，包括退出試驗（即，失去追蹤），或因交錯入組和在時間 t 的資料檢視而導致的行政設限。時間的原點（t=0）是研究開始（即第一位患者被隨機分派）日。

例如，假設主要事件和設限兩者是獨立的，並服從指數分佈：$H(s)=Pr(U>s)=e^{-\eta s}$、$f(s)=\lambda e^{-\lambda s}$。然後按照等式 9.3，

Pr(受試者 j 將在時間 t 之前發生事件)

$$= \int_0^t H(s)f(s)ds = \int_0^t e^{-\eta s}\lambda e^{-\lambda s}ds = \lambda \int_0^t e^{-(\eta+\lambda)s}ds$$

$$= \frac{\lambda}{(\eta+\lambda)}\int_0^t (\eta+\lambda)e^{-(\eta+\lambda)s}ds = \frac{\lambda}{(\eta+\lambda)}\left[1-e^{-(\eta+\lambda)t}\right] \qquad (9.4)$$

我們之前在第 4 章中看到了這個公式用於樣本數計算，並繼續使用這個方便的指數模型來監測研究的進度。

設 n 是計劃在研究中受試者的招募總人數，n_1 是在期間分析時間 t_1 已經加入試驗的受試者人數（在上面的例子中，n=230、n_1=111、t_1=18）。假設，當我們在時間 t_1 審視資料時，有 d_1 個事件和 r 件退出試驗。因此，(n_1-d_1-r) 位受試者仍然需要被追蹤直至最終分析時間 t_2。我們稱這些 n_1-d_1-r 位受試者為 Q_a 群。

對於 Q_a 群，

Pr(在這些 (n_1-d_1-r) 位受試者，受試者 j 將在時間 t_2 之前，時間 t_1 之後發生事件)

$$\int_{t_1}^{t_2} H(s)f(s)ds = \frac{\lambda}{(\eta+\lambda)}\left[1-e^{-(\eta+\lambda)(t_2-t_1)}\right] \qquad (9.5)$$

(事件發生期 t_2-t_1)

因此，對於 Q_a 群的患者，時間 t_2 之前的期望事件數量是

$$E_a=(n_1-d_1-r)\frac{\lambda}{(\eta+\lambda)}[1-e^{-(\eta+\lambda)(t_2-t_1)}] \tag{9.6}$$

進一步，當我們在時間 t_1 審視資料時，其他 $n_2=n-n_1$ 位受試者會在時間區間 (t_1, t_R) 內入組並且一直被追蹤到 t_2（最終分析時間）。我們稱這些 n_2 位受試者為 Q_b 群。

對於 Q_b 群，我們需要將患者進入試驗時間分佈包括在等式 9.3 中。設 y_j 為第 j 位受試者的進入試驗時間。Y 的密度函數為 g(y)，$t_1 \le y \le t_R$。設 T_j 為受試者 j 的潛在事件發生時間，U_j 為受試者 j 的設限時間；兩者都與進入時間 y_j 有關係，並且都是相互獨立的。在日曆／實際時間 t（相對於研究開始時間 0），患者的研究持續時間是 $t-y_j$。只有當事件發生在他／她的研究持續時間內，$T_j \le (t-y_j)$，並且在他／她退出試驗之前，$T_j \le U_j$，我們才將受試者 j 認為在時間 t 有一個事件；也就是說，只有在當 $T_j \le \min((t-y_j), U_j)$，變數 T_j 才會被觀察到。設 $X_j(t)=\min(T_j, U_j, t-y_j)$，和 $\delta_j=I\{T_j \le \min(t-y_j, U_j)\}$，數據資料和之前一樣是集合 $\{X_j, \delta_j, j=1, ..., n\}$，以及作為時間 t 的函數的計數過程是 $N_j(t)=I\{X_j \le t, \delta_j=1\}$。

對於 Q_b 群，觀察期間長度為 t_2-t_1；在 $t_2 \ge t_R$ 時的累積事件率為

$EN_j(t_2)=Pr(X_j \le t_2, \delta_j=1)$

$=Pr($受試者 j 將在時間 t_2 之前，時間 t_1 之後發生事件$)$

$=E_y Pr(T_j \le t_2, T_j \le U_j, T_j \le (t_2-y_j)|y_j)$

$=E_y Pr(T_j \le U_2, T_j \le (t_2-y_j)|y_j)$

Y、T、U 是相互獨立的，並且根據等式 9.3

$$=\int_{t_1}^{t_R}\left[\int_0^{t_2-y} H(s)f(s)ds\right]g(y)dy \tag{9.7}$$

例如，考慮如同之前的指數模型，$H(s)=Pr(U>s)=e^{-\eta s}$，$f(s)=\lambda e^{-\lambda s}$，並且考慮患者在 $t_1 \le y \le t_R$ 之間均勻進入試驗的模式，$g(y)=1/(t_R-t_1)$。等式 9.7 指出

$Pr(Q_b$ 群中的受試者 j 將在時間 t_2 之前，時間 t_1 之後發生事件$)$

$$=\int_{t_1}^{t_R}\left[\int_0^{t_2-y} H(s)f(s)ds\right]g(y)dy$$

$$=\frac{1}{t_R-t_1}\int_{t_1}^{t_R}\left[\int_0^{t_2-y} H(s)f(s)ds\right]dy$$

$$= \frac{1}{t_R - t_1} \int_{t_1}^{t_R} \frac{\lambda}{(\eta + \lambda)} \left[1 - e^{-(\eta+\lambda)(t_2 - y)}\right] dy$$

$$= \frac{\lambda}{(\eta + \lambda)} \left[1 - \left(\frac{1}{(\eta + \lambda)(t_R - t_1)}\right) \left(e^{-(\eta+\lambda)(t_2 - t_R)} - e^{-(\eta+\lambda)(t_2 - t_1)}\right)\right]$$

Q_b 群的受試者在時間 t_2 之前的預期事件數量為

$$E_b = (n - n_1) \frac{\lambda}{(\eta + \lambda)} \left[1 - \left(\frac{1}{(\eta + \lambda)(t_R - t_1)}\right) \left(e^{-(\eta+\lambda)(t_2 - t_R)} - e^{-(\eta+\lambda)(t_2 - t_1)}\right)\right] \quad (9.8)$$

因此，期望在時間 t_2 額外增加的事件總數是 $d_2=E_a+E_b$，等式 9.6 和等式 9.8 的相加。

給定一個固定的總訊息（事件驅動試驗）$E_T=d_1+d_2$，我們可以求解 t_2 來回答這個問題：研究需要多長時間才能達到要求的事件總數？

另一方面，對於最大持續時間試驗（t_2 是固定的）要達到由檢定力所決定的一定數量的事件，我們可以求解所需的患者數量，n。

對於以上任何一個問題，參數 η 和 λ 的估計都是使用期間資料。回到例 9.1，這是一個事件驅動的試驗，需要達到的事件總數是 $120=d_1+d_2$。在期間分析，我們有 $n_1=111$、$n-n_1=230-111=119$、$d_1=16$、$r=10$、$\lambda= 16/(65\times12)$、$\eta= 10/(65\times12)$、$t_1=18$。假設試驗繼續以相同的均勻招募率（每月 $111/18\approx6$ 名患者），則 $t_R=18+(119/6)\approx38$ 個月。如果我們假設一個更保守的均勻招募率，每月 5 名患者，那麼 $t_R=18+(119/5)\approx42$ 個月。

因此，我們在下面的等式中插入以上基於期間資料所得到的訊息，並求解 t_2：

$$\begin{aligned} 120 - d_1 = &(n_1 - d_1 - r) \frac{\lambda}{(\eta + \lambda)} \left[1 - e^{-(\eta+\lambda)(t_2 - t_R)}\right] \\ &+(n - n_1) \frac{\lambda}{(\eta + \lambda)} \left[1 - \left(\frac{1}{(\eta + \lambda)(t_R - t_1)}\right) \left(e^{-(\eta+\lambda)(t_2 - t_R)} - e^{-(\eta+\lambda)(t_2 - t_1)}\right)\right] \end{aligned} \quad (9.9)$$

使用附錄 9.1 中的 R 程序，我們得到 $t_2=79$ 個月。此訊息在管理試驗時很有用。例如，如果要求的結束時間太長或樣本數太大，那麼應該制定策略來努力增加收案率和減少試驗退出，或者可以判斷試驗是徒勞的（作業 9.2 到 9.4）。

9.3 改變正規集群逐次阿法消耗函數程序

前面的章節討論了監測最大訊息或試驗持續時間，同時保持試驗的盲態。本節討論使用正規 GS 程序對療效進行非盲期間分析的情況。在第 8 章中，我們討論了具

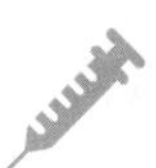

有一個固定最大總訊息的正規 GS 設計。然而，因為期間分析的結果試驗有可能提前終止，期望的總訊息可能會因此而減少。阿法消耗函數方法給我們了一個彈性的分析時間表和期間分析的頻率的優點，使用訊息時間經由計劃書中具體指定的固定最大總訊息來計算。在 US FDA 的準則中：Adaptive Design Clinical Trials for Drugs and Biologics（CDER & CBER, 2010），他們強調具有 GS 設計的試驗應在臨床試驗計劃書中明確地具體指定阿法在試驗期間如何被消耗。然而，我們也在第 8 章中說明，當觀察到的最大總訊息結果是不同於最初設計的最大總訊息，阿法消耗函數也許會被改變。因此，實際上，為了使改變為最小，我們努力使實際和設計的最大總訊息盡可能接近。無論如何，只有當試驗在沒有提前終止的情況下繼續進行它的最終分析時，我們才能知道實際的最終總訊息。當發生這種情況時，試驗的臨界值應該使用所有期間分析的實際訊息時間而被更新。

當事先指定的最大訊息是不確定的並且需要基於一個期間階段資料的一個重新估計時，Gould 與 Shih（1998）建議在第一次 GS（解盲）期間分析之前執行一個盲態樣本數再估計（blinded SSR），然後使用再估計的最大總訊息來重新安排（正規）GS 分析。

最近，適應性 GS（與正規 GS 相對比）的方法被開發為一個熱門的主題，其中不僅期間分析的頻率和分析時間表可能改變，而且最大總訊息也可能在試驗期間增加。本節和下一節僅討論發生變化的情況是由於行政管理原因或外部訊息，而不是因為當前試驗的期間資料。然而，我們必須保持謹慎，除非有一個充分理由改變計劃書中已經設計好的計劃，否則適應性 GS 可能不是一個好主意，用下面的例子以說明。

例 9.2

一個試驗計劃了一個期間分析，使用總體雙邊 $\alpha=0.05$ 和線性消耗函數 $\alpha(t)=\alpha t$。因此，$\alpha(1/2)=\alpha/2=0.025$，以至於 $|c_1|=2.2414$，並且 $\alpha(1)=\alpha=0.05$、$|c_2|=2.1251$。但是，假設在 $t_1=1/2$ 之後，出於管理原因，研究者希望在 $t_2=3/4$ 增加另一個期間分析，並使用相同的最大訊息。我們探索可用的兩個選項：

選項 1：依照正規的 GS 程序，保持相同的 $\alpha(t)=\alpha t$，增加 $t_2=3/4$。 然後 $|c_1|=2.2414$、$|c_2|=2.2885$、$|c_3|=2.2296$。所有這些值都可以通過 Lan-DeMets 程式計算，並保持在彈性的阿法消耗函數方法的範圍內。但是，我們強調，審查者會正確地提出與此變更引起的問題，並詢問在 $t_2=3/4$ 的額外臨時期間分析是否為「t_1 資料驅動」。在操作上，我們必須證明並說服其他人在 $t_2=3/4$ 的額外分析是出於行政原因並且不是由解盲的 t_1 資料驅動的。沿著這條預防措施，保持 DMC 獨立於出資（贊助、申辦）單位、保持出資（贊助、申辦）單位對療效資料不知情，對避免在監測過程中由資料

驅動的改變仍然至關重要。

選項2：更改為一個新的消耗函數。如果試驗在第一次檢視後轉換到另外一種消耗函數，一位懷疑者會表現出更加懷疑。例如，如果我們切換到使用 Pocock– 型邊界來消耗剩下的 0.025 第一型誤差率，那麼新的臨界值是 $|c_1|=2.2414$、$|c_2|=2.2551$、$|c_3|=2.2551$。（第一個值是固定的，因為第一次檢視已經通過。第二個和第三個值是相同的，如同 Pocock– 型邊界的特徵。在附錄 9.2 中可以找到用於前面的計算程序。）假設 $Z_1=2.22$，那麼監管機構也會感到懷疑，因為 Z_1 似乎非常接近 $|c_1|=2.2414$。另一方面，在 t_1 之後切換到 OBF– 型邊界也似乎是不智的，因為新的臨界值將是 $|c_1|=2.2414$、$|c_2|=2.4900$、$|c_3|=2.1564$。（同樣，第一個臨界值是固定的，因為已經通過 t_1。第二個和第三個臨界值具有以下關係：$|c_2|\sqrt{3/4}=|c_3|$，如同 OBF– 型邊界的特徵）。我們也注意到邊界在 t_2 處跳得更高。

對於這兩個選項，阿法 =0.05 仍被維持。我們因此得出結論，必須謹慎地改變一個已計劃的期間分析的頻率和／或分析時間表。即使不更改固定的最大訊息，使用一個技術上正確的、具有彈性的阿法消耗函數方法，並維持第一型誤差率，邊界也可能不適當，如例 9.2 所呈現的。彈性也可能導致效率的損失，像是額外的期間分析會具有一個較大的臨界值。

9.4 適應性集群逐次程序－改變不根據非盲的期間資料

例 9.2 中最大樣本數保持沒有改變，但僅增加了一個額外的期間分析。現在讓我們來研究一種情況，這個情況是我們在試驗的中期增加最大總訊息。對於找到邊界可以維持整體 α 的關鍵問題是，總訊息需要增加多少，以及我們如何合理地消耗其餘的 α？更重要的是，我們需要確保總訊息的增加和期間分析的新時間表不是由非盲的期間療效數據驅動的。因此，我們總是提前詢問，改變的原因與目的是什麼？雖然適應性 GS 程序是彈性的，但一個沒有正當理由的改變就脫離了設計彈性方法的精神。雖然效率不是臨床試驗中唯一或最重要的考量因素，但我們應該記住，設計彈性的方法會導致效率的降低。我們再次透過例子來討論。

我們首先基於總訊息 N 進行有三次計劃分析（兩次期間分析和一次最終分析）的單邊檢定（$\alpha=0.025$），邊界（c_1、c_2、c_3）由

$$\alpha=\Pr(Z_1>c_1 \text{ 或 } Z_2>c_2 \text{ 或 } Z_3>c_3|H_0)$$

決定。

假設 $c_1=Z_{\alpha_1}$，即用一個事先指定的消耗函數在 t_1 的第一次期間分析消耗了第一型誤差率 α_1。在第一次期間分析之後，總訊息 N 被改變為 N^*（$>N$），以及在第二次期間分析的新期間訊息為 n_2^*。利用這個新的總訊息，新訊息時間為 $t_i^*=n_i^*/N^*$，$i=1, 2,$

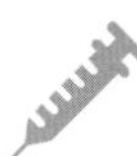

3，如表 9.1 所示。注意，舊時間表（t_1、t_2、1）變成與新邊界的計算無關。

表 9.1

計劃兩個期間分析和一個最終分析，基於總訊息 N。

原始時間表		更改後的時間表	
n_1	t_1	$n_i^*=n_1$	$t_1^*=\frac{n_1^*}{N^*}$
n_2	t_2	n_2^*	$t_2^*=\frac{n_2^*}{N^*}$
N	1（舊的時間表不再相關）	$n_3^*=N^*$	$t_3^*=\frac{n_3^*}{N^*}$

注意：在第一次期間分析之後，將總訊息 N 更改為 N^*（>N）

新的臨界值可以由下面得到

$$\begin{aligned}\alpha-\alpha_1&=P(Z_1<Z_{\alpha_1}, Z_2>c_2 \text{ 或 } Z_3>c_3|H_0)\\&=P(Z_1<Z_{\alpha_1}, Z_2^*>c_2^* \text{ 或 } Z_3^*>c_3^*| H_0)\end{aligned} \quad (9.10)$$

然後，我們對上述等式求解（c_2^*、c_3^*）。透過中心多元常態分佈與以下共變異數／相關性的數值積分：

$$\begin{aligned}Cov(Z_1,Z_2^*)&=Corr(Z_1,Z_2^*)=\sqrt{n_1/n_2^*}=\sqrt{t_1^*/t_2^*}\\Cov(Z_1,Z_3^*)&=Corr(Z_1,Z_3^*)=\sqrt{n_1/N^*}=\sqrt{t_1^*}\\Cov(Z_2^*,Z_3^*)&=Corr(Z_2^*,Z_3^*)=\sqrt{n_2^*/N^*}=\sqrt{t_2^*}\end{aligned}$$

以及 c_2^* 和 c_3^* 之間的一個指定關係。例如，對於（z 值平坦）Pocock- 型邊界，我們可以指定 $c_2^*=c_3^*$；對於（B 值平坦）OBF- 型邊界則 $c_3^*=c_2^*\sqrt{n_2^*/n_3^*}$，或者對於任何 $f\leq 1$ 的一般 $c_3^*=f\times c_2^*$。

例 9.3

考慮一個初始計劃，該計劃定義了具有相等時間間隔的三個分析，$t_1=1/3$、$t_2=2/3$，和 $t_3=1$。具有相應臨界值的 OBF- 型邊界是（$c_1=3.71, c_2=2.51, c_3=1.99$）。這導致阿法在第一次期間分析為 $\alpha_1=0.00021$（雙邊）。假設在 $n_1=20$ 位患者之後，樣本數被修改為以下：$n_2=40$ 變成 $n_2^*=70$，$n_3=N=60$ 變成 $n_3^*=N^*=100$。這導致對於分析的新時間表是 $t_1^*=0.2$、$t_2^*=0.7$，和 $t_3^*=1$。如果我們繼續使用 OBF- 型邊界，修正後的臨界值為（$c_1=3.71, c_2^*=2.401, c_3^*=2.009$）。如果我們切換到使用 Pocock- 型邊界，那麼修正後的臨界值是（$c_1=3.71, c_2^*=2.1397, c_3^*=2.1397$）。

第 8 章中的 Lan-DeMets 程式無法進行以上計算，因為他們的程式適用於使用阿法消耗函數方法的正規集群逐次設計，而不適用於剛剛描述的適應性設計。附錄 9.2 包含用於上述計算的 R 程式。

例 9.4

繼續使用與例 9.3 相同的設置，但不是在第一次期間分析後修改時間表，而我們是在第二次期間分析後修改它：在 $n_1=20$ 和 $n_2=40$ 之後，$n_3=N=60$ 被修改為 $n_3^*=N^*=100$。此修正意味著新的分析時間表是 $t_1^*=0.2$、$t_2^*=0.4$，和 $t_3^*=1.0$。如果我們繼續使用 OBF– 型邊界，那麼我們計算出的修正的臨界值為：（$c_1=3.71$, $c_2^*=2.51$, $c_3^*=2.0289$）。由於前兩次期間分析已經發生，唯一的改變是他們的訊息時間，而不是臨界值。當然，由於相關性結構的變化，最終的臨界值也會改變。

總結，在期間階段增加樣本數會改變訊息比例／時間。它也會更改之後分析的臨界值，以便維持整體的第一型誤差率。最終的臨界值很可能大於計劃書中指定的原始設計。在例 9.3 和 9.4 中，分析次數保持不變。因此，我們將適應性推廣為隨著總最大訊息的增加而改變分析的次數。也就是說，在第 j 次期間分析之後，N 變為 N^*（>N），並且 K 次分析變成 K^* 次分析。

例 9.5

讓我們再看一下基於總訊息 N 進行有三次計劃分析（兩次期間和一次最終）的單邊檢定（$\alpha=0.025$）的情況，邊界（c_1、c_2、c_3）由下式給出：

$$\alpha=P(Z_1>c_1 \text{ 或 } Z_2>c_2 \text{ 或 } Z_3>c_3|H_0)$$

假設在第二次中期分析之後，N 增加到 N^*，K=3 增加到 $K^*=5$，如表 9.2 所示。

表 9.2

計劃兩個期間分析和一個最終分析，基於總訊息 N。

原始時間表		更改後的時間表	
n_1	t_1	$n_i^*=n_1$	$t_1^*=\frac{n_1^*}{N^*}$
n_2	t_2	$n_2^*=n_2$	$t_2^*=\frac{n_2^*}{N^*}$
N	1（舊的時間表不再相關）	n_3^*	$t_3^*=\frac{n_3^*}{N^*}$
		n_4^*	$t_4^*=\frac{n_4^*}{N^*}$
		$n_5^*=N^*$	$t_5^*=1$

注意：在第二次期間分析之後，將總訊息 N 更改為 N^* 並將總分析 K=3 更改為 $K^*=5$。

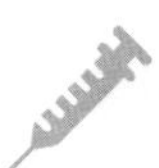

與等式 9.10 類似，我們透過以下求解得到新邊界的臨界值

$$\begin{aligned}\alpha-\alpha_1-\alpha_2&=P(Z_1<Z_{\alpha_1}, Z_2<Z_{\alpha_2}, Z_3>c_3|H_0)\\&=P(Z_1<Z_{\alpha_1}, Z_2<Z_{\alpha_2}, Z_3^*>c_3^* \text{ 或 } Z_4^*>c_4^* \text{ 或 } Z_5^*>c_5^*|\ H_0)\end{aligned} \quad (9.11)$$

對於 $i=1, 2$，使用符號 $Z_i^*=Z_i$、$n_i^*=n_i$，我們針對上面的等式求解（c_3^*、c_4^*、c_5^*）。求解需要透過具有下面的共變異數／相關係數的中心多元常態分佈的數值積分：

$$Cov(Z_i^*, Z_j^*)=Corr(Z_i^*, Z_j^*)=\sqrt{n_i^*/n_j^*}=\sqrt{t_i^*/t_j^*}\ i, j=1, ..., 5$$

以及 c_3^*、c_4^*，和 c_5^* 之間的一個指定關係。與之前的設置類似，我們可以考慮 Pocock-型邊界（z 值平坦），指定 $c_5^*=c_4^*=c_3^*$，或著 OBF- 型邊界（B 值平坦），指定 $c_j^*=c_3^*\sqrt{n_3^*/n_j^*}$ $(j=4, 5)$，或者對於任何 $f_5\leq f_4\leq 1$ 的一般 $c_j^*=f_j\times c_3^*$。

例 9.5（繼續）

再次考慮最初的計劃是在 $t_1=1/3$、$t_2=2/3$，和 $t_3=1$ 時進行三次等間隔分析。然後具有相應臨界值的 OBF- 型邊界 $(c_1=3.71, c_2=2.51, c_3=1.99)$。這意味著 $\alpha_1+\alpha_2=0.0121$（雙邊）。假設在 $n_1=20$ 和 $n_2=40$ 位患者之後，我們將樣本數和分析頻率修改為以下：$n_3=N=60$ 變為 $n_3^*=100$、$n_4^*=120$，和 $n_5^*=N^*=150$。這進一步意味著新時間表是在 $t_1^*=2/15$、$t_2^*=4/15$、$t_3^*=10/15$、$t_4^*=12/15$，和 $t_5^*=1$。如果我們繼續使用 OBF- 型邊界，那麼我們計算出修正後的臨界值為 $(c_1=3.71, c_2=2.51, c_3^*=2.592, c_4^*=2.366, c_5^*=2.116)$。如果我們切換到使用 Pocock- 型邊界，則找到修正後的臨界值為 $(c_1=3.71, c_2=2.51, c_3^*=2.274, c_4^*=2.274, c_5^*=2.274)$。我們進一步注意到在 t_3^* 的新計劃中的 OBF- 型邊界的突然增高。我們之前已經看到過這種突然增高（本章例 9.2 的選項 2；第 8 章的練習 8.4）。

最終提醒：正如我們前面提到的，適應性設計的討論，包括適應性 GS 方法，其中總最大訊息的改變取決於非盲的期間療效大小，這乃超出了本書目前的範圍。FDA 的 Guidance for Industry Adaptive Design Clinical Trials for Drugs and Biologics（CDER & CBER, 2010）明確指出，使用期間療效來改變樣本數是臨床試驗方法的一個新的發展，它目前仍是屬於適應性設計中其操作還無法完全被了解的。(譯者註：US FDA 於 2019 的 11 月發佈了更新的適應性臨床試驗設計的指導原則。) 如果考慮這種適應性設計，那麼重要的是，我們需要特別注意以下問題：控制研究範圍的第一型誤差率、研究設計適應性相關的治療效果估計的統計偏差、潛在增加第二型誤差率（即，檢定力的損失）、試驗模擬在適應性設計規劃和評估中的作用，和前瞻性統計分析計劃的角色。

附錄 9.1

R 程式求解等式 9.9 中的 t_2

```
# Monitoring time to study end at an interim analysis of an event-driven trial
# Input: n1 = number of patients at the interim analysis (first cohort)
# t1 = time of the interim analysis
# n2 = number of patients yet to enroll after the time of interim analysis (second cohort)
# lambda = estimated loss-to-follow-up rate
# d1 = number of events occurred at the interim analysis in the first cohort
# d2 = number of additional events yet to occur after the interim analysis
# loss = number of patients lost-to-followup before observing event in the first cohort
# tr = enroll period of time from t1 for the seond cohort

bisect <- function(n1 = 111, n2 = 119, lambda = 16/(65*12), nta = 10/(65*12), t1 = 18, d1 = 16, d2 = 104, loss = 10, tr = 42, e = 0.001){

a = tr
b = 5*tr
for(i in 1:100){
f = function(x){
lam_nta = lambda+nta
Qa = (n1-d1-loss)*(lambda/lam_nta)*(1-exp(0-lam_nta*(x-t1)))
Qb = (n2*lambda/lam_nta)*(1-(exp(0-lam_nta*(x-tr))-exp(0-lam_nta*(x-t1)))/(lam_nta*(tr-t1)))
d2-Qa-Qb
}

if (f(a)*f(b) < 0 & abs(f(a)-f(b))>e){
c = (a+b)/2
if (f(c)*f(a)<0) b = c
else a = c
}
```

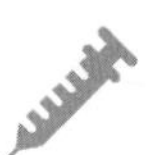

```
g = cbind(i, c, a, b)
}
g
}
#Run the example
bisect()
```

附錄 9.2

適應性集群逐次方法的 R 程式－改變不依據盲態期間資料

```
# Written by Yong Lin at the Biostatistics Department Rutgers school of Public Health
# See example runs and lecture notes for inpute notation
# Need to Load package mvtorm first
```


```
# Written by Yong Lin at the Biostatistics Department Rutgers school of Public Health
# See example runs and lecture notes for inpute notation
# Need to Load package mvtorm first
```


```
library(mvtnorm)
c.values.adapt <- function(n.new, fi.new = rep(1, length(n.new)), n.old, C.old, alpha = 0.05, side = 1){
set.seed(501)
j <- length(n.old)
k <- length(n.new)
n <- c(n.old, n.new+n.old[j])
cor.mat <- n%o% (1/n)
cor.mat[lower.tri(cor.mat)] <- 1/cor.mat[lower.tri(cor.mat)]
cor.mat <- sqrt(cor.mat)

if(side == 1){
fun <- function(ci, fv) sapply(ci, function(x) abs(1-pmvnorm(upper = c(C.old, x*fv), corr = cor.mat, algorithm = GenzBretz(abseps = 1e-12))-alpha))
```

```
fun2 <- function(ci, fv) sapply(ci, function(x) 1-pmvnorm(upper = c(C.old, x*fv), corr = cor.mat, algorithm = GenzBretz(abseps = 1e-12))-alpha)
}
else if (side == 2){
fun <- function(ci, fv) sapply(ci, function(x) abs(1-pmvnorm(lower = -c(C.old, x*fv), upper = c(C.old, x*fv), corr = cor.mat, algorithm = GenzBretz(abseps = 1e-12))-alpha))
fun2 <- function(ci, fv) sapply(ci, function(x) 1-pmvnorm(lower = -c(C.old, x*fv), upper = c(C.old, x*fv), corr = cor.mat, algorithm = GenzBretz(abseps = 1e-12))-alpha)
}

c.val <- optimize(f = fun, interval = c(0, 10), fv = fi.new, tol = 1e-9)$minimum
c.val2 <- uniroot(f = fun2, interval = c(0, 10), fv = fi.new, tol = 1e-9)
Ci <- c.val*fi.new
names(C.old) <- paste('C', 1:j, '.old', sep = '' )
names(Ci) <- paste('C', 1:k, '.new', sep = '' )
ti <- n/n[j+k]

if(j == 1) alpha.left <- alpha - (1-pnorm(C.old))
else alpha.left <- alpha - (1-pmvnorm(upper = C.old, corr = cor.mat[1:j, 1:j]))
return(list(C = c.val, C2 = c.val2, cut_value = c(C.old, Ci), corr = cor.mat, information_time = ti, alpha = c(alpha, alpha.left)))
}

# Chapter9-Example2-option2
# switch to Pocock type
c.values.adapt(n.new = c(30-20, 40-20), fi.new = c(1, 1), n.old = c(20), C.old = c(2.2414), side = 2)
#switch to OBFtype
c.values.adapt(n.new = c(30-20, 40-20), fi.new = c(1, sqrt(30/40)), n.old = c(20), C.old = c(2.2414), side = 2)
# Chapter9-Example3
#switch to OBF type
c.values.adapt(n.new = c(70-20, 100-20), fi.new = c(1, sqrt(70/100)), n.old = c(20),
```

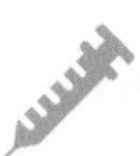

```
C.old = c(3.71), side = 2)
  # Chapter9-Example4
  c.values.adapt(n.new = c(100-40), fi.new = c(1), n.old = c(20, 40), C.old = c(3.71, 2.51), side = 2)
  # Chapter9-Example5
  c.values.adapt(n.new = c(100-40, 100-40, 150-40), fi.new = c(1, sqrt(100/120), sqrt(100/150)), n.old = c(20, 40), C.old = c(3.71, 2.51), side = 2)
```

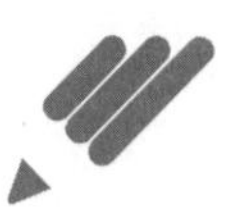

作業 9.1

證明等式 9.1。

作業 9.2

參考例 9.1。將患者的早期退出試驗率改變至不同的水準：10/65、9/65、8/65、…、1/65，和 0（每患者年）。評論其對 t_2 的影響。

作業 9.3

在等式 9.7 中，如前所述使用指數模型，$H(s)=Pr(U>s)=e^{-\eta s}$、$f(s)=\lambda e^{-\lambda s}$。但是，使用（廣義）截略指數模型而不是均勻進入模式：

$$g(\gamma, y)=\frac{\gamma e^{-\gamma y}}{1-e^{-\gamma(t_R-t_1)}}, \gamma\neq 0$$

$$=1/(t_R-t_1), \gamma=0\ (\text{均勻進入的情況})$$

對於 $t_1\leq y\leq t_R$。證明，對於 $\gamma>0$，

$Pr(Q_b$ 群中的受試者 j 將在時間 t_2 之前，時間 t_1 之後發生事件)

$$=\int_{t_1}^{t_R}\left[\int_0^{t_2-y} H(s)f(s)ds\right]g(y)dy$$

$$=\frac{\lambda}{(\eta+\lambda)}\left[e^{-\gamma t_1}-\left(\frac{\gamma}{(\eta+\lambda-\gamma)(1-e^{-\gamma(t_R-t_1)})}\right)\right.$$

$$\left.\left(e^{-(\eta+\lambda)(t_2-t_R)-\gamma t_R}-e^{-(\eta+\lambda)(t_2-t_1)-\gamma t_1}\right)\right]$$

作業 9.4

參考公式 $d_2=E_a+E_b$，其中 d_2 是時間 t_2 之前的預期的額外事件總數；E_a 和 E_b 分別由等式 9.6 和 9.8 給出。如同等式 9.9，假設主要事件與失去追蹤服從相同的指數模型，以及均勻招募。對於一個最大持續時間試驗（t_2 是固定的），去達到某個由檢定力所決定出的事件數（d_1 和 d_2），寫一個 R 程式（類似於附錄 9.1 中的程式）來找出所需要的受試者人數，n。

作業 9.5

使用附錄 9.2 中的 R 程式 c.values.adapt 執行以下適應性 GS 設計：

一個試驗被設計具有 120 位受試者的最大總樣本數，計劃六個等間隔分析（五個期間和一個最終）並使用 Pocock- 型邊界：(2.453758, 2.453758, 2.453758, 2.453758, 2.453758, 2.453758) 來控制雙邊阿法＝ 0.05。

1. 在第三次期間分析後，研究者希望改變計劃，並希望進行四次額外的分析，其中包括以下修改的樣本數：80、100、130、150（而不是原來的 80、100、120），並繼續使用 Pococok- 型邊界。假設由於某些管理原因而發生了更改。找到並討論新的邊界。
2. 假設在第二次期間分析後，研究者希望改變計劃，希望僅進行兩次額外分析，樣本數分別為 80 和 100（而不是原來的 60、80、100，和 120）。繼續使用 Pocock-型的邊界。假設變化的發生是因某些行政原因。找到並討論新的邊界。

（提醒：本練習乃是要通過使用 R 程式 c.value.adapt 來探討適應性 GS 程序的靈活性。我們並不建議任何人在沒有合理的行政理由的情況下，以這種方式進行試驗計劃研究。）

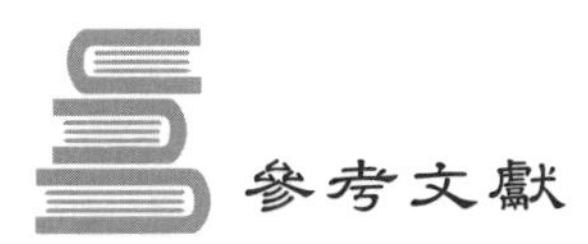

參考文獻

CDER and CBER (US Department of Health and Human Services, Food and Drug Administration, Center for Drug Evaluation and Research and Center for Biologics Evaluation and Research). (2010). *Guidance for Industry: Adaptive Design Clinical Trials for Drugs and Biologics*. http://www.fda.gov/downloads/drugs/guidancecompliancerequlatoryinformation/guidances/ucm201790.pdf (accessed on March 30, 2014).

CDER and CBER (US Department of Health and Human Services, Food and Drug Administration, Center for Drug Evaluation and Research and Center for Biologics

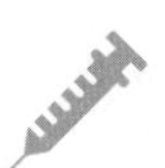

Evaluation and Research). (2019). *Guidance for Industry: Adaptive Design Clinical Trials for Drugs and Biologics*. https://www.fda.gov/media/78495/download/ (November 2019)

Gould AL and Shih WJ. (1992). Sample size reestimation without unblinding for normally distributed outcomes with unknown variance. *Communication in Statistics (A)* 21: 2833-2853.

Gould AL and Shih WJ. (1998). Modifying the design of ongoing trials without unblinding. *Statistics in Medicine* 17: 89-100.

Proschan MA, Lan KKG, and Wittes JT. (2006). *Statistical Monitoring of Clinical Trials: A Unified Approach*. New York: Springer.

Shih WJ. (1992). Sample size reestimation in clinical trials. In *Biopharmaceutical Sequential Statistical Applications*; Peace, KE (Ed.), New York: Marcel Dekker, 285-301.

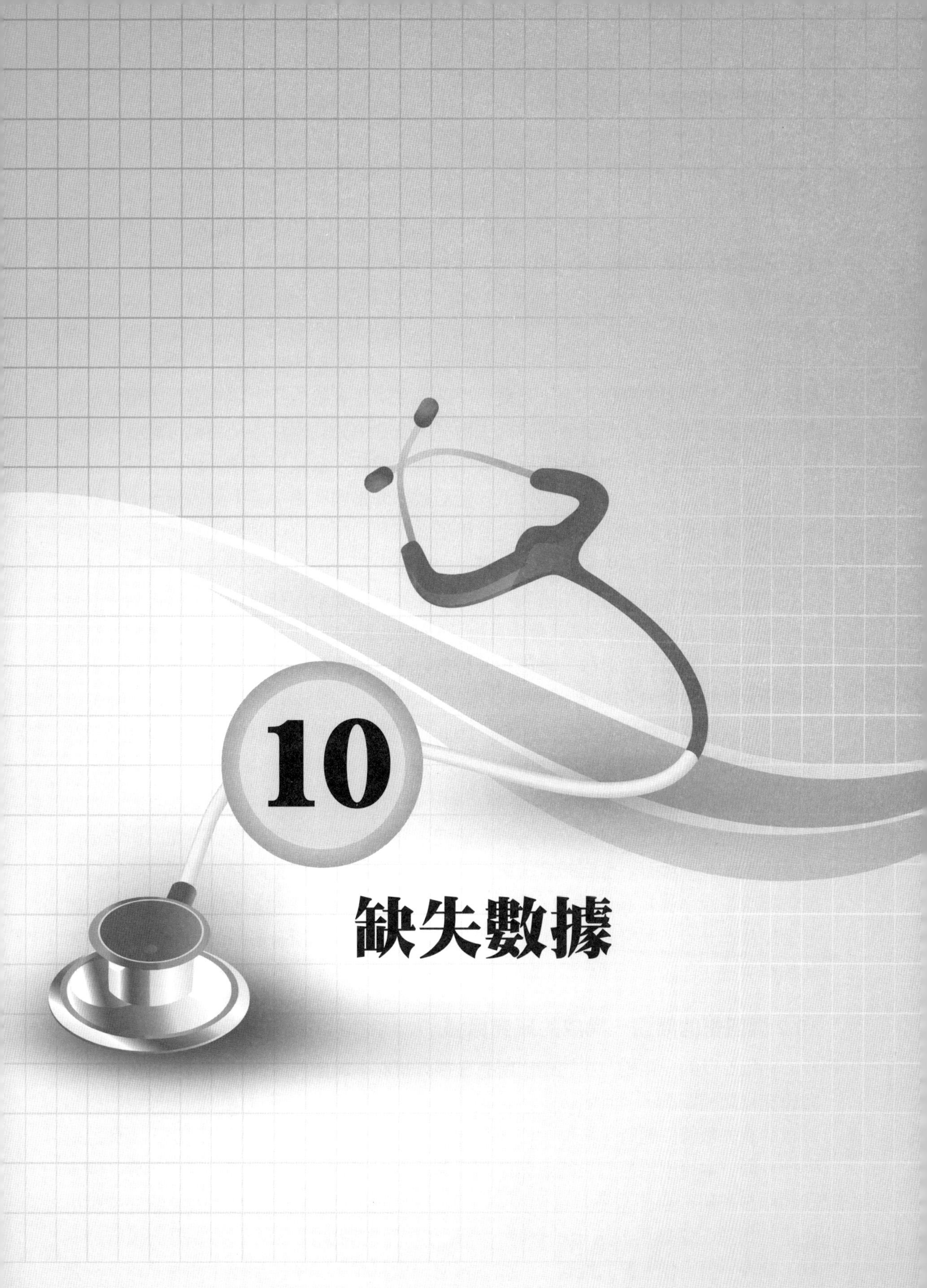

10 缺失數據

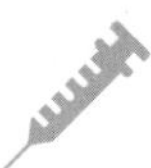

10.1 介紹

缺失 (或稱遺漏) 數據在臨床試驗中是普遍存在的。考慮一個隨機臨床試驗，它比較兩個治療組的連續結果，如血壓、膽固醇水準、CD4 個數、疼痛分數、一秒鐘用力呼氣量（forced expiratory volume in one second, FEV_1）、腎小球濾過率（glomerular filtration rate, GFR）、糖化血紅蛋白（hemoglobin A1c, HbA1c），或骨質密度（bone mineral density, BMD）。在研究期間經常進行重複測量，但是研究結束時的結果，對基線變化，是主要的興趣（而不是變化率）。在這些實驗的分析中的常見問題是在預定研究終止之前退出的受試者導致缺失數據，儘管由於偶爾跳過訪視也可能發生期間缺失值。缺失數據，特別是當隨機試驗中出現大量時，會減少隨機分派的優點，並且可能導致試驗失效以及試驗效率降低（統計效率的主題在第 2 章中討論過。）。從道德倫理上講，臨床試驗的設計必須允許患者因不利的原因退出試驗，如死亡、不良反應、無法忍受的治療或手術，無法改善等。但是，每一個臨床試驗的設計和實施可以並且應該鼓勵具有良好結果的患者，例如早期恢復，繼續留在研究中以獲得治療的全部好處。2010 年，美國國家研究委員會（National Research Council, NRC）發布了一份報告，提供有關研究的設計、實施和分析的建議，以盡量減少可能的退出率以及因退出而導致的缺失數據的影響（NRC, 2010）。我們首先應該牢牢記住，沒有一種分析方法可以恢復缺失數據中遺失的訊息，因此我們應該將其作為試驗設計的優先事項和減少缺失數據（Little 等 , 2012a, 2012b）。

我們還應該區分「退出研究治療」和「退出研究追蹤」。出於道德原因，所有患者可以隨時隨意退出研究治療，所有研究者有義務在患者受到傷害時撤回研究治療（見第 1 章）。然而，重要的是透過提供繼續隨訪和從已停止研究治療的患者收集關鍵數據來使患者保持在試驗中 (即使不再接受研究的治療)。這種持續的追蹤有利於患者以及進一步了解實驗治療；在隨機分派之前，應該在所有患者的知情同意書中對其解釋明白。

10.2 要回答的問題－構成的研究目標

在第 5 章的一開始，我們指出所有數據分析必須與研究設計相關聯，更重要的是與研究目標相關聯，並且隨後也與結果的解釋相關聯。當臨床試驗面臨由於退出試驗導致的缺失數據問題時，這種說法尤其正確。由於患者在隨機分派後退出，因此通過隨機分派方案得出治療效果的無偏差因果關係的關鍵特徵受到損害。我們需要在隨機試驗中根據研究目標來考慮這個問題。「研究目標（Estimand）」是因果關係文獻中使用的術語。當應用於臨床試驗時，它是在規定的時間段內研究的結果測量的總結量，闡釋了對目標人群的推斷。例如，考慮一項試驗，其中主要結果測量是疼痛分數從基線值到治療開始後 12 週的變化。感興趣的研究目標可能是目標人群和對照組人群之間第 12 週疼痛分數的平均變化的差異。該參數的一個估計值是治療組參與者和對照組參與者的樣本均值差異。如果治療分配是隨機的並且沒有缺失數據，則該估計是無偏差的。目標是將治療和對照之間的差異歸因於干預的因果效應。然而，由於數據缺失或救援藥物的使用，更多問題需要被考慮、指出，和解決。

研究目標的選擇涉及指標以及感興趣的人群。雖然有數種選擇，但我們會考慮三種主要的研究目標類別，這些類別是臨床試驗中最常用的分析：

1. 意向治療（intention-to-treat, ITT）研究目標（ITT Estimand）。例如，所有隨機參與者平均基線變化的差異，無論是否採取其他治療（減輕耐受性或依從性）。ITT 研究目標是對隨機分派治療的效果的總結。應該注意這個研究目標的幾個方面。首先，所有隨機的受試者都需要有結果測量來支持這一研究目標。對於存活研究，由於交錯進入而導致的死亡時間或（隨機的）右邊設限始終是可觀察到的，因此這種研究目標通常是可以實現的。對於例如疼痛分數、HbA1c、BMD，或血壓作為指標的試驗，如果可以根據測量的門檻值定義反應與無反應，並且考慮導致所有患者中斷治療的所有不利事件作為治療失敗，二元「反應／無反應」或「治療失敗時間」指標也可以支持這一研究目標。然而需要意識到這二元指標是從原本的連續測量中改變的指標。另一種情況是需要原始的連續測量，並且仍然對停止研究治療的所有患者進行隨後追蹤，測量結果的收集直到研究結束。ITT 的研究目標仍然可以實現，但治療組的原始含義被改為「治療政策」或「策略組別」，其中包括伴隨療法－例如標準護理和救援藥物－包含病患接受了的一切治療。這在監管設定中可能不是個合適的選擇，因為廠商是尋求監管批准的測試治療，而不是混合的治療政策／策略。

   NRC（2010）的報告強調設計試驗應防止或盡量減少缺失數據。在許多情況下，這涉及構建一個適當的指標，如上面的討論所提到的。在疼痛研究的例子中，允許使用救援藥物通常是使患者保持在研究中的有用方法。然而，使用救援藥物會使下一個測量的疼痛分數模糊。出於這個原因，FDA 關於疼痛研究的準則（CDER, 2014）指出「疼痛可以在救援藥物給藥之前評估，並且這些數據可以延續到下一個預定的評估時間。或者，可以限制救援藥物，以便在疼痛評估之前的預定時間內不允許使用救援藥物。」上述建議是有用的，並且也適用於經常使用救援藥物的其他情況。但是，它們也有局限性。例如，每日疼痛分數評估通常由患者完成，他或她回憶過去 24 小時的疼痛並根據計劃書定義的時間表用設備對其進行評分（例如，每天早晨起床後）。但是，如果需要，救援藥物可以由患者隨時按照規定服用。解決這個問題的另一個有意義的方法

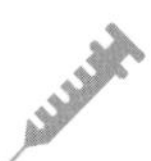

是讓患者特別回憶過去 24 小時內最嚴重的疼痛，稱為「每日最嚴重疼痛分數（daily worst pain score, DWPS）」。然後，我們計算每週 DWPS 的平均值，並使用從基線值開始的 DWPS 週平均值的變化作為主要指標。

總結，對於一個 ITT 研究目標，所有患者都根據他們在試驗開始時被隨機分派的治療組進行分析，無論是非研究性治療還是開始其他治療。 此研究目標基本上不能有缺失數據。我們應該考慮設計試驗的適當方法，以防止遺漏數據以支持這一研究目標。如果發生許多缺失數據，則必須修改 ITT 研究目標以仍然能夠提供有效推斷。下面討論其他可能的（修正的 ITT，在一定程度上）研究目標。

2. 當作對照治療（as control treatment, ACT）研究目標（ACT Estimand）。例如，研究結束時基線值後的平均變化的差異，假設所有退出者會隨著對照組完成剩餘研究持續時間而發展。Little 與 Yao（1998）考慮一個情況，其中對照組為安慰劑。執行多重插補（multiple imputation, MI）可以透過從控制／安慰劑組構建的預測模型中重複抽樣來替換所有退出者的缺失數據。這種（多重）插補可以解釋為所有患者停止研究藥物後的可能結果值。
3. 當作分配治療（as assigned treatment, AAT）研究目標（AAT Estimand）。例如，研究結束時基礎值後的平均變化的差異，假設所有治療退出仍然在他們指定的研究治療進展（有或沒有修改）的剩餘研究中持續時間。第 10.7 節討論了由於不良事件或療效不彰引起的中斷的可能修改的需要。執行多重插補可以透過從預測模型重複抽樣來替換相應治療組中的缺失數據。關於處理缺失數據的方法的大多數文獻都屬於這一類。第 10.5 節至第 10.7 節詳細討論了 AAT 研究目標的插補。

10.3 缺失數據模式和機制

對於 ACT 和 AAT 研究目標，其中缺失數據的插補是需要的，我們需要了解導致數據缺失的過程。讓我們首先對比完整數據和不完整數據的情況。令 $Y=\{y_{ij}\}$ 表示測量的完整數據矩陣，可能未完全觀察到。我們可以把它寫成 $Y=(Y_{obs}, Y_{mis})$，其中 Y_{obs} 是觀察到的部分，Y_{mis} 是遺漏的部分。進一步，令 $M=\{m_{ij}\}$ 表示缺失數據指示矩陣，標識是否觀察到 y_{ij}。M 通常被稱為缺失數據模式（Rubin, 1976）。分析缺失數據的關鍵是要注意除了 Y，M 也是需要被考慮的隨機變數的一部分。觀察到的「數據集」是 $V=(Y_{obs}, M)$，而不是只有 Y_{obs}。這類似於存活數據分析的設限指標變數。（事實上，缺失數據和設限數據都屬於不完整數據的較大分類）。除此之外，缺失數據或丟失的根本原因也是分析中應該考慮的訊息的重要部分。對於一些方法，正如我們稍後將看到的，M 結合了缺失數據的原因和／或時間。

為簡單起見，我們使用括號 [Y; θ] 來表示一個隨機變數 Y 的分佈，其具有參數 θ。因為缺失數據模式 M 是數據的一部分，我們需要考慮 Y 和 M 的聯合分佈，[Y, M]。我們可以添加其他所有預先定義的基線共變數 X，例如治療組別。因為這裡的重點是結果變量 Y 的缺失的，所以假設 X 始終是被觀察到。當 X 是治療組別時，[Y|X;θ] 中的參數 θ 是治療效果，它是主要關注的參數。接下來，為簡單起見，X 將被省略，但是當 X 被給定時，所有結果仍然適用。

聯合分佈 [Y, M] 可以分解為條件和邊際分佈，如下：

$$[Y, M]=[M|Y;\varphi][Y;\theta] \quad (10.1)$$

或

$$[Y, M]=[Y|M;\theta_M][M] \quad (10.2)$$

所有分析方法使用第一類分解被指為使用「選擇模型方法（selection model approach）」，而所有分析方法使用第二類分解被指為使用「模式混合模型（pattern-mixture model, PMM）方法」（Little, 1995）。在第一種分解中，具有參數 φ 的條件分佈 [M|Y;φ] 表徵缺失數據如何依賴於結果測量 Y 並且被稱為「缺失數據過程（missing data process）」或「缺失數據機制（missing data mechanism, MDM）」。在第二種分解中，條件分佈 $[Y|M;\theta_M]$ 是給定缺失模式的條件分佈，具有參數 θ_M。請注意，我們明確地編寫了相關參數，以便在每種方法中進行清晰的推理和解釋。使用選擇模型方法，我們必須為 MDM [M|Y;φ] 指定適當模型以對 θ 進行適當的推論。它是執行有缺失數據的模擬研究的有用研究工具，但是難以應用於實際數據分析，因為 [M|Y;φ] 涉及缺失數據 Y_m。下一節中的示例給出了 θ 和 φ 的簡單說明。Shih（1992）和 Diggle 與 Shih（1993）提供了一個更為詳細關於 [Y; θ] 和 [M|Y; φ] 的例子（作業 10.1a 和 10.1c）。另一方面，模式混合模型方法中的 [M] 就沒有關於 Y_m 的憂慮。然而，$[Y|M;\theta_M]$ 的參數是給定缺失數據模式。我們需要在模式 M 上組合 θ_M 以獲得邊際 [Y] 的參數 θ；有關說明，請參見等式 10.13。

10.4 缺失數據的可忽略性與不可忽略性

所有 ITT、ACT，和 AAT 目標估計都是對 θ 做出推論。推論應該基於整個觀察數據 $V=(Y_{obs}, M)$，而不是僅基於 Y_{obs}。但是，因為忽略 M 而僅基於 Y_{obs} 進行推理通常比較簡單容易，所以一個基本問題是，什麼時候忽略 M 僅依靠 Y_{obs} 進行分析是合適的？第一種因式分解（等式 10.1）在回答上述問題時非常有用：缺失數據是否可被忽略。實際上，我們應該準確地說，在做出關於假設的完整數據分佈的參數 θ 的推論時，是

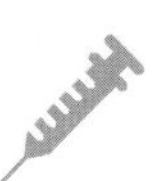

否可以忽略產生缺失數據的過程或機制。

這個問題的確切答案涉及「完全隨機缺失」（missing completely at random, MCAR）、「隨機缺失」（missing at random, MAR），和由 Rubin（1976）給出的不同參數的定義。詳情見本章附錄 10.1 和 10.2。簡單來說：

如果 MDM 與患者的觀察結果或潛在結果無關，則可以假設 MCAR。使用公式 10.1 中的符號，即 $[M|Y]=[M]$。例子包括患者離開，研究結束，以及較晚加入試驗的患者被行政上的「設限」。當 MCAR 適用時，僅基於 Y_{obs} 的推斷是合適的。基於樣本平均值的一般雙樣本 t 檢定和包括重複測量的不平衡叢聚數據的「廣義估計方程式（generalized estimating equation, GEE）」方法（Liang & Zeger, 1986）需要假設 MCAR，因為這些方法是基於抽樣分佈。

如果患者退出研究僅僅是由於觀察到的結果，而不是當前未觀察到的或未來的潛在結果，則可以假設 MAR。使用等式 10.1 中的符號，即 $[M|Y]=[M|Y_{obs}]$。當 MAR 適用時，只要感興趣的參數 θ 和缺失數據過程參數 φ 是不同的，基於 Y_{obs} 的概似基礎的推論會是合適的。「加權廣義估計方程式」的方法（Robins, Rotnitzky, & Zhao, 1995; Paik, 1997）、SAS PROC MIXED 中的「混合效應模型」（Laird & Ware, 1982），以及 SAS PROC MI（Yuan, 2001）中的「多重插補」方法（Rubin, 1998）都需要 MAR 假設。

「非隨機缺失」（not missing at random, NMAR）或「缺失非隨機」（missing not at random, MNAR），是指患者退出研究的原因取決於當前未觀察到的或未來的潛在結果。使用等式 10.1 的符號，即 $[M|Y]=[M|Y_{obs}, Y_{mis}]$ 特別考慮 Y_{mis}。附錄 10.5 給出了更多的討論。現在，我們從 Choi 與 Lu（1995）提供了一個簡單的例子來說明 NMAR 的概念，並說明如果忽略 MDM，在 NMAR 下如何發生偏差。

例 10.1

考慮比較兩個被隨機的治療組，X 和 Y；關於二元指標，其中 1 為反應以及 0 為無反應。設治療組 X 的反應率為 p_x，治療組 Y 的反應率為 p_y。在符號表示中，$p_x=E(X)=Pr(X=1)$；p_y 也是如此。我們對 $\theta=p_x-p_y$ 感興趣。假設存在一種機制會導致結果缺失，這取決於結果是反應還是無反應。MDM 由參數 (φ_0, φ_1) 表示，其中 $\varphi_0=Pr($缺失 $X|X=0)=Pr($缺失 $Y|Y=0)$，$\varphi_1=Pr($缺失 $X|X=1)=Pr($缺失 $Y|Y=1)$。注意，為簡單起見，上述假設兩個治療組的 MDM 相同。在這個設置中，$|\varphi_0-\varphi_1|$ 表達 NMAR 的程度，與 MAR 或 MCAR 相比，其中 $\varphi_0=\varphi_1$。我們現在透過使用樣本比例的差異，$\hat{P}_x-\hat{P}_y$，來檢查 MDM 被忽略時的偏差。

假設觀察到 X_i，$i=1, ..., n_x$，和 Y_j，$j=1, ..., n_y$。（n_x 和 n_y 也是隨機變數。）注意 $Pr(X$ 被觀察到$)=1-Pr(X$ 為缺失$)$

$=1-[\Pr(X$ 為缺失 $|X=0)P(X=0)+\Pr(X$ 為缺失 $|X=1)P(X=1)]$

$=1-[\varphi_0(1-p_x)+\varphi_1 p_x]$

$\equiv\pi_x$

同樣地，$\Pr(Y$ 被觀察到 $)=1-[\varphi_0(1-p_y)+\varphi_1 p_y]\equiv\pi_y$。

$\widehat{P}_y$的期望值如下可以獲得

$$E(\widehat{P}_x)=E\left(n_x^{-1}\sum_{i=1}^{n_x}X_i\right)$$

$$=E\left\{E\left(n_x^{-1}\sum_{i=1}^{n_x}X_i\,|n_x\right)\right\} \tag{10.3}$$

$$=E\left\{n_x^{-1}E\left(\sum_{i=1}^{n_x}X_i\,|n_x\right)\right\}=E\left\{n_x^{-1}\sum_{i=1}^{n_x}E(X_i|n_x)\right\}$$

在等式 10.3 中，

$$E(X_i|n_x)=\Pr\left(X_i=1|X_i\text{ 被觀察到}\right)$$

$$=\frac{\Pr\left(X_i\text{ 被觀察到}|X_i=1\right)\Pr(X_i=1)}{\Pr\left(X_i\text{ 被觀察到}\right)}$$

$$=\frac{(1-\varphi_1)p_x}{\pi_x}$$

將其代入等式 10.3 中以獲得 $E(\widehat{P}_x)=\frac{(1-\varphi_1)p_x}{\pi_x}$。同樣，$E(\widehat{P}_y)=\frac{(1-\varphi_1)p_y}{\pi_y}$。因此，

$$E(\widehat{P}_x-\widehat{P}_y)=\frac{(1-\varphi_1)p_x}{\pi_x}-\frac{(1-\varphi_1)p_y}{\pi_y}$$

$$=\frac{\pi_y(1-\varphi_1)p_x-\pi_x(1-\varphi_1)p_y}{\pi_x\pi_y} \tag{10.4}$$

$$=\frac{(1-\varphi_0)(1-\varphi_1)(p_x-p_y)}{\pi_x\pi_y}$$

等式 10.4 顯示一個偏差乘數因子 $=\frac{(1-\varphi_0)(1-\varphi_1)}{\pi_x\pi_y}$。$\widehat{P}_x-\widehat{P}_y$是 $\theta=p_x-p_y$ 的不偏估計量，如果 $\varphi_0=\varphi_1$（MCAR，該乘數因子等於 1），或如果 $\theta=0$（無治療效果）。

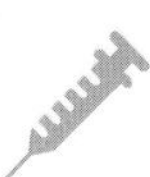

在實踐中，MCAR 或 MAR 假設的正當 (合理) 性要求仔細檢查缺失數據信息，並對於所有病患的退出強烈相信其原因。因為推論根據缺失數據模型，而缺失數據模型是無法使用觀察數據來驗證的，所以謹慎的策略是進行敏感度分析，如 ICH E9 指南（EMEA, 1998）中所建議的。也就是說，我們應該在計劃書中指定一組合理的 MDM 模型，並研究在不同模型與方法下處理缺失值的分析結果的敏感度。接下來，我們討論在 MAR 假設下的多重插補方法（第 10.5 節和第 10.6 節）以及在特定 NMAR 模型假設下的多重插補方法（第 10.7 節）。

10.5 多重插補法對 MAR 假設之下的分析

多重插補方法（multiple imputation, MI）可能是最常用的技術，可以在 MAR 假設可用時解決 AAT 研究目標，也可以用於總是假設 NMAR 的 ACT 研究目標。當可以明確表達任何特定的 NMAR 模型時，MI 也可以用於 NMAR（參見第 10.7 節）。MI 方法通常分三步進行：(1) 從該模型中選擇一個多變量模型和來自此模型的樣本來插補缺失值 G 次來得到 G 個完整的數據集；(2) 對於 G 個完整數據集的每一個進行適當分析（例如「混合效應模型於重複測量」即 MMRM），獲得總結結果測量的平均值、組內插補變異數（within-imputation variance），和組間插補變異數（between-imputation variance）；(3) 通過併合組間差補變異數和組內插補變異數來合併 G 個平均值。例如，令 $\hat{\theta}_j$ 是治療效果的估計值，v_j 是 $\hat{\theta}_j$ 的變異數的估計值，兩者均來自第 j 個插補。然後，併合的估計是 $\bar{\theta}=\sum_{j=1}^{G}\hat{\theta}_j/G$，並且（總）變異數是

$$\sum_{j=1}^{G} v_j/G+(1+G^{-1})B$$

其中第一項是平均組內插補變異數，$B=\frac{1}{G-1}\sum_{j=1}^{G}(\hat{\theta}_j-\bar{\theta})^2$ 是組間插補變異數，以及乘數 $(1+G^{-1})$ 是一個有限數的相關校正。

對於 MAR 假設的所有分析，步驟 (1) 和 (3) 直接在 SAS PROC MI 和 PROC MIANALYZE 中執行。有關詳細信息，請參閱 SAS 文件。對於具有特定 NMAR 假設的所有分析，SAS 中的插補步驟 (1) 需要通過特定的 NMAR 模型進行擴充（10.7 節）。

MAR 的假設在實踐中可能是一個問題。然而，根據 Schafer（1997）和 Rubin（1998），當步驟 (1) 的插補模型中存在足夠的共變量時，MAR 假設的合理性將得到增強。步驟 (1) 中的模型被稱為「插捕者的模型（imputer's model）」。步驟 (2) 中用於完整數據分析的模型被稱為「分析師模型（analyst's model）」。後者的共變量集合為前者的共變量集合的子集合。

10.6 MAR 下單調模式缺失值的追蹤數據分析

對於由退出試驗引起缺失數據的追蹤數據，正如臨床試驗中經常遇到的情況，自然形成一個單調模式。具體而言，考慮一個研究具有 T 個預先安排的基線後訪視。令 Y_k 表示在訪視 k 的結果，k=0, 1, 2, ..., T，其中 k=0 是基線訪視。在單調缺失數據模式下，如果在訪視 k 缺少受試者的結果 Y_k，那麼未來訪視 j>k 的結果 Y_j 也將缺失。對於這個離散時間模型，令 L 為追蹤時間，即受試者觀察到測量值的最後一次訪視。然後，單調缺失數據模式由 L=0、1、…、T 表徵，其中 L=T 是當受試者完成所有研究訪視。假設基線值總是被觀察到。在這種情況下的可行分析是以等式 10.2 中的分解為基礎，即 PMM 方法。我們舉例在 T=4 的情況下討論該方法，如表 10.1 所示。

利用模式混合方法，MAR 條件 $[M|Y]=[M|Y_{obs}]$ 等同於 $[Y_{mis}|Y_{obs}, M]=[Y_{mis}|Y_{obs}]$。後者的表達意思是說，給定所有觀察到了的變數 Y_{obs}，具有缺失數據的變量 Y_{mis} 的條件分佈在所有缺失數據模式 M 中是相同的（關於等同的證明，見附錄 10.4）。例如，表 10.1 說明了使用模式混合 MAR 條件的插補 $[Y_{mis}|Y_{obs}, M]=[Y_{mis}|Y_{obs}]$。

讓我們看看 $[Y_{mis}|Y_{obs}, M]=[Y_{mis}|Y_{obs}]$ 條件如何識別每一個模式的所有聯合分佈。首先，對於模式 L=0 的觀察變量，僅 Y_0（基線值）被觀察到，而所有其他追蹤值 Y_1 至 Y_4 需要被插補。使用 MAR 模式混合方法

$$\begin{aligned}
&[Y_1, Y_2, Y_3, Y_4|Y_0, L=0]\\
&=[Y_1, Y_2, Y_3, Y_4|Y_0]\\
&=[Y_4|Y_0, Y_1, Y_2, Y_3][Y_1, Y_2, Y_3|Y_0]\\
&=[Y_4|Y_0, Y_1, Y_2, Y_3, L=4][Y_3|Y_0, Y_1, Y_2][Y_1, Y_2|Y_0]\\
&=[Y_4|Y_0, Y_1, Y_2, Y_3, L=4][Y_3|Y_0, Y_1, Y_2, L\geq 3][Y_2|Y_0, Y_1][Y_1|Y_0]\\
&=[Y_4|Y_0, Y_1, Y_2, Y_3, L=4][Y_3|Y_0, Y_1, Y_2, L\geq 3][Y_2|Y_0, Y_1, L\geq 2][Y_1|Y_0, L\geq 1]
\end{aligned} \quad (10.5)$$

因此，$[Y_1, Y_2, Y_3, Y_4|Y_0, L=0]$ 的聯合分佈可以被估計，因為可以從觀察數據中識別出等式 10.5 右邊的所有因子。對於模式 L=1, 2, 3，對具有缺失值的所有變數進行相同的 MAR 分解和應用。（註：L=4 模式中沒有缺失數據。）所有的缺失值是從預測／條件分佈中抽樣的。這是 MI 方法的基礎。等式 10.5 的推導暗示，插補可以依序地從 $[Y_1|Y_0]=[Y_1|Y_0, L\geq 1]$ 到 $[Y_4|Y_0, Y_1, Y_2, Y_3]=[Y_4|Y_0, Y_1, Y_2, Y_3, L=4]$ 來完成，當在給定之前的所有反應，如下：

$$\begin{aligned}
&[Y_1|Y_0, L=0]=[Y_1|Y_0, L>0]\\
&[Y_2|Y_0, Y_1, L=1]=[Y_2|Y_0, Y_1, L>1]\\
&[Y_3|Y_0, Y_1, Y_2, L=2]=[Y_3|Y_0, Y_1, Y_2, L>2]\\
&[Y_4|Y_0, Y_1, Y_2, Y_3, L=3]=[Y_4|Y_0, Y_1, Y_2, Y_3, L>3]
\end{aligned} \quad (10.6)$$

在上文中，對於模式 L=j，可以從模式 L>j 中的觀測數據獲得右邊的預測／條件分佈。L=j（左邊）中的缺失值 Y_{j+1} 可以從右邊的預測／條件分佈中抽樣，正如 SAS 中的 MI 程序所執行的。在 PROC MI 中，所有逐次插補實際上可以在一個命令中執行（作業 10.1b 和 10.1c）。

在數據具有中間型缺失值的情況下，SAS PROC MI 可以選擇首先使用馬可夫鏈蒙地卡羅（Markov Chain Monte Carlo, MCMC）方法從中間型缺失值建立單調模式，然後使用單調模式進行分析。

以下是在MAR下執行MI的SAS程序碼。假設我們有一個名為「datain」的數據集，它具有任意缺失的數據模式。共變量是年齡、性別、種族，和治療組（trt）。年齡是連續的，其它所有共變量是分類變數。首先，我們生成單調缺失模式：

```
proc mi data = datain out = outmono nimpute =2 seed = 1234;
mcmc impute = monotone;
var age sex race1 race2 race3 trt Y0 Y1 Y2 Y3 Y4;
run;
```

請注意，我們在上述過程中（使用虛擬變數）為 race 創建了一個設計矩陣（沒有顯示創建 race1 到 race3 的前一步驟），因為 SAS 中用於填充中間型缺失值的 MCMC 程序假設常態性多變量；因此，當使用 mcmc 時，它不能透過 CLASS 語句直接獲取所有分類變數。

以上步驟輸出單調模式數據「outmono」；並且透過選項「nimute = 2」為「outmono」創建了兩個副本。

接下來，使用迴歸（即條件期望）方法對「outmono」數據集的每個副本執行 MI。

```
proc mi data = outmono out = miout nimpute = 5 seed = 1234;
monotone method = REG;
var age sex race1 race2 race3 trt y0 y1 y2 y3 y4 y5;
run;
```

透過迴歸的插補是按照上面 Var 語句中所指定的順序逐次執行。條件期望從具有缺失數據的第一個變數開始，並使用迴歸填充缺失數據，以給定之前所有的變數作為因子，沒有必要將逐次插補分成多個步驟。但是，當我們需要透過額外限制來增加條件期望（來自 MAR）時，如在 NMAR 中，某些策略可能需要分離這些逐次步驟。

表 10.1

T = 4 的單調缺失數據，在隨機缺失條件下使用模式混合模型 (PMM) 方法

	Y_k				
	k=0	k=1	k=2	k=3	k=4
L=0	x	$?=[Y_1\|Y_0, L>0]$	$?=[Y_2\|Y_0, Y_1, L>1]$	$?=[Y_3\|Y_0, Y_1, Y_2, L>2]$	$?=[Y_4\|Y_0, Y_1, Y_3, L>3]$
L=1	x	$[Y_1\|Y_0, L=1]$	$?=[Y_2\|Y_0, Y_1, L>1]$	$?=[Y_3\|Y_0, Y_1, Y_2, L>2]$	$?=[Y_4\|Y_0, Y_1, Y_3, L>3]$
L=2	x	$[Y_1\|Y_0, L=2]$	$[Y_2\|Y_0, Y_1, L=2]$	$?=[Y_3\|Y_0, Y_1, Y_2, L>2]$	$?=[Y_4\|Y_0, Y_1, Y_3, L>3]$
L=3	x	$[Y_1\|Y_0, L=3]$	$[Y_2\|Y_0, Y_1, L=3]$	$[Y_3\|Y_0, Y_1, Y_2, L=3]$	$?=[Y_4\|Y_0, Y_1, Y_3, L>3]$
L=4	x	$[Y_1\|Y_0, L=4]$	$[Y_2\|Y_0, Y_1, L=4]$	$[Y_3\|Y_0, Y_1, Y_2, L=4]$	$[Y_4\|Y_0, Y_1, Y_3, L=4]$

注意：k= 訪視序數；L= 觀察到測量值的最後一次訪視，描述缺失數據模式。每一行可以代表一個或多個受試者。x 表示觀察到的數據，? 表示缺失數據，並由指定的分佈標識出來。

10.7 一個特定 NMAR 模型假設下使用 MI 的分析

當無法做出 MCAR 或 MAR 的假設時，我們不能簡單地「忽略 M」。因此，以等式 10.1 中的分解為原則的概似基礎分析，也就是，選擇模型方法，需要對缺失數據機制 $[M|Y_{obs}, Y_{mis}; \varphi]$ 進行建模。因為存在無限多個這樣的模型，並且沒有一個可以從觀察到的數據中驗證，所以沒有通用的計算程序可用。一個謹慎的策略是用多種模型執行「敏感度分析」。由 Kenward, Molenberghs, 與 Thijs（2003）提出的非未來依賴（nonfuture dependence, NFD）缺失機制是個有用的非隨機缺失 (NMAR) 子類；見附錄 10.5。我們將在本節討論 NFD 缺失機制下的具體分析（作業 10.2a）。

NFD 可以被制定，以至於 MAR 成為 NFD 的一個特例。我們繼續使用模式混合方法分析具有單調模式的數據，為了在 NFD 缺失和 MAR 模型之間建立聯繫。繼續表 10.1 中所描述的具有 T=4 的範例，對於 MAR，我們現在用表 10.2 來說明附錄 10.5 裡等式 10A.11 所給出的 NFD 缺失情況。

對比表 10.1（MAR）和表 10.2，我們看到 NFD-NMAR（表 10.2 和公式 10A.11）不是一個完整的條件集合。也就是說，這裡含有未能識別的缺失數據分佈（在表 10.2 中被雙重問號來表示）。為了進一步識別表 10.2 中被標示為雙重問號（??）的缺失數據，我們需要進一步的假設，可以鏈接到 MAR 下的等式 10.6，如下。

描述偏離 MAR 的一種簡單方法是透過等式 10.6 的條件平均值建一個移位的模型。記住這種「平均值移位模型（mean shift model）」是個無法從數據本身來驗證的假設。這種選擇的理由主要是基於可解釋性：由於諸如療效不彰或不良事件等不利原因導致缺失數據的差補值進行懲罰。它的工作原理如下。首先，假設線性迴歸（即條件平均

值）模型對於觀察到的（等式 10.6 的右邊），它可以且應該使用觀察到的數據進行檢查：

$$
\begin{aligned}
E(Y_1|Y_0, L>0) &= \alpha_1+\beta_1 Y_0 \\
E(Y_2|Y_0, Y_1, L>1) &= \alpha_2+\beta_{20}Y_0+\beta_{21}Y_1 \\
E(Y_3|Y_0, Y_1, Y_2, L>2) &= \alpha_3+\beta_{30}Y_0+\beta_{31}Y_1+\beta_{32}Y_2 \\
E(Y_4|Y_0, Y_1, Y_2, Y_3, L>3) &= \alpha_4+\beta_{40}Y_0+\beta_{41}Y_1+\beta_{42}Y_2+\beta_{43}Y_3
\end{aligned}
\tag{10.7}
$$

以上所有的截距和斜率係數可以從觀察到的數據來估計。接下來，為了將 MAR 規範嵌入到這個更大類別的 NMAR 模型中，NMAR 類別將透過退出受試者與觀察到的條件平均值相關聯的移位來索引。第三，假設偏移是在截距中，而不是在斜率或剩餘變異數中（Daniels & Hogan, 2007, 240; NRC, 2010, 100）。也就是，

$$
\begin{aligned}
E(Y_1|Y_0, L=0) &= (\alpha_1+\Delta_1)+\beta_1 Y_0 \\
&= E(Y_1|Y_0, L>0)+\Delta_1 \text{ 對所有 } Y_0 \\
E(Y_2|Y_0, Y_1, L=j) &= (\alpha_2+\Delta_{2j})+\beta_{20}Y_0+\beta_{21}Y_1 \\
&= E(Y_2|Y_0, Y_1, L>1)+\Delta_{2j} \text{ 對 } j \\
&\qquad =0, 1 \text{ 和所有 } Y_0\text{、}Y_1 \\
E(Y_3|Y_0, Y_1, Y_2, L=j) &= (\alpha_3+\Delta_{3j})+\beta_{30}Y_0+\beta_{31}Y_1+\beta_{32}Y_2 \\
&= E(Y_3|Y_0, Y_1, Y_2, L>2)+\Delta_{3j} \text{ 對 } j \\
&\qquad =0, 1, 2 \text{ 和所有 } Y_0\text{、}Y_1\text{、}Y_2 \\
E(Y_4|Y_0, Y_1, Y_2, Y_3, L=j) &= (\alpha_4+\Delta_{4j})+\beta_{40}Y_0+\beta_{41}Y_1+\beta_{42}Y_2+\beta_{43}Y_3 \\
&= E(Y_4|Y_0, Y_1, Y_2, Y_3, L>3)+\Delta_{4j} \text{ 對 } j \\
&\qquad =0, 1, 2, 3 \text{ 和所有 } Y_0\text{、}Y_1\text{、}Y_2\text{、}Y_3
\end{aligned}
\tag{10.8}
$$

此外，另一個簡化是，對於 $j=0, 1$，$\Delta_{2j}=\Delta_2$；對於 $j=0, 1, 2$，$\Delta_{3j}=\Delta_3$；和對於 $j= 0, 1, 2, 3$，$\Delta_{4j}=\Delta_4$。也就是說，每次訪視的缺失數據的移位是相同的模式。這源於 NFD 缺失的特徵（Kenward, Molenberghs, & Thijs, 2003）；有關詳細信息，請見附錄 10.5。

因為所有的迴歸參數都可以被估計，所以當指定移位參數 $\Delta=(\Delta_1, \Delta_2, \Delta_3, \Delta_4)$ 時，也就可以估計等式 10.8 的左邊。模式 $L=j$ 中的缺失數據將按照等式 10.8 中的條件平均值依序填充。計算上，因為等式 10.8（對於 NFD 缺失）僅是等式 10.7 的一個移位（對於 MAR），我們可以利用 MI 基於 MAR 的程序並將所有的移位應用於從 PRCO MI 獲得的差補值。注意，移位參數 $\Delta=(\Delta_1, \Delta_2, \Delta_3, \Delta_4)$ 在 MAR 下填入缺失數據的過程透過 MI 完成後一起應用。它們並不參與 MAR 機制下做 MI 的過程。這是一個非遞歸過程。

Ratitch, O'Kelly, 與 Tosielloc（2013）提出了一個遞歸過程，它在進行插補時從一個時間點到另個時間點依次應用移位參數。也就是說，在 MAR 下具有缺失數據的第一個時間點執行 MI，然後將 Δ_1 應用於每一個插補中的插補值。對待這些 Δ_1 調整值為被觀察到的，在 MAR 機制下對有缺失數據的第二時間點進行插補，然後將 Δ_2 應用於第二時間點的所有插補值。對待這些 Δ_2 調整值為被觀察到的，在 MAR 機制下對有缺失數據的第三時間點進行插補，以此類推。注意，當有許多時間點出現缺失數據時，為了避免復合多重插補，有時需要將多重插補限制在第一個時間點，然後對於這些多重插補中的每一個繼續做下個時間點的單插補調整。這稱為單一調整算法。Peng（2015）研究了這些算法（非遞歸、遞歸，和單一調整）並結論出非遞歸和單一調整比遞歸算法更有效。一個作業練習是比較這三個程序（作業 10.2b）。

從分析的角度來看，我們可以展示如何在每個缺失數據模式中的每次訪視獲得邊際平均值，以及在最終訪視合併所有模式的邊際平均值。用 $\mu_k^{(j)}=E(Y_k|L=j)$ 表示缺失數據模式 $L=j$ 中的 k 次訪視的邊際平均值。從等式 10.8 得出，對於基線值後的每次追蹤訪視，我們可以依次獲得缺失數據模式特定的邊際平均值：

$$\mu_1^{(0)}=E(Y_1|L=0)=(\alpha_1+\Delta_1)+\beta_1\mu_0^{(0)} \qquad (10.9)$$

其中 $\mu_0^{(0)}=E(Y_0|L=0)$ 直接從模式特定（$L=0$）觀察到的數據估計。

$$\mu_2^{(j)}=E(Y_2|L=j)=(\alpha_2+\Delta_2)+\beta_{20}\mu_0^{(j)}+\beta_{21}\mu_1^{(j)} \quad \text{對於 } j=0,1 \qquad (10.10)$$

其中 $\mu_0^{(0)}$、$\mu_0^{(1)}$、$\mu_1^{(1)}$ 直接從觀察到的數據估計，以及 $\mu_1^{(0)}$ 從等式 10.9 獲得。

$$\mu_3^{(j)}=E(Y_3|L=j)=(\alpha_3+\Delta_3)+\beta_{30}\mu_0^{(j)}+\beta_{31}\mu_1^{(j)}+\beta_{32}\mu_2^{(j)} \quad \text{對於 } j=0,1,2 \qquad (10.11)$$

其中 $\mu_0^{(0)}$、$\mu_0^{(1)}$、$\mu_0^{(2)}$、$\mu_1^{(1)}$、$\mu_1^{(2)}$、$\mu_2^{(2)}$ 直接從觀察到的數據估計，$\mu_1^{(0)}$ 從等式 10.9 獲得，以及 $\mu_2^{(0)}$、$\mu_2^{(1)}$ 從等式 10.10 獲得。

$$\mu_4^{(j)}=E(Y_4|L=j)=(\alpha_4+\Delta_4)+\beta_{40}\mu_0^{(j)}+\beta_{41}\mu_1^{(j)}+\beta_{42}\mu_2^{(j)}+\beta_{43}\mu_3^{(j)} \quad \text{對於 } j=0,1,2,3 \qquad (10.12)$$

其中 $\mu_0^{(0)}$、$\mu_0^{(1)}$、$\mu_0^{(2)}$、$\mu_0^{(3)}$、$\mu_1^{(1)}$、$\mu_1^{(2)}$、$\mu_1^{(3)}$、$\mu_2^{(2)}$、$\mu_2^{(3)}$、$\mu_3^{(3)}$ 直接從觀察到的數據估計，其中 $\mu_1^{(0)}$ 從等式 10.9 獲得，$\mu_2^{(0)}$、$\mu_2^{(1)}$ 從等式 10.10 獲得，$\mu_3^{(0)}$、$\mu_3^{(1)}$、$\mu_3^{(2)}$ 從等式 10.11 獲得。使用等式 10.2 的符號，$\theta_M=\{\mu_4^{(j)}, j=0,1,2,3\}$。

在許多臨床試驗中，主要關注的是在最後一個時間點 T 的最終訪視的邊際平均值。以 $T=4$ 來舉例，

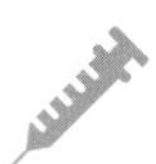

$$\theta = E(Y_4) = \sum_{j=0}^{4} \omega_j E(Y_4 | L = j) = \sum_{j=0}^{4} \omega_j \mu_4^{(j)} \qquad (10.13)$$

其中 $\omega_j=P(L=j)$ 是用具有模式 L=j 的所有受試者的比例來估計。

移位參數 $\Delta=(\Delta_1, \Delta_2, \Delta_3, \Delta_4)$ 可以在 Δ 的一個空間 D(Δ) 上變化，來進行敏感度分析，以查看結果如何從 MAR 的情況 Δ=(0, 0, 0, 0) 而變化。偏離 MAR 的尺度可以用不同的方式確定。一個選擇的度量是使用 Y_k 給定 $(Y_0, ..., Y_{k-1})$ 的迴歸殘餘標準偏差，RSD_k，其可以在使用 NMAR 模型之前，從 MAR 下插補後的完整數據獲得。例如，我們可以將訪視時的 MAR 的最大偏離範圍設置為以 RSD_k 的 f_k 倍計。如果先前關於 Δ_k 的值的看法僅限於 $f_k \times RSD_k$，那麼 $D(\Delta)=(f_1 \times RSD_1, ..., f_4 \times RSD_4)$。在訪視 k 的每一個缺失值我們用 $E(Y_k|Y_0, ..., Y_{k-1}, L>k-1)+Unif \times f_k \times RSD_k$ 替換，其中 $E(Y_k|Y_0, ..., Y_{k-1}, L>k-1)$ 是根據 MAR 下的插補步驟所估計的，Unif 是來自均勻 (0, 1) 分佈的一個隨機值。例如，Daniels 與 Hogan（2007）對所有 k=1, ..., T 使用 $f_k=1$。可以想到的，對於 $k<k'$，$RSD_k \geq RSD_{k'}$，因為在較早時間點的迴歸模型中包括較少的 Y_s。這也說明，對較早的退出試驗者的懲罰比後來的退出者更多，這是合理的。另一個選擇尺度是使用 STD_k（時間點 k 處的合併標準偏差）。與 RSD_k 相反，STD_k 會隨著時間的推移而增加，因為退出導致缺失的數據增加。對缺失的數據增加而「懲罰」更多也是合理的，況且隨著時間的推移，治療效果在退出試驗後會逐漸消失。Peng（2015）也使用這兩種不同的尺度檢視敏感度分析，並推薦 RSD 優於 STD（作業 10.2b）。

表 10.2

T = 4 的單調缺失數據，在非未來依賴的非隨機缺失條件下使用 PMM

	Y_k				
	k=0	k=1	k=2	k=3	k=4
L=0	x	??	?=$[Y_2|Y_0, Y_1, L\geq1]$	?=$[Y_3|Y_0, Y_1, Y_2, L\geq2]$	?=$[Y_4|Y_0, Y_1, Y_3, L\geq3]$
L=1	x	$[Y_1|Y_0, L=1]$	??	?=$[Y_3|Y_0, Y_1, Y_2, L\geq2]$	?=$[Y_4|Y_0, Y_1, Y_3, L\geq3]$
L=2	x	$[Y_1|Y_0, L=2]$	$[Y_2|Y_0, Y_1, L=2]$	??	?=$[Y_4|Y_0, Y_1, Y_3, L\geq3]$
L=3	x	$[Y_1|Y_0, L=3]$	$[Y_2|Y_0, Y_1, L=3]$	$[Y_3|Y_0, Y_1, Y_2, L=3]$	??
L=4	x	$[Y_1|Y_0, L=4]$	$[Y_2|Y_0, Y_1, L=4]$	$[Y_3|Y_0, Y_1, Y_2, L=4]$	$[Y_4|Y_0, Y_1, Y_3, L=4]$

注意： k= 訪視序數；L= 觀察到測量值的最後一次訪視，描述缺失數據模式。每一行可以代表一個或多個受試者。x 表示觀察到的數據，? 表示缺失數據，並由指定的分佈標識出來，?? 表示缺失數據和未確認分佈（其導致我們需要更多的假設，以及相關的敏感度分析）。

為簡單起見，表 10.1 和 10.2 以及上述所有說明均不針對治療組。在實踐中，我們會將治療組作為迴歸模型中的共變量，而不是針對每個治療組分別執行多次插捕。還有，當 NMAR 模型對缺失值進行多次插補時，也可以考慮其他限制。 例如，對於範圍從 0 到 10 的疼痛評分，插補值也應限制在此範圍內。假設由於無效治療導致退出試驗的臨床解釋意味著缺失值不應優於基線值；然後，插補值也應該採用這種「不優於基線值」限制。

10.8 使用退出原因和追蹤時間來形成缺失數據模式和敏感度分析

上面的例子使用了 T=4，因此單調模式為 L=0, 1, 2, 3, 4，可以很容易地被推廣到其它的 T。該模式還可以設置為包含其他因素，而不僅僅是使用離散的追蹤時間 L（退出試驗的最後一次訪視的觀察）。例如，除了 L 之外，使用退出原因作為一個因素是非常合理的。在這種情況下，我們可以在所有訪視中使用相同的移位係數 f_k，但是因退出的不同原因而改變它們。可以想到，為了分析療效結果，由於療效不彰（lack of efficacy, LOE）而導致退出，我們使用一個較大的移位係數（$f_1=f_2=\cdots=f_T=f_{LOE}$），並且對由於不良事件（adverse event, AE）而導致退出取用一個不同或者較小的移位係數值（$f_1=f_2=\cdots=f_T=f_{AE}$）。$f_{LOE}=f_{AE}$ 是一個特殊例子。對於失去追蹤是中性於療效或安全性，我們可以將移位參數（$f_1=f_2=\cdots=f_T=f_{NEU}$）設置為等於 0，這就簡化到 MAR 情況。NMAR 數據對療效比較的影響自然取決於執行數據分析時每種模式中缺失數據的比例，即等式 10.13 中的 ω_j。控制移位參數 Δ（=Unif×f×RSD）的這些移位係數（f_{LOE}、f_{AE}、f_{NEU}）是「敏感度參數（sensitivity parameter）」。參數 Δ 和 LOE（和 / 或 AE）的「不優於基線值」限制代表了 LOE 或 AE 將導致不良結果的假設。當缺失數據來自一位終止研究治療或服用急救藥物的患者時，例如疼痛評分或血壓，尤其如此。

在完成 NFD 缺失下的所有 MI 步驟之後，可以針對每一個差捕後的集合執行用於完整追蹤數據分析的一般統計方法，然後所有結果被整合，例如，由 SAS 中的 PROC MIANALYZE 來執行。

通過對不同水平的移位係數的療效結果的總結來顯示敏感度分析也是有用的實踐。表 10.3 說明了一個假設的例子，使用 p 值作為敏感度參數（f_{LOE}、f_{AE}）的不同值的療效結果匯總，其中 $f_{NEU}=0$ 或 $f_{NEU}=0.5$。如果結論在移位參數的合理範圍內是一致的，則可以在假設模型下安然地接受結果。否則，結果將受到持懷疑態度的審查員的更嚴格審查。

一些從業者也使用 ACT 分析作為另一種敏感度分析。但是，嚴格來說，ACT 分析不應被視為一個敏感度；相反，它應該被視為一個次要分析，因為它解決了與 AAT 研究目標不同的研究目標（Morris, Kahan, & White, 2014）。ACT 分析假設治療組的退出試驗行為與對照組（例如安慰劑組）中的退出試驗一樣，並且對照沒有療效，因此

退出試驗都是 MAR，而 AAT 沒有做出這種假設。如果出現，所有結果中的不一致將歸因於對不同研究目標的解釋。ACT 分析越來越受到監管機構的歡迎，因為它是保守的，也就是說，它往往會縮小到沒有治療差異。

表 10.3

敏感度分析摘要：使用 p 值作爲不同敏感度參數值的療效結果摘要的假設示例

p 值	f_{LOE}				
$f_{NEU}=0$					
f_{AE}	0	0.5	0.75	1.0	1.2
0	0.005	0.007	0.012	0.024	0.035
0.5	0.006	0.008	0.014	0.030	0.037
0.75	0.009	0.012	0.023	0.033	0.041
1.0	0.013	0.022	0.030	0.042	0.049
1.2	0.023	0.027	0.033	0.044	0.053
$f_{NEU}=0.5$					
f_{AE}	0.5	0.75	1.0	1.2	
0.5	0.010	0.016	0.032	0.039	
0.75	0.014	0.025	0.035	0.043	
1.0	0.024	0.032	0.044	0.051	
1.2	0.029	0.035	0.046	0.055	

10.9 其它 NMAR 方法

其他 NMAR 模型也存在大量文獻。例如，一大類的 NMAR 是一種特殊的隨機效應模型，其中假設缺失數據取決於潛在的（未觀察到的）隨機效應或許多潛在變數。有的時候，這類 NMAR 被稱為共享參數或隨機係數相關模型；見 Molenberghs 與 Kenward（2007）。Shih, Quan, 與 Chang（1994）基於上面 4.5 節中介紹的簡單隨機效應模型說明了單變數的情形。他們假設 MDM 取決於指標的未觀察到的真實值，而不是潛在觀察到的指標本身（作業 10.5）。在一系列論文中，Wu 與 Bailey（1988, 1989）、Wu 與 Carroll（1988）、Schluchter（1992）、Mori, Woodworth, 與 Woolson（1992），以及 Wu, Hunsberger, 與 Zucker（1994）發展了如果變化（斜率）作為研究目標，則使用速率分析追蹤數據。假設由於退出試驗而缺失的數據取決於個體的真實（未觀察到的）潛在斜率。例如，血壓逐漸下降的個體傾向於留在研究中，而那些有增加的患者會提前退出研究。在這種情況下，術語「訊息右設限」或「訊息缺失」數據被用於表示 MDM 不可忽略。共享參數模型中的缺失風險通常意味著或直接導致缺失數據對未來觀察的依賴性，即使在給定過去和現在的所有觀察值。這些模型對於複雜的數據結構非常有用，但由於模型需要多層假設來對應數據，因此它們尚未在監管設定中廣泛使用。這類 NMAR 模型的敏感度分析是一個活躍開放的研究領域。

附錄 10.1 抽樣分配推論

抽樣分配推論是基於某些（充分的）統計量，S(V)。「忽略」缺失數據通常意味著固定 M=m（觀察到的缺失數據模式），並將觀察到的 S(V) 值與從 $S(V)=S(Y_{obs}, m)=S(Y_{obs})$ 找到的 S(V) 的分佈進行比較，也就是，僅從 Y_{obs} 的邊際分佈來看：$[Y_{obs}]=\int[Y]dY_{mis}$。但是，正確的參考分佈應該是給定 M 的 Y_{obs} 的條件分佈：

$$[Y_{obs}|M]=\frac{\int[Y,M]dY_{mis}}{[M]}=\frac{\int[M|Y][Y]dY_{mis}}{\int[M|Y][Y]dY} \qquad (10A.1)$$

當 [M|Y] 不依賴於 Y 時，我們簡化等式 10A.1 的右側，發現到 $[Y_{obs}|M]=\int[Y]dY_{mis}=[Y_{obs}]$；換句話說，「忽略」缺失的數據是適當的。上述條件「[M|Y] 不依靠 Y」在文獻中被稱為 MCAR。

從上面的討論中，我們可以看到，一種更精確的說法「忽略缺失的數據」應該實際上是「忽略導致缺失數據的過程(機制)」，因為在等式 10A.1 中被忽略了的是 [M|Y]。

在臨床試驗中，如果缺失數據的原因與患者的觀察結果或潛在結果無關，則可以假定為 MCAR。這樣的例子包括已搬走的患者、研究結束，和對於比較晚加入試驗的患者受到行政上的「設限」。

附錄 10.2 概似推論

概似推論是以概似函數 L(θ;V) 為基礎。當「忽略」缺失的數據時，我們通常指的是 $L(\theta;V)\propto[Y_{obs}]$ 對於 $\theta\in\Omega_\theta$（θ 的參數空間），也就是

$$L(\theta;V)\propto\delta(\theta\in\Omega_\theta)\int[Y]dY_{mis} \qquad (10A.2)$$

其中 δ 是指標函數。

但是，正確的概似應基於聯合分佈，也就是，$L(\theta;V)\propto[Y_{obs}, M]$ 對於 $(\theta,\varphi)\in\Omega_\theta$（θ 和 φ 的聯合參數空間）。因此，

$$L(\theta;V)\propto\delta\big((\theta,\varphi)\in\Omega_{\theta,\varphi}\big)\int[M|Y][Y]dY_{mis} \qquad (10A.3)$$

如果 (a) $\Omega_{\theta,\varphi}=\Omega_\theta\times\Omega_\varphi$ 且 (b) $[M|Y]=[M|Y_{obs}]$，則公式 10A.3 簡化為公式 10A.2，以及忽略缺失數據處理是適當的。在文獻中，上述條件 (a) 被稱為獨特參數（distinct parameter, DP），條件 (b) 被稱為隨機缺失（missing at random, MAR）。參見 Shih（1992）中的討論。

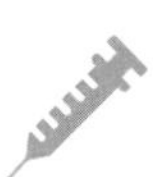

在長期追蹤的臨床試驗中，如果患者退出研究是由於過去觀察到的結果，而不是當前未觀察到的或將來的潛在結果，則可以假設為 MAR。

附錄 10.3 貝氏推論

與附錄 10.2 中的討論相似，只是在參數空間 $\Omega_{\theta,\varphi}$ 上有額外的分佈。可忽略的數據缺失過程的條件與附錄 10.2 中的 (a) 和 (b) 相同。

上面的「可忽略」討論自然適用於每一個治療組，如果我們在整個討論過程中考慮條件分佈 $[Y|X_1]$，其中 X_1 表示治療組，則還可以衍生為給定所有預先定義的基線共變量 X。其次，上一節給出的「可忽略」條件都是充分條件。可能存在其他情況，缺失的數據過程也可以被忽略。尤其是當考慮所有治療組之間的檢定而不是在每一個治療組中的參數估計時。10.4 節中的範例說明了一種情況，在虛無假設 $\theta=0$（無治療效果）的情況下，基於觀測數據的推論是無偏差的。對於進行分層檢定的所有充分條件的一個討論可以在 Shih 與 Quan（1998）中讀到。

附錄 10.4 MCAR 和 MAR 的選擇模型與模式混合模型之間的等價關係

1. Rubin（1976）對 MCAR 的定義是基於 Y 和 M 的聯合分佈的選擇模型分解：

$$[Y, M]=[M|Y][Y]=[M][Y] \tag{10A.4}$$

當 $[M|Y]=[M]$，亦即 $[M]$ 不取決於 Y 時。

另一方面，模式混合模型是基於 Y 和 M 聯合分佈的一個不同分解：

$$[Y, M]=[Y|M][M] \tag{10A.5}$$

對於等式 10A.4 等於等式 10A.5，可以得出

$$[Y]=[Y|M] \tag{10A.6}$$

這是模式混合模型下的 MCAR 定義，也就是，不管模式 M 為何，Y 的邊際分佈都相同。從等式 10A.6 的相反方向得到 $[M|Y]=[M]$ 是非常直覺的。

2. Rubin（1976）對 MAR 的定義是基於 Y 和 M 聯合分佈的選擇模型分解：

$$[Y, M]=[M|Y][Y]=[M|Y_{obs}, Y_{mis}][Y]=[M|Y_{obs}][Y] \tag{10A.7}$$

當 $[M|Y_{obs}, Y_{mis}]=[M|Y_{obs}]$ 時，其為 MAR 的選擇模型的條件。

在這種情況下，等式 10A.7 可被寫成

$$\begin{aligned}[Y_{obs}, Y_{mis}, M]&=[M|Y_{obs}][Y_{obs}, Y_{mis}]\\&=\frac{[Y_{obs}|M][M]}{[Y_{obs}]}[Y_{obs}, Y_{mis}]\end{aligned}$$

$$=[Y_{obs}|M][M]\frac{[Y_{obs},Y_{mis}]}{[Y_{obs}]} \qquad (10A.8)$$
$$=[Y_{obs},M][Y_{mis}|Y_{obs}]$$

但是，$[Y_{obs}, Y_{mis}, M]=[Y_{obs}, M][Y_{mis}|Y_{obs}, M]$。將其等於等式 10A.8，我們得到

$$[Y_{mis}|Y_{obs},M]=[Y_{mis}|Y_{obs}] \qquad (10A.9)$$

等式 10A.9 是 MAR 的模式混合模型方法的條件。它說明了，給定 Y_{obs} 後，Y_{mis} 的條件分佈與模式無關。

相反，從模式混合模型方法開始，我們分解

$$[Y,M]=[Y_{obs},Y_{mis},M]=[Y_{obs},M][Y_{mis}|Y_{obs},M]$$

在等式 10A.9 的條件下，

$$[Y,M]=[Y_{obs},M][Y_{mis}|Y_{obs}]$$
$$=[Y_{obs}|M][M]\frac{[Y_{mis},Y_{obs}]}{[Y_{obs}]}$$
$$=\frac{[Y_{obs}|M][M]}{[Y_{obs}]}[Y_{obs},Y_{mis}]$$
$$=[M|Y_{obs}][Y_{obs},Y_{mis}]$$
$$=[M|Y_{obs}][Y]$$

我們得出等式 10A.7。

$[M|Y_{obs}, Y_{mis}]=[M|Y_{obs}]$（選擇模型方法下的 MAR）與 $[Y_{mis}|Y_{obs}, M]=[Y_{mis}|Y_{obs}]$（模式混合模型方法下的 MAR）的等價具有深遠的意義。選擇模型方法對於模擬研究中生成已知機制的缺失數據很有用。模式混合模型方法對數據分析很有用，在這種情況下，我們可以使用觀察到的數據，在給定 Y_{obs}（以及其他協變量和／或參數的先驗分佈）的一個預測模型來配適 Y_{mis}，然後可以從中抽樣 Y_{mis}。這是 MI 方法的基礎。

附錄 10.5 NFD 缺失機制作為具有單調缺失數據模式的長期追蹤數據的 NMAR 的一個子類別

使用選擇模型設置，我們將 $[Y, M]=[M|Y][Y]=[M|Y_{obs}, Y_{mis}][Y]$ 分解。當 MDM $[M|Y]=[M|Y_{obs}, Y_{mis}]$ 不僅取決於 Y_{obs}（對於 MAR），還取決於丟失的數據 Y_{mis} 時，稱為 NMAR 或 MNAR。由於 M 可以有無限多的方式依賴於 Y_{mis}，我們將進一步將 NMAR 模型子類化。對於具有 Y_k 的長期追蹤數據，$k=1, 2, ..., T$，其中 $k=0$ 是基線訪視，遵循上述 10.6 節所述的以 $L=0, 1, ..., T$ 為特徵化單調缺失數據模式，上面選擇模型分解然後被寫為

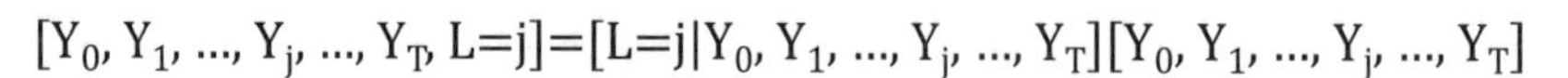

$$[Y_0, Y_1, ..., Y_j, ..., Y_T, L=j]=[L=j|Y_0, Y_1, ..., Y_j, ..., Y_T][Y_0, Y_1, ..., Y_j, ..., Y_T]$$

回憶，L 是最後一次訪視，在該訪視期間受試者觀察到測量值。如果 MDM 是這樣的

$$[L=j|Y_0, Y_1, ..., Y_j, ..., Y_T]=[L=j|Y_0, Y_1, ..., Y_{j+1}] \quad (10A.10)$$

這就是所謂的 NFD 缺失；換句話說，當前的未觀察到的結果 Y_{j+1}（對於模式 L=j）取決於過去觀察到的結果 $(Y_1, ..., Y_j)$ 以及當前缺失的結果 Y_{j+1}（本身），但不涉及未來結果 $(Y_{j+2}, ..., Y_T)$。（Kenward, Molenberghs & Thijs, 2003）。

這種 NFD 缺失是 NMAR 的一個子類別。MAR 為 NFD 缺失的一個特例，因為除了 MAR 之外，它還對缺失機制增加了一個限制。

MDM（等式 10A.10）表達的 NFD 缺失定義與選擇模型框架一樣，非常直觀。 但是，為了分析數據，使用模式混合模型方法更為方便（請參見等式 10A.13）。 使用模式混合框架，NFD 缺失具有另一種形式，由 Kenward, Molenberghs, 與 Thijs（2003）定義，如下：

假定始終觀察到基線值 Y_0，並且第一個缺失數據出現在第一次追蹤訪視中。（如果第一個缺失數據發生在第一次追蹤訪視之後，那麼我們可以將 Y_0 設為所有觀察到的訪視的一個向量，以便於表示。）NFD 缺失就是對於所有追蹤訪視 $k \geq 2$ 和所有模式 $j<k-1$

$$[Y_k|Y_0, Y_1, ..., Y_{k-1}, L=j]=[Y_k|Y_0, Y_1, ..., Y_{k-1}, L\geq k-1] \quad (10A.11)$$

可以證明，等式 10A.11 中的條件等於

$$[Y_k|Y_0, Y_1, ..., Y_{k-1}, L=j]=[Y_k|Y_0, Y_1, ..., Y_{k-1}] \quad (10A.12)$$

該證明使用與附錄 10.4.2 中類似的步驟，並被指定為作業（作業 10.3）。

另一項作業是證明等式 10A.10 與 10A.12 之間的等價關係； 參見附錄 10.6。

請注意，在 NFD 缺失數據條件（等式 10A.11）的情況下，$[Y_k|Y_0, Y_1, ..., Y_{k-1}, L=k-1]$ 的分佈尚未指定，對於 $k=1, 2, ..., T$。

我們需要為這個不明的模型進行假設。與 MAR 情況一樣，我們將其與 $L>k$ 模式相關聯，其中 Y_{k+1} 是被觀察到的。一個這樣的假設是平均值移位模型，它是與 MAR 的簡單偏離，如在 10.7 節裡被討論的。該假設無法從觀察到的數據中得到驗證，需要針對變化的移位值進行敏感度分析。

具體來說，我們使用模式混合因子分解來寫下整個聯合分佈

$$[Y_0, Y_1, ..., Y_j, ..., Y_T, L=j]=[Y_0, Y_1, ..., Y_j, ..., Y_T|L=j][L=j] \quad (10A.13)$$

模式特定的聯合分佈 $[Y_0, Y_1, ..., Y_j, ..., Y_T|L=j]$ 可以寫成

$$[Y_0, Y_1, ..., Y_j, ..., Y_T|L=j]=[Y_0, Y_1, ..., Y_j|L=j][Y_{j+1}|Y_0, Y_1, ..., Y_j, L=j] \quad (10A.14)$$

$$\times \prod_{k=j+2}^{T}[Y_k|Y_0, Y_1,..., Y_{k-1}, L=j]$$

從觀察到的數據可以清楚地識別出等式 10A.14 的第一個因子。由於缺失數據，導致無法識別第二個及之後的因子，因此需要額外的假設。第二個因子可以透過使用額外的假設將其與觀察到的 $[Y_{j+1}|Y_0, Y_1, ..., Y_j, L\geq j+1]$ 相關連起來來識別。（特殊的移位參數模型是一種簡單但有用的相關連方式。）可以藉助 NFD 條件（等式 10A.11）以及與第二個因子相同的相關連來識別第三個因子以及之後的因子，如下所示：使用等式 10A.11，對於 $k\geq j+2$，

$$[Y_k|Y_0, Y_1, ..., Y_{k-1}, L=j]=[Y_k|Y_0, Y_1, ..., Y_{k-1}, L\geq k-1]$$

此外，右側

$$\begin{aligned}&[Y_k|Y_0, Y_1, ..., Y_{k-1}, L\geq k-1]\\&=\sum_{s=k-1}^{T}\frac{[Y_0, Y_1, \dots, Y_{k-1}, L=s]}{[Y_0, Y_1, \dots, Y_{k-1}, L\geq k-1]}[Y_k|Y_0, Y_1, ..., Y_{k-1}, L=s]\end{aligned} \quad (10A.15)$$

和

$$\frac{[Y_0, Y_1, \dots, Y_{k-1}, L=s]}{[Y_0, Y_1, \dots, Y_{k-1}, L\geq k-1]}=\frac{P(L=s)[Y_0, Y_1, \dots, Y_{k-1}|\ L=s]}{\sum_{s=k-1}^{T}P(L=s)[Y_0, Y_1, \dots, Y_{k-1}|\ L=s]}$$

請注意，$[Y_0, Y_1, ..., Y_{k-1}|L=s]$ 可以從觀測數據中識別出來，對於 $s\geq k-1$。$[Y_k|Y_0, Y_1, ..., Y_{k-1}, L=s]$ 可以從觀測數據中識別出來，對於 $s\geq k$。未識別的 $[Y_k|Y_0, Y_1, ..., Y_{k-1}, L=k-1]$ 被相關連到 $[Y_k|Y_0, Y_1,..., Y_{k-1}, L\geq k]$ 藉由與第二個因子相同的移位模型。因此，等式 10A.14 中的所有因子可以被識別。平均值移位模型是描述偏離 MAR 的一種簡單而有用的方法，被表示為

$$E[Y_k|Y_0, Y_1, ..., Y_{k-1}, L=k-1]=E[Y_k|Y_0, Y_1, ..., Y_{k-1}, L\geq k]+\Delta_k$$

為了說明，在第 10.7 節中給出了 $T=4$ 的例子。

附錄 10.6 選擇模型 NFD 缺失條件（等式 10A.10）和模式混合模型 NFD 缺失條件（等式 10A.12）之間的等價關係

Peng（2015）的研究中給出了證明（作業 10.4）。

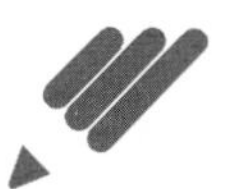

作業 10.1

透過「選擇模型規範」生成具有 MAR 遺漏值的長期追蹤數據集，並分析趨勢。

1. 考慮以下模型。首先，完整數據是來自具有 $E(Y_t)=\alpha_0+\alpha_1 t$ 和協方差矩陣 $(1-\rho)I+\rho J$（即，變異數在每個 t 都等於 1，並且對於所有 $t\neq s$，Y_s 和 Y_t 之間的相關性等於 ρ）的多元正態分佈的序列 $[Y_t:t=1, ..., 10]$。（請參閱下面的參數值。）其次，單調缺失模式和機制的定義如下。令 L 為觀察到 Y_t 的最後時間點 t。令 $Pr(L=j+1|Y_1, ..., Y_j, L\geq j+1)=p(Y_j|L\geq j+1)$，並設置 $\log[p(y)/(1-p(y))]=\beta_0+\beta_1 y$，也就是說，我們假設單調缺失機制是個 logistic 回歸模型，其在 t=j+1 時缺失或觀察到的機會僅取決於在 t=j 時最後觀察到的值 Y_j。最後，通過假設相關性 $\rho=0.9$、$\alpha_0=1$、$\alpha_1=0$（即無趨勢），$\beta_0=-1$ 和 $\beta_1=-2$，生成上述程序的一個 n=100 的數據實現集。注意，使用選擇模型因式分解（等式 10.1）的表示法，$\theta=(\alpha_0, \alpha_1, \rho)$ 以及 $\varphi=(\beta_0, \beta_1)$。此模型同時滿足 MAR 和 DP（獨特參數）條件。請繪製生成的數據。作為基於抽樣分佈的推斷（請參見附錄 10.1），在每個時間點 $t=1,\cdots, 10$ 處連接樣本平均值。評論並解釋您對經驗趨勢的看法。
2. 作為基於概似的推斷（請參見附錄 10.2），請使用 PROC MIXED 並使用 PROC MI 和 PROC ANALYZE 來分析上述生成的數據並估計真實趨勢 α_1。對你的估計進行評論（一個來自單個插補 PROC MIXED，另一個來自多個插補 PROC MI）並與上面問題 (1) 中的經驗趨勢相比。
3. 進行與上述相同的操作，但更改為 $\rho=0$。同樣，將估計趨勢與經驗趨勢進行比較。

作業 10.2

生成具有 NMAR-NFD 缺失值的長期追蹤數據集並分析數據。

1. 完整的數據模型和單調模式與上面相同，但使用以下缺失機制：$Pr(L=j+1|Y_1, ..., Y_j, L\geq j+1)=p(Y_{j+1}|L\geq j+1)$，並且 $\log[p(y)(1-p(y))]=\beta_0+\beta_1 y$。也就是說，在 t=j+1 缺失或觀察的機會僅取決於在 t=j+1 的當前值。使用相同的參數值，$\rho=0.9$、$\alpha_0=1$、$\alpha_1=0$、$\beta_0=-1$ 和 $\beta_1=-2$。繪製 n=100 的數據實現集。
2. 給定 $Y_1, ..., Y_{t-1}$（根據 MAR 下的差捕後完整數據估計），在 Δ_k 移位被設置為 Y_t 的一個 RSD 的範圍內進行模式混合模型方法，如 10.7 節所述。使用單次調整、非遞歸／非逐次和遞歸／逐次過程來估計每個時間點 t=1 到 10 的邊際均值 $E(Y_t)$ 並比較所有結果。

作業 10.3

從等式 10A.11 推導等式 10A.12。（提示：請使用與附錄 10.4.2 中類似的步驟。）

作業 10.4

證明附錄 10.6 中的斷言。（提示：使用歸納法。）

作業 10.5

考慮一個針對 $Y=\{y_i, i=1, ..., N\}$ 的兩階段隨機效應模型

$$y_i|\mu_i \sim N(\mu_i, \sigma^2)$$
$$\mu_i|\mu \sim N(\mu, \tau^2)$$

其中 y_i 是反應（例如，相對於基線的變化），μ_i 是第 i 個受試者的真實（無法觀察到）反應，σ^2 是受試者內部變異數，τ^2 是受試者之間變異數。請注意，這與章節 4.5 中的模型（等式 4.20）有關。我們的興趣是估計 μ，即組均值反應。假設觀察到 $Y_o=\{y_1, ..., y_n\}$，其餘 $Y_m=\{y_{n+1}, ..., y_N\}$ 為缺失。使用問號來表示缺失的值。我們假設對於某個常數 c，缺失機制遵循 $Pr(y_i=?| \mu_i)=I(\mu_i<c)$，其中 $I(\cdot)$ 是指標函數。即，當真實變化小於 c 時，則沒有觀察到反應。請注意，μ_i 始終無法觀察到。

1. 對應於 Y，令 $M=\{m_i, i=1, ..., N\}$ 為 Y 的缺失數據模式；當觀察到 y_i 時，$m_i=1$；否則，$m_i=0$。缺失機制可以寫為 $g(m_i|y_i, \mu_i)=I\{I(\mu_i>c)-m_i=0\}$。討論此缺失機制是不可忽略的情況。
2. 如果忽略了（不可忽略的）缺失機制並使用樣本均值 $\overline{Y}_n$ 估計 μ，請證明當 N 增加但 n/N 保持恆定時，$\overline{Y}_n$ 的漸近偏差為

$$\overline{Y}_n - \mu = \frac{N\tau}{n\sqrt{2\pi}} \exp\left\{-\frac{1}{2}\left[\Phi^{-1}\left(\frac{N-n}{N}\right)\right]^2\right\} > 0$$

其中 Φ^{-1} 是標準正態分佈的 cdf 的倒數。

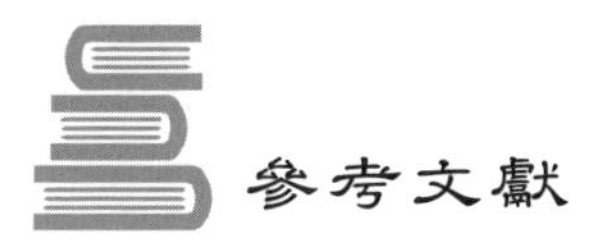

參考文獻

CDER (US Department of Health and Human Services, Food and Drug Administration, Center for Drug Evaluation and Research). (2014). *Guidance for Industry–Analgesic Indications: Developing Drug and Biological Products (Draft Guidance)*. http://www.fda.gov/Drugs/GuidanceComplianceRegulatoryInformation/Guidances/default.htm (accessed

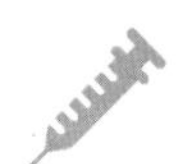

on March 31, 2014).

Choi SC and Lu IL (1995). Effect of non-random missing data mechanisms in clinical trials. Statistics in Medicine 14: 2675–2684. doi: 10.1002/sim.4780142407.Daniels MJ and Hogan JW (2007). *Missing Data in Longitudinal Studies-Strategies for Bayesian Modeling and Sensitivity Analysis.* Chapman & Hall/CRC Press, Boca Raton, FL.

Diggle PJ and Shih WJ (1993). On informative and random dropouts in longitudinal studies. *Biometrics* 49(3):947-949.

European Medicines Evaluation Agency (1998). *Statistical Principles for Clinical Trials; Step 5: Note for Guidance on Statistical Principles for Clinical Trials.* International Conference on Harmonisation (ICH) Topic E9. Available: http://www.ich.org/LOB/media/MEDIA485.

Finkelstein D and Schoenfeld D (1999). Combining mortality and longitudinal measures in clinical trials. *Statistics in Medicine* 18:1341-1354.

Kenward MG, Molenberghs G, and Thijs H. (2003). Pattern-mixture models with proper time dependence. *Biometrika* 90: 53-71.

Laird NM and Ware JH. (1982). Random-effects models for longitudinal data. *Biometrics* 38: 963-74.

Liang KY and Zeger SL. (1986). Longitudinal data analysis using generalized linear models. *Biometrika* 73:13-22.

Little RJA. (1993). Pattern-mixture models for multivariate incomplete data. *Journal of the American Statistical Association* 88:125-134.

Little RJA. (1995). Modeling the drop-out mechanism in repeated-measures studies. *Journal of the American Statistical Association* 90: 1112-1121.

Little RJA and Yao L. (1998). Statistical techniques for analyzing data from prevention trials: treatment of no-shows using Rubin's causal mdoel. *Psychological Methods* 3: 147-159.

Little RJA, Cohen ML, Dickersin K, Emerson SS, Farrar JT, Neaton JD, Shih WJ, et al. (2012a). The design and conduct of clinical trials to limit missing data. *Statistics in Medicine*. July 2012. Doi:10.1002/sim.5519.

Little RJA, Cohen ML, Dickersin K, Emerson SS, Farrar JT, Neaton JD, Shih WJ, et al. (2012b). The prevention and treatment of missing data in clinical trials. *New England Journal of Medicine* 367: 1355-1360. October 4, 2012. doi:10.1056/NEJMsr1203730.

Molenberghs G and Kenward MG. (2007). *Missing Data in Clinical Studies*. Chichester, UK: Wiley.

Mori M, Woodworth G, and Woolson RF. (1992). Application of empirical bayes methodology to estimation of changes in the presence of informative right censoring. *Statistics in Medicine* 11: 621-631.

Morris TP, Kahan BC, and White IR (2014). Choosing sensitivity analyses for randomised trials: principles. *BMC Medical Research Methodology* 14: 11 doi:10.1186/1471-2288-14-11.

NRC (National Research Coincil). (2010). The Prevention and Treatment of Missing Data in Clinical Trials. Panel on Handling Missing Data in Clinical Trials. Committee on National Statistics, Division of Behavioral and Social Sciences and Education. Washington, DC: The National Academies Press.

Paik MC. (1997). The generalized estimatintg equation approach when data are not missing completely at random. *Journal of the American Statistical Association* 92: 1320-1329.

Peng L. (2015). Design of Primary and Sensitivity Analysis of Non-Future Dependence Missing Data in Clinical Trials With an Emphasis on the Type-I Error Rate Using Multiple Imputation and Pattern Mixture Model Approach. Ph.D. Dissertation, Department of Biostatistics, Rutgers School of Public Health, Rutgers Universitty, The State University of New Jersey.

Ratitch B, O'Kelly M, and Tosielloc R. (2013). Missing data in clinical trials: from clinical assumptions to statistical analysis using pattern mixture modesl. Pharmaceutical Statistics (wileyonlinelibrary.com) doi:10.1002/pst.1549.

Robins JM, Rotnitzky A, and Zhao LP. (1995). Analysis of semiparametric regression models for repeated outcomes in the presence of missing data. *Journal of the American Statistical Association* 90: 106-121.

Rubin DB. (1976). Inference and missing data. *Biometrika* 63: 581-592.

Rubin DB. (1998). Multiple imputation for nonresponse in surveys. New York: Wiley.

SAS® Institute. SAS/STAT® procedure release 9.2, PROC MIXED, PROC MI, PROC MIANALYZE.

Shafer JL. (1997). *Analysis of Incomplete Multivariate Data*. New York: Chapman and Hall.

Schluchter MD. (1992). Methods for the analysis of informatively censoring longitudinal data. *Statistics in Medicine* 11: 1861-1870.

Shih WJ. (1992). On informative and random dropouts in longitudinal studies. *Biometrics* 48:970-972.

Shih WJ, Quan H, and Chang MN. (1994). Estimation of the mean whn data contain non-ignorable missing values from a random effects model. *Statistics & Probability Letters*

 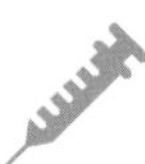

19: 249-257.

Shih WJ and Quan H. (1998). Stratified testing for treatment effects with missing data. *Biometrics* 54: 782-787.

Yuan YC. (2001). Multiple Imputation for Missing Data: Concepts and New Development SAS/STAT® 8.2. [http://www.sas.com/statistics]. Cary, NC: SAS Institute.

Wu MC and Bailey KR. (1988). Analyzing changes in the presence of informative right censoring caused by death and withdrawal. *Statistics in Medicine* 7: 337-346.

Wu MC and Bailey KR. (1989). Estimation and comparison of changes in the presence of informative right censoring: conditional linear model. *Biometrics* 45: 939-955.

Wu MC, Hunsberger S, and Zucker D. (1994). Testing differences in changes in the presence of censoring: parametric and nonparametric methods. *Statistics in Medicine* 13: 635-646.

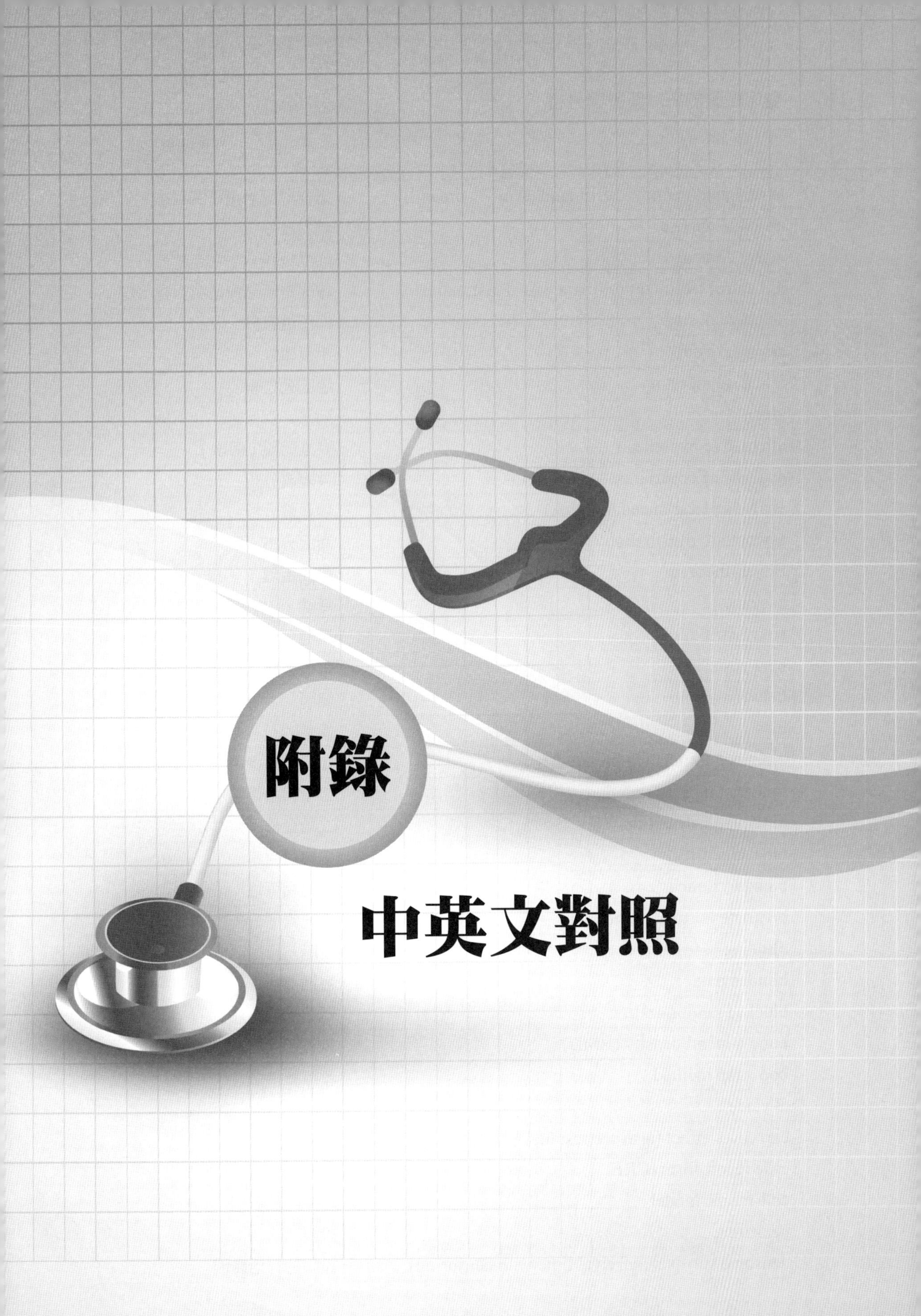

附錄

中英文對照

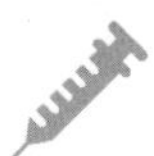

as assigned treatment estimand (AAT Estimand)	當作分配治療研究目標
absolute change	絕對改變
active control	活性對照
as control treatment estimand (ACT Estimand)	當作對照治療研究目標
adaptive design	適應性設計
adverse event	不良事件
all-cause mortality	全因死亡率
alpha	阿法
alternative hypothesis	對立假設（假說）
analysis of covariance (ANCOVA)	共變異分析
analysis of variance (ANOVA)	變異數分析
asymptotic distribution	漸近分布
Bayes' theorem	貝氏定理
baseline	基線
beta distribution	貝他分佈
beta posterior	貝他後驗
between-group	組間
bias	偏差
binomial cumulative probability	二項累積機率
binomial density function	二項密度函數
binomial distribution	二項分佈
bioavailability	生體可用率
bioequivalence	生體相等性
bivariate normal distribution	二元常態分佈
blinding	盲瞞
blinded data	盲性資料
blocked randomization	區組隨機分派
bone mineral density (BMD)	骨質密度
bootstrap method	靴拔重抽法
B value	B 値
carryover effect (also see residual effect)	延續療效
case report form (CRF)	案例報告表
cell-means model	格平均數模型
censoring	設限
censored survival (survival time with censoring)	設限的存活時間

central limit theorem	中央極限定理
Cholestyramine	可利舒散
clutser	叢聚
clinical study report (CSR)	臨床研究報告
clincal equipose	臨床均衡
coefficient of variation	變異係數
Collaborative Institutational Training Initiative (CITI)	機構合作訓練倡議
complete response	完整反應
complete (simple) randomization	完全 (簡單) 隨機分派
comparability	可比性
compound symmetry model	複合對稱模型
concurrent control	同步對照
conditional probability	條件機率
conditional variance	條件變異量
confidence interval (CI)	信賴區間
conjugate distribution	共軛分佈
conjugate prior	共軛先驗
contingency table	列聯表
contract research organization (CRO)	合同研究組織
control group	對照組
correlation	相關性
coronary heart disease (CHD)	冠心病
covariate	共變量
coverage probability	覆蓋機率
critical value	臨界值
crossover design	交叉設計
cumulative censoring rate	累積設限率
cumulative desnsity function (c.d.f.)	累積密度函數
data monitoring committee (DMC)	數據監測委員會
density function	密度函數
diastolic blood pressure (DBP)	舒張壓
disease progression	疾病惡化
distinct parameter (DP)	獨特參數
distribution-free analysis	分佈不拘分析
drift parameter	漂移參數

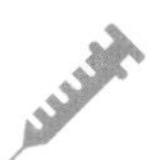

dropout	退出試驗
effect size	療效大小
efficiency	效率
endpoint	結果指標
entry distribution	進入分佈
event rate	事件發生率
estimand	研究目標
Evidenced-based medcine	實證醫學
expected value (also see mean value)	期望值
exponential model	指數模型
expected sample size	期望樣本數
expected information	期望資訊
external validity	外部有效性
family-wise error rate	族系誤差率
feasibility	可行性
Fisher's exact test	費雪精準檢定
Fisher information	費雪訊息
fixed sample size design	固定樣本數設計
flexibility	適應性
Food and Drug Administration (FDA)	食品暨藥物管理局
futility	療效不彰
gamma distribution	伽瑪分佈
generalized estimating equation (GEE)	廣義估計方程式
good clinical practice (GCP)	良好臨床實踐
group sequential design	集群逐次設計
hazard rate	風險率
hazard ratio	風險比
historical control	歷史對照
hypothesis	假說
hypothesis testing	假設檢定
imputation	插補
imputed value	插補值
inferiority	劣性
information time	訊息時間
informative right censoring	訊息右設限

informative missing	信息缺失
informed consent	知情同意書後
institutional review board (IRB)	機構審查委員會
institutional ethics committee (IEC)	機構道德委員會
interactive voice response system (IVRS)	互動式的語音反應系統
interactive web response system (IWRS)	互動式的網絡反應系統
interim data	期間資料
internal validity	內部有效性
intention-to-treat (ITT)	意向治療
intention-to-treat estimand (ITT Estimand)	意向治療研究目標
Investigational New Drug (IND)	研究性新藥
iterative numerical integrations	迭代數值積分
large sample theory	大樣本理論
least squares (LS)	最小平方法
letter of intent (LOI)	意向書
likelihood function	概似函數
log (HR)	對數風險比
log-rank test	對數秩檢定
log scale	對數尺度
longitudinal analysis	長期追蹤分析
loss to follow-up	失去追蹤
main effect	主要影響
margin	臨界值
marginal probability	邊際機率
marginal variance	邊際變異數
Markov Chain Monte Carlo (MCMC)	馬可夫鏈蒙地卡羅
maximum sample size	最大樣本數
maximum information	最大訊息
maximum likelihood estimate (MLE)	最大概似估計量
mean value (see also expected value)	平均數
mean difference	平均值差
mean rate	平均率
mean shift model	平均值移位模型
mean square error (MSE)	均方誤差
median survival time	中位存活時間

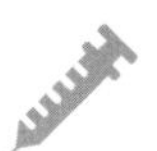

meta-analysis	統合分析
minimax design	大中取小設計
missing data mechanism (MDM)	缺失數據機制
missing at random (MAR)	隨機缺失
missing completely at random (MCAR)	完全隨機缺失
missing data	遺漏數據（缺失數據）
missing data mechanisim (MDM)	缺失數據機制
missing data pattern	缺失數據模式
mixed model for repeated measures (MMRM)	混合效應模型於重複測量
monotone missing data pattern	單調缺失數據模式
multiple correlation coefficient	複相關係數
multiple imputation (MI)	多重插補
multiple tests	多重檢定
multiplicity	多重性
myocardial infarction (MI)	心肌梗塞
New Drug Application (NDA)	新藥申請
nominal level	名目水準
noncompliance	非順從 (不順從)
nonfuture dependence (NFD) missing	非未來依賴缺失
noninferiority	非劣性
noninformative prior	無訊息先驗
non-recursive procedure	非遞歸過程
normal distribution	常態分佈
non-small cell lung cancer (NSCLC)	非小細胞肺癌
not missing at random (NMAR)	非隨機缺失
null hypothesis	虛無假設 (假說)
objective response rate (ORR)	客觀反應率
odds ratio (OR)	勝算比
one-sided test	單邊檢定
optimal design	優化設計
ordinal categorical data	順序分類數據
ordinal data	順序資料
osteroporosis	骨質疏鬆症
overall survival (OS)	總存活
paired t-test	成對 t 檢定

paired data	成對數據
parent distribution	母體分佈
partial likelihood function	偏概似函數
partial response	部分反應
partial sum process	部分合過程
partial sum with independent increments	具有獨立增量的部分和
patient-months	患者月
patient-time	患者時間
pattern-mixture model (PMM)	模式混合模型
Pearson correlation	皮爾森相關
period effect	時期效應
placebo	安慰劑
pooled event rate	綜合事件率
Poisson distribution	卜瓦松分佈
posterior	事後；後驗
power	檢定力
primary endpoint	主要療效指標
prior	事前；先驗
probability density function (see also density funtion)	機率密度函數
probability of early termination (PET)	提前終止機率
prognosis	預後性
prognostic factor	預後因子
progression-free survival	無惡化生存期
proportion	比例，比率
proportional hazards model	比例風險模型
proportional odds model	比例勝算模型
protocol (see also trial protocol)	試驗方案
pseudo-within-group variance	擬組內變異數
p-value	p 值
quality of life questionnaire	生活質量問卷
random effect model	隨機效應模型
randomization (see complete, blocked, stratified)	隨機分派
randomized design	隨機設計
randomized clinical trials (RCTs)	隨機臨床試驗
rank test	秩檢定

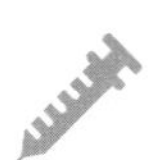

rate ratio	比率比
regression twoard mean	均值迴歸
regression model	迴歸模型
relative change	相對改變
repeated measures	重複測量
repeatibility	可重複性
residual effect (see also carry-over effect)	殘留療效
residual standard deviation (RSD)	迴歸殘餘標準偏差
response -dependent adaptive design	與療效相依的適應性設計
Response Evaluation Criteria in Solid Tumors	固體腫瘤的療效評估標準
response rate	反應率
sample size	樣本數
sample size reestimation	樣本數再估計
sampling distribution	抽樣分佈
scatter plot	散布圖
self-baseline control	自我基準值對照
score statistic	計分統計量
score test	計分檢定
serious adverse event (SAE)	嚴重不良事件
single-arm	單臂
significant level	顯著水準
significance test	顯著檢定
sign test	符號檢定
shape parameter	形狀參數
shift parameter	移位參數
selection model approach	選擇模型方法
spending function	消耗函數
split-plot model	裂區模型
stage-wise ordering	分步式排序
standard deviation	標準差
standard error	標準誤差
stratified logrank test	分層對數秩檢定
stratified randomization design	分層隨機化設計
superiority	優越
survival data analysis	存活資料分析

survival function	存活函數
stable disease	穩定疾病
test, within group	組中檢定
test, between group	組間檢定
tie	同分值
time-to-event	事件發生時間
time to progression	疾病惡化時間
total sample size	總樣本數
total variance	總變異數
treatment effect	治療效果
treatment emergent	治療後出現
treatment groups	治療組
trial protocol	試驗計劃書(試驗方案)
trochanter BMD	大腿股骨質密度
truncated exponential distribution family	截略指數分佈家族
two-parameter family	雙參數族
two-sample t-test	雙樣本 t 檢定
two-sided test	雙邊檢定
two-stage design	兩階段設計
type I error rate	第一型誤差率
type II error rate	第二型誤差率
uniform distribution	均勻分佈
variance	變異數(變異量)
varying block size randomization	變化的區組塊大小隨機分派
Wald test	Wald 檢定
wash-out period	沖洗期
Weibull distribution	韋伯分佈
weighted average	加權平均值
Wilcoxon rank-sum test	Wilcoxon 秩和檢定
within-group	組內
women of childbearing potential (WOCBP)	具生育能力婦女群

國家圖書館出版品預行編目資料

臨床試驗的統計設計與分析：原則與方法 / Weichung Joe Shih, Joseph Aisner著;
施維中, 許根寧 譯 -- 初版 -- 臺北市：蘭臺出版社, 2021.08
面； 公分. --（醫療衛生；1）
譯自：Statistical design and analysis of clinical trials : principles and methods
ISBN：978-986-06430-0-8(平裝)

1.臨床試驗醫學 2.統計方法 3.統計分析

415.18 110006184

醫療衛生 1

臨床試驗的統計設計與分析:原則與方法

作　　者：Weichung Joe Shih、Joseph Aisner 著
施維中、許根寧 譯
主　　編：張加君
編　　輯：楊容容、凌玉琳
美　　編：凌玉琳
封面繪製：施維中
出 版 者：蘭臺出版社
發　　行：蘭臺出版社
地　　址：台北市中正區重慶南路1段121號8樓之14
電　　話：(02)2331-1675或(02)2331-1691
傳　　真：(02)2382-6225
E—MAIL：books5w@gmail.com或books5w@yahoo.com.tw
網路書店：http://bookstv.com.tw/
https://www.pcstore.com.tw/yesbooks/
https://shopee.tw/books5w
博客來網路書店、博客思網路書店
三民書局、金石堂書店
總 經 銷：聯合發行股份有限公司
電　　話：(02) 2917-8022　　傳真：(02) 2915-7212
劃撥戶名：蘭臺出版社　帳號：18995335
香港代理：香港聯合零售有限公司
電　　話：(852)2150-2100　　傳真：(852)2356-0735
出版日期：2021年 8 月 初版
定　　價：新臺幣1,000元整（平裝）
ISBN：978-986-06430-0-8

原文書書名：Statistical Design and Analysis of Clinical Trials - Principles and Methods
原作者： Weichung Joe Shih & Joseph Aisner
原書語文：Englisgh
原書國別：U.S.
原出版社、出版時間： Chapman and Hall/CRC 2015-07-23